Friederike Reumann

Yoga für die Organe

Bibliografische Information der Deutschen Nationalbibliothek
Die Deutsche Nationalbibliothek verzeichnet diese Publikation in der Deutschen Nationalbibliografie. Detaillierte bibliografische Daten sind im Internet über http://d-nb.de abrufbar.

Für Fragen und Anregungen
info@rivaverlag.de

Wichtige Hinweise
Dieses Buch ist für Lernzwecke gedacht. Es stellt keinen Ersatz für eine individuelle medizinische Beratung dar und sollte auch nicht als solcher benutzt werden. Wenn Sie medizinischen Rat einholen wollen, konsultieren Sie bitte einen qualifizierten Arzt. Der Verlag und die Autorin haften für keine nachteiligen Auswirkungen, die in einem direkten oder indirekten Zusammenhang mit den Informationen stehen, die in diesem Buch enthalten sind.

Ausschließlich zum Zweck der besseren Lesbarkeit wurde auf eine genderspezifische Schreibweise sowie eine Mehrfachbezeichnung verzichtet. Alle personenbezogenen Bezeichnungen sind somit geschlechtsneutral zu verstehen.

Originalausgabe
2. Auflage 2023

Türkenstraße 89
80799 München
Tel.: 089 651285-0
Fax: 089 652096

Redaktion: Susanne Schneider
Umschlaggestaltung: Manuela Amode
Umschlagabbildung: Shutterstock/GingerKitten, Katika
Fotos: alle Fotos von Christin Waitz, Detailverliebt-Fotografie www.detailverliebt-fotografie.de; außer Bild der Autorin, Seite 211: Studioline Hannover; alle anderen Bilder von Shutterstock: VectorMine: 14; Valentina Antuganova: 22, 165; Net Vector: 22; first vector trend: 44; logika600: 107 o.; Designua: 107 u., 118; SvetaZi: 117; Liya Graphics: 134; Sakurra: 149; Natali Zakharova: 158; Valentyn Volkov: 159; Manfred Ruckszio: 160; osoznanie.jizni: 161; Olga Bolbot: 176; ilusmedical: 185; Marochkina Anastasiia: 188; Alpha Tauri 3D Graphics: 198; Madrock24: 200; Gartmanart: 208

Satz: Daniel Förster, Belgern
Druck: COULEURS Print & More, Köln
Printed in Slovenia

ISBN Print 978-3-7423-2165-7
ISBN E-Book (PDF) 978-3-7453-1938-5
ISBN E-Book (EPUB, Mobi) 978-3-7453-1937-8

Wir produzieren nachhaltig
www.m-vg.de

Weitere Informationen zum Verlag finden Sie unter
www.riva-verlag.de
Beachten Sie auch unsere weiteren Verlage unter www.m-vg.de

Friederike Reumann

Yoga für die Organe

Mit den wirksamsten Asanas, Atemtechniken, Meditationen und Tipps aus der Naturmedizin die Organfunktion unterstützen

riva

Inhalt

Kapitel 3

YOGA-FLOWS ZUR ENTGIFTUNG, REGULIERUNG UND VITALISIERUNG DER ORGANE

Gesundheitsvorsorge für Körper, Geist und Seele

Sowohl die Ansätze der Schulmedizin als auch die Ergänzungen der alternativen Heilmethoden beinhalten Therapiemöglichkeiten, die in der heutigen Zeit wichtig für die Erhaltung der Gesundheit sind.

Mein Wunschkonzept für eine moderne Medizin in der heutigen Zeit ist eine Therapiemethode, in der die Schulmedizin und die alternativen Heilmethoden Hand in Hand zusammenwirken dürfen: eine Gesundheitsfürsorge für Körper, Geist und Seele, die den Menschen eigenverantwortlich und aktiv in seine Heilungsprozesse einbindet. Wird darüber hinaus medizinische Hilfe benötigt, sollte sie dem Betroffenen jederzeit zur Verfügung stehen.

In diesem Buch versuche ich, dir mit einfachen Mitteln solch ein Konzept zur Verfügung zu stellen. Wir konzentrieren uns gemeinsam auf die Gesunderhaltung und Regeneration des Organsystems und deuten die Alarmsignale der Organe als Störung des inneren Gleichgewichts. Du wirst erfahren, welch vielseitige körperliche Leistungen deine Organe tagtäglich erbringen und wie sie sich mit selbigem Engagement in deine emotionale und geistige Seelenlandschaft einbringen.

Yoga für die Organe umfasst Aspekte aus der klassischen Medizin, der alternativen Heilmethoden und Anregungen aus dem Mentalcoaching. Die Grundlage bilden die klassischen Säulen des Hatha Yogas: *Pranayama*, *Asanas* und Meditation, die ich an die Herausforderungen und Gegebenheiten der heutigen Zeit angepasst habe. Yoga deshalb, weil seine Philosophie die besten Antworten auf Fragen hat, wie man ein erfülltes und gesundes Leben inmitten immer herausfordernder Lebensumstände führen kann.

Yoga lehrt, dass die eigenen Körpersignale erst dann wahrgenommen und die Selbstheilungskräfte des Körpers aktiv werden können, wenn man in Resonanz mit sich selbst tritt. Deswegen findest du im zweiten Kapitel die Übung »Körperspüren« als ersten Schritt, um dich vom Alltag zu lösen, damit du die Reise zu dir selbst beginnen kannst.

Alle weiteren Schritte, die du mit diesem Buch gehst, legen den Fokus auf die Gesundheit der Organe, denn wenn deine Organe harmonisch zusammenwirken, ist der ganze Körper voller Vitalität. Die Gedanken und Emotionen ordnen sich zu einem klaren Geist und du spürst die Kraft ganzheitlicher Gesundheit.

Ab dem dritten Kapitel findest du ausführliche Organporträts mit allen Informationen, die du brauchst, um die einzelnen Organe gut zu pflegen und gesund zu erhalten: Ein umfassendes Übungsprogramm mit spezifischen Atemtechniken und Meditationsübungen, einen Tipp für die geistig-seelische Ordnung und Bonusseiten für jedes Organ mit interessanten naturheilkundlichen Anwendungen. Die Tipps aus der Naturheilkunde und aus dem Mentalcoaching lassen sich gut vor den Pranayama-Übungen (Atemtechnik) umsetzen, du kannst sie aber auch in den Asanas selbst umsetzen oder vor der Meditation ergänzend in dein Übungsprogramm einbauen.

Jetzt wünsche ich dir mit dem Buch eine inspirierende Reise in deine innere Welt. Mögest du glücklich und gesund sein und die Fähigkeit haben, dich immer wieder für dich selbst zu begeistern!

Deine

Friederike Reumann

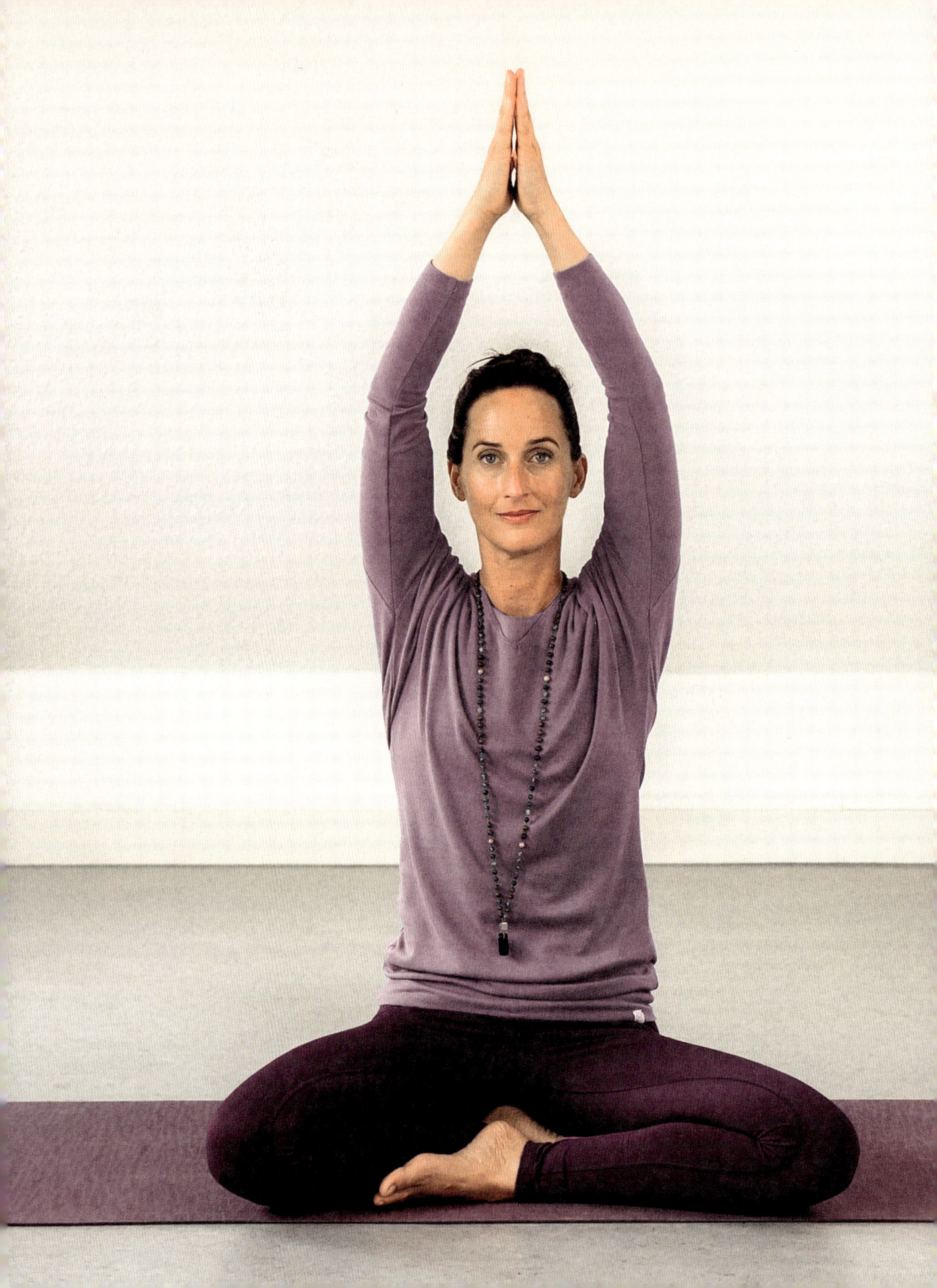

Kapitel 1

Basics: Gesunde Organe für einen gesunden Körper

Gesundheit und Wohlbefinden erleben wir aufgrund eines komplexen Zusammenspiels vielfältiger Körperfunktionen und seelisch-geistiger Ausgeglichenheit. Wenn du die Zusammenhänge verstehst, kannst du dir selbst die Grundlagen für ein langes Leben schaffen.

Moderne Medizin und alternative Heilmethoden

Alles im Leben dreht sich um Balance, um ein Gleichgewicht der Kräfte und wie wir mit den Herausforderungen des Lebens umgehen – auch wenn wir uns dessen im Alltag nicht bewusst sind. Meist merken wir, dass etwas nicht in Ordnung ist, erst dann, wenn wir spürbar aus dem Gleichgewicht kommen und der Körper mit deutlichen Symptomen signalisiert, dass etwas nicht stimmt. Symptome und Schmerzen zeigen sich in erster Linie in guter Absicht. Schmerzen wollen uns schützen. Sie sind unmissverständliche Signale, die uns zur Veränderung auffordern, damit wir zurück ins Gleichgewicht finden und gesund bleiben. Organsymptome sind oft von subtilerer Natur und schwerer zu deuten oder zu lokalisieren. Alle Arten von Verdauungsbeschwerden deuten auf ein Problem im Stoffwechsel hin. Müdigkeit oder Antriebslosigkeit können ebenfalls auf ein Organproblem hindeuten.

Die Organe des Körpers bilden ein komplexes, zusammenhängendes System, dessen einzelne Teile alle wechselseitig aufeinander einwirken. In dieses System hinein spielen auch der Geist und die Seele. Der Umgang mit dem Körper beeinflusst das Denken und die seelischen Befindlichkeiten. Bricht man sich beispielsweise das Bein und hat deswegen stärkste Schmerzen, sind auch der Geist und die Seele mit involviert: Man hat nicht nur körperliche Schmerzen, sondern fühlt sich zudem missgestimmt, demotiviert oder zutiefst erschüttert. Oder umgekehrt: Seelische Leiden und unterdrückte Emotionen können körperliche Beschwerden auslösen. Existenzängste etwa spiegeln sich häufig als Schmerzen im unteren Rücken wider.

Obwohl die Verbindungen zwischen Körper, Geist und Seele für jeden offensichtlich sein müssten, geben die meisten Menschen die Autorität über ihren Körper bereitwillig an eine Wissenschaft ab, die den Körper in Einzelteile aufgliedert. Die moderne Schulmedizin ist ein Feld, das im Vergleich zu alternativen Heilmethoden noch sehr jung ist. Dennoch wird ihr in den meisten Fällen mehr Vertrauen entgegengebracht als jahrtausendealten sogenannten alternativen Heilmethoden wie der traditionellen chinesischen Medizin oder dem Ayurveda.

Warum ist das so? Eigentlich kennt man den eigenen Körper als Betroffener doch am besten. Weshalb vertrauen wir in der Regel trotzdem einem außenstehenden Arzt mehr als dem eigenen Körper? Warum lauschen wir nicht häufiger nach innen und horchen, was die Selbstheilungskräfte blockiert?

Die Vorteile der Schulmedizin

Vielleicht ist der moderne Lebensstil mit dafür verantwortlich, dass wir der Schulmedizin so viel Vertrauen schenken. Der durchgetaktete Alltag mit all seinen Anforderungen bietet wenig Raum für eigene Bedürfnisse und Erholung. Die vielen Reize und Impulse unterdrücken körpereigene Signale. Plötzlich neu auftretende Symptome wie Schmerzen und Bewegungseinschränkungen haben im leistungsorientierten Leben keinen Platz. Sie sind Karriereblocker, unwirtschaftlich und störend. Aus diesen und weiteren Gründen müssen die Beschwerden möglichst schnell wieder verschwinden. Das führt häufig dazu, dass die Symptome nur oberflächlich behandelt werden, man sich jedoch aus Zeitmangel nur selten der auslösenden Ursache widmen kann.

Linderung von störenden Symptomen

In der modernen Wissenschaft und in der Schulmedizin wird vor allem die körperliche Ebene einer Krankheit berücksichtigt und es werden primär die bestehenden Symptome behandelt. Symptome und Beschwerden sind kategorisch durch Krankheitsbilder definiert. Für die meisten Krankheitsbilder gibt es standardisierte, gut erforschte Behandlungsleitlinien, nach denen sich der Arzt richtet. Das Symptom, das die akuten Beschwerden auslöst, wird in der Regel mit einem Medikament oder, falls notwendig, durch eine Operation von außen und durch einen Arzt behoben.

Die moderne Schulmedizin hat ihre Stärken in der Akutbehandlung von Erkrankungen und Beschwerden. Bildgebende Verfahren und andere Diagnosemöglichkeiten geben Aufschluss über die Anatomie und Funktionsweise betroffener Körperteile. Dadurch können akute Symptome meist zielgenau und effektiv behandelt werden.

Schulmedizin und die Bedürfnisse des modernen Lebens

Vermutlich passt die Schulmedizin einfach sehr gut in unser modernes Lebenskonzept. Sie stellt Mittel bereit, die sofort akute Schmerzen lindern, Krankheiten abmildern oder durch invasive Maßnahmen Körperstörungen beseitigen können. Dadurch verkürzt sich in vielen Fällen die Genesungszeit und man kann schnell zu seinem gewohnten Leistungslevel zurückkehren. Die Schulmedizin ist ein bequemes Mittel, die Verantwortung des eigenen Körpers an einen Außenstehenden abzugeben. Eigene gesundheitsschädigende Gewohnheiten werden selten überdacht und verändert, denn das akute, störende Symptom lässt sich ja relativ bequem und ohne großen Aufwand beseitigen. Und schon kann es weitergehen!

Weil der Input von außen durch die Flut von Informationen und Bildern über die zahlreichen technischen Medien und durch die zahlreichen Kontakte in sozialen Netzwerken sowie die Verlinkung mit weiteren On- und Offline-Adressen immer weiter zunimmt und intensiver wird, befassen wir uns hauptsächlich mit vielen verschiedenen Themen, die uns umgeben. Sie halten uns fast rund um die Uhr beschäftigt. Über all diesem Trubel und den echten und scheinbaren Verpflichtungen, die sich daraus ergeben, geht der Fokus auf uns selbst verloren, und so stumpft auch die Wahrnehmung von Körperempfindungen immer weiter ab.

Bildgebende Mittel wie Röntgen, Fitnessuhren, Ultraschall und MRT bieten einen digitalen Blick in unser Inneres. Anstatt zu spüren und wahrzunehmen, sehen wir uns die Schäden, die in unserem Körper entstehen, lieber ganz genau auf einem äußerlich sichtbaren Bild an. Das Bild »beweist«, dass der Schmerz echt ist und nichts mit Einbildung zu tun hat. Beschwerden werden greifbar und lassen sich mit der beschädigten Körperstruktur erklären. Dass es mit subtileren Beschwerden, die sich nicht unbedingt mit diesen bildgebenden Verfahren sichtbar machen lassen, ganz anders aussieht, ist eine andere Geschichte, mit der viele dann auch alleingelassen werden.

Jahrtausendalte Erfahrungslehren: Ein ganzheitlicher Blick

Die wenigsten Menschen haben sich bisher tatsächlich gefragt, ob zur Besserung ihrer Situation womöglich ein neuer Lebensstil der erste Schritt sein könnte, der nicht zuletzt mit der inneren Einstellung zu tun hat. Doch es fällt auf, dass sich immer mehr Menschen nach Erholungspausen im Alltag sehnen, eigene Bedürfnisse im Leben wichtiger nehmen und das Interesse, eigenverantwortlich etwas für die Gesundheit tun zu wollen, wächst. Der Mensch ist nämlich weder nur Gesundheit, noch ist er nur Krankheit. Er ist selbst dafür verantwortlich, auf welchen Pol er sich zubewegen möchte.

Alternative Heilmethoden, wie etwa die traditionelle chinesische Medizin und Yoga, haben einen differenzierten Grundgedanken: Sie legen den Fokus der Behandlung auf die Gesunderhaltung anstatt auf die Heilung von Krankheit. Ihre Philosophie lautet: Sind Körper, Geist und Seele in Balance, ist der Mensch gesund.

Schauen wir daher mal hinter die Kulissen und werfen einen Blick auf die Grundsätze der naturheilkundlichen Medizin. Wünschenswert wäre doch, wenn sich ein ganzheitlicher Therapieansatz finden ließe, der auf attraktive Gesundheitsziele wie dauerhafte Beschwerdelinderung und Wohlbefinden ausgerichtet ist, indem der Betroffene selbst mitwirken kann.

Der Mensch ist Körper, Geist und Seele!

Alternative Medizinsysteme wie die traditionelle chinesische Medizin oder der in Indien praktizierte Ayurveda betrachten den Menschen und seine Gesundheit ganzheitlich. Sie erkennen den Menschen als ein komplexes, individuelles Wesen, dessen Bedürfnisse tiefer reichen, als die Linderung körperlicher Leiden herbeizuführen.

Die Untersuchungsformen beruhen auf jahrtausendealten Beobachtungen und Erfahrungswerten, die der Mediziner aus diagnostischen Mitteln wie der Pulsdiagnose oder aus einer ausführlichen Anamnese – der Befragung des Patienten – erhält. Im Mittelpunkt seiner Behandlung steht das Aufspüren und Beseitigen der Ursache, die das eigentliche Symptom auslöst. Der Mensch wird als Einheit aus Körper, Geist und Seele begriffen, und diese drei Bereiche sind untrennbar miteinander verbunden. Aus der Verbindung der drei Anteile formt sich die ganzheitliche, einzigartige Persönlichkeit jedes Menschen.

Zusätzlich zu ihren strukturellen, körperlichen Funktionsweisen werden den Organen im gleichwertigen Maße seelisch-geistige Fertigkeiten zugesprochen. Dazu zählen etwa die täglich gelebten Emotionen wie Wut, Trauer, Angst oder Freude, alle Gefühlsregungen und natürlich der geistige Zustand. Demnach kann die Ursache für ein körperlich gespürtes Symptom auch auf seelisch-geistiger Ebene zu finden sein. Außerdem wird der Mensch als ein mit der Umgebung und der Natur eng vernetztes Wesen begriffen, dessen Gesundheit unter anderem von psychischen, sozialen und ökologischen Faktoren beeinflusst wird.

Das Energiesystem

Die traditionelle chinesische Medizin und der Ayurveda gehen von einem zusätzlichen Kreislaufsystem im Körper aus, das in der Schulmedizin nicht berücksichtigt wird. Dieses weitere System besteht aus Leitbahnen, die Energie zu den Organen transportieren, und wird Meridiansystem genannt. Es gibt zwölf paarig angelegte Hauptmeridiane und acht außerordentliche Gefäße, die untereinander noch weiter verbunden sind. Das Energiesystem aus dem Ayurveda nimmt einen ähnlichen Verlauf wie das Meridiansystem der traditionellen chinesischen Medizin. Die Energiekanäle und Sammelbecken heißen dort *Nadis* und *Chakras*.

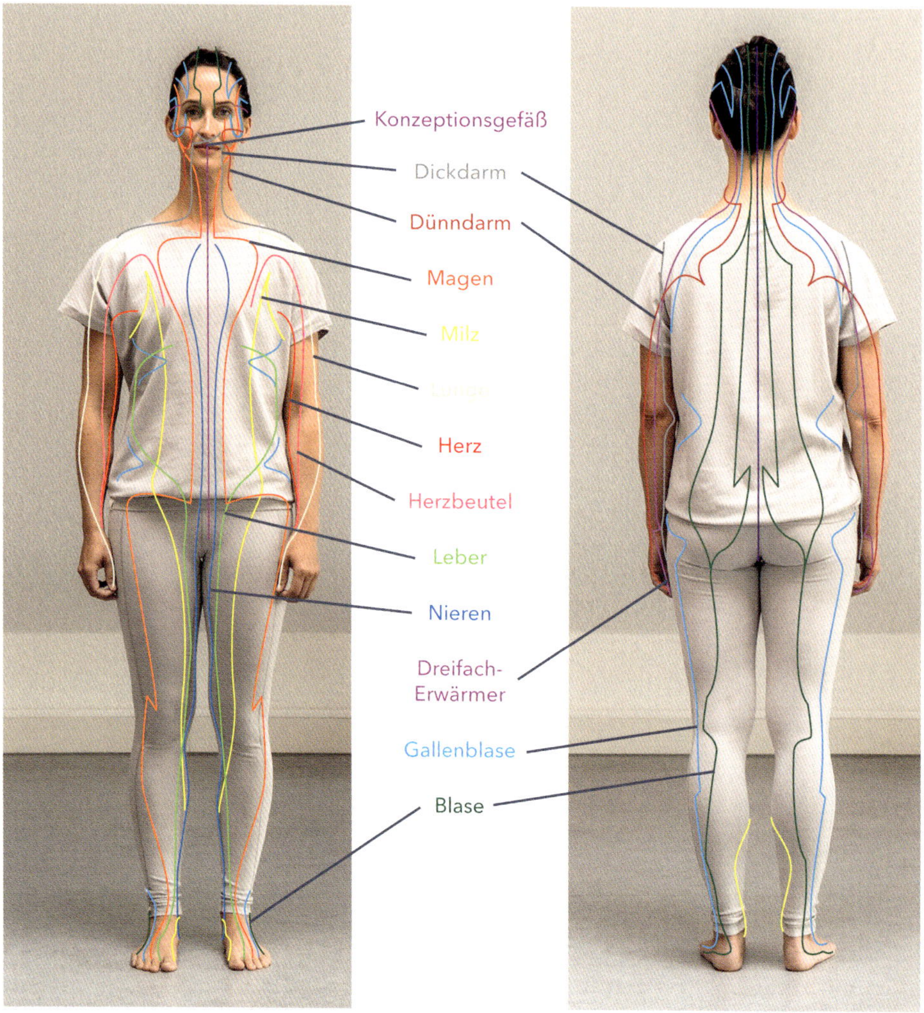

Der Körper verfügt über ein Meridiansystem, das die Organe mit Energie versorgt.

In allen Übungssequenzen, die du in Kapitel 3 findest, wird dich das Meridiansystem der traditionellen chinesischen Medizin begleiten. Es ist leicht zu verstehen und in den Asanas gut nachzuvollziehen. Jedes Organ wird durch einen Energiekanal genährt und mit Energie versorgt. Ähnlich wie ein Blutgerinnsel in einer Blutbahn, können auch die Meridiane verstopfen oder blockiert sein. Unter der energetischen Blockade kommt es dann meist zu einem Energiestau. Dadurch entsteht oft ein Energiemangel, der in der Regel Symptome mit kühlem, geschwächtem Charakter auslöst. Durch dehnende, gedrehte oder lang gehaltene Asanas aus dem Yoga lassen sich die energetischen Blockaden in den Meridianen beseitigen und die Energie kann wieder durch den Körper fließen und ihn nähren.

Organe im Wandel der Zeit

Die Organe im menschlichen Körper sollen den Körper am Leben erhalten, ihn nähren, ihn mit allem, was er zum Leben braucht, versorgen und die überflüssigen oder giftigen Substanzen aus dem Stoffwechsel entsorgen, ausleiten oder umwandeln, damit sie keine Schäden anrichten können – zu Letzteren gehören sowohl Substanzen aus Nahrung und Umwelt wie auch giftige Stoffe, die durch körpereigene Stoffwechselprozesse entstehen. Die Anatomie der Organe und ihr Leistungsspektrum sind perfekt auf diesen Aufgabenbereich abgestimmt. Der Körper erhält durch die Organe und ihre Stoffwechselprozesse alle lebenserhaltenden Energien und Impulse.

Bei der Energiegewinnung aus Kohlenhydraten entsteht beispielsweise Kohlendioxid in den Zellen. Das Gas ist in großen Mengen für den Körper giftig und wird über die Lungen ausgeschieden. Ammoniak entwickelt sich aus der Verstoffwechselung von Eiweißen und Aminosäuren. Die Leber baut den giftigen Stoff in Harnsäure um und veranlasst die Ausscheidung über die Nieren.

Der Körper – ein belastbares System

Der Körper ist sehr belastbar, er kann viel ertragen, seine Leistungsfähigkeit hochregeln und sich in vielen Fällen selbst reparieren. Für seine Regeneration und für die vielen kleinen Reparaturarbeiten an den Zellen, Knochen und Organen ist er auf die Ruhephasen der Nacht angewiesen. In den Tiefschlafphasen baut sich Stress ab und das Gehirn kann sich erholen. Selbst mit neuzeitlichen Umweltbelastungen wie Feinstaub und Pestiziden in Nahrungsmitteln wird er fertig. Trotz der zusätzlichen Herausforderungen sind die Organe unermüdlich bestrebt, Energie für den täglichen Bedarf zu produzieren.

Der Körper ist erfinderisch

Damit der Mensch trotz all der zusätzlichen Herausforderungen der Neuzeit so gesund wie möglich leben kann, entwickelt der Körper Strategien, um die Homöostase zu erhalten. Wenn der Darm zu viel Nahrung aufnehmen muss, oder schlecht zu verdauende Nahrung, entstehen während der Stoffwechselprozesse Gase, die nur langsam abgebaut werden können. Der Darm bläht sich auf und seine Verdauungsleistung gerät ins Stocken. Dadurch wird der gesamte Darm schwerer und zieht an seiner Aufhängung an der Lendenwirbelsäule (Näheres im Kapitel zum Darm ab Seite 187). Wer sich über einen langen

Zeitraum darmbelastend ernährt, riskiert Gegenmaßnahmen, die der Körper ergreift, um den Rücken zu stabilisieren: Die Muskeln spannen an, die Faszien verhärten und der Rücken verformt sich.

Kompensationsstrategien gibt es auch innerhalb der Organe. Nimmt die Lunge etwa Feinstaub oder Zigarettenrauch auf, produziert sie mehr Schleim und schleust die Partikel über diesen Schleim schnell wieder aus dem Lungengewebe heraus. Wenn der Körper den Verdauungsvorgang beschleunigen muss, weil zu viel und zu oft gegessen oder ungenügend gekaut wird, regt der Körper das Hormonsystem an, mehr Hormone zu produzieren und die Stoffwechselprozesse damit anzukurbeln.

Extraaufgaben der Organe

Die Organe versorgen den Körper mit Nährbausteinen aus der Nahrung und entsorgen Überflüssiges sowie vom Körper selbst erzeugte Giftstoffe. Moderne Lebensgewohnheiten schleusen den Organen jedoch immer mehr zusätzliche Aufgaben zu. Dazu gehören etwa:

- Pestizide, Schwermetalle und Mikroplastik aus der Nahrung filtern und ausscheiden,
- Medikamentenrückstände verstoffwechseln,
- genügend Nährstoffe aus ungesunden Nahrungsquellen herauslösen,
- Alkohol, Industriezucker und Kohlenhydrate aus Backwaren verwerten,
- Essensberge mit viel zu wenig Verdauungssäften verdauen,
- das Immunsystem schulen, damit es neuzeitliche Viren und Bakterien erkennt,
- Feinstaub und Zigarettenrauch aus dem Lungengewebe herausschleusen,
- den Schlaf-wach-Rhythmus trotz künstlicher Lichtquellen bewahren,
- die Zellen vor Elektrosmog schützen,
- Stress abbauen, obwohl Tiefschlafphasen und Pausen fehlen,
- Bewegungsmangel ausgleichen.

Man könnte die Liste unendlich fortführen. Umso erstaunlicher ist, wie robust und gesund die Organe der meisten Menschen trotzdem sein können. Das liegt daran, dass der Körper sehr erfinderisch ist und mit einer Vielzahl an Kompensationsmechanismen versucht, die Balance im Körper-Geist-Seele-System aufrechtzuerhalten.

Tipp: Wenn du dich noch etwas motivieren musst, um dich in Zukunft mehr um deine Organe zu kümmern, schreibe dir eine eigene Tabelle, in die du einträgst, welche Aufgaben du deinen Organen tagtäglich zumutest.

Die Fähigkeit des Körpers, sich auf Anforderungen einzustellen und sich anzupassen, birgt in solchen Fällen auch Nachteile. Durch jede Kompensation müssen andere Körperstrukturen oder Funktionen Abstriche von ihren eigentlichen Aufgaben machen. Bei einem vollen, geblähten Darm wird zwar über zusätzlich mobilisierte Kräfte der Rücken stabilisiert, aber die Wirbelsäule muss sich für diese zusätzliche Stabilisierungsarbeit verformen, was die Bandscheiben übermäßig belastet. Die Lunge kann zwar bis zu einem gewissen Grad Extragiftstoffe wieder aus ihrem Gewebe herauslösen, muss jedoch als Beförderungsmittel für den angereicherten Schleim chronischen Husten produzieren. Auch eine ungesunde Ernährungsweise kompensiert der Körper scheinbar unbemerkt über Jahrzehnte, jedoch auf Kosten des Hormonsystems.

Dies sind nur einige Beispiele für Körperkompensationen. Es ist wichtig, dass du erkennst, dass jede Kompensation an einer anderen Stelle zu Abstrichen führt. Das Gleichgewicht im Körper-Geist-Seele-System wird mit einem hohen Energieaufwand dennoch über einen langen Zeitraum aufrechterhalten.

Wie fühlen sich vitale und gesunde Organe an?

Gesunde Organe arbeiten harmonisch zusammen und können all ihre Aufgaben erfüllen. Im Wesentlichen bedeutet das: Es verbleiben kaum Rückstände und Schlacken im Körper und die Zellen haben so viele Nährbausteine, dass sie keine Körperreserven verbrauchen. Das Muskel-Skelett-System ist frei beweglich und der Körper kann sich mühelos gegen die Schwerkraft aufrichten. Der Körper hat Normalgewicht und es gibt keine Verdauungsprobleme. Der Alltag ist schmerzfrei, alle Anforderungen können ohne übermäßigen Energieverbrauch erfüllt werden. Der Mensch fühlt sich nach der Arbeit vital genug, um seinen sportlichen Interessen oder anderen Hobbys nachzugehen. Im Idealfall schläft man gegen 23 Uhr zufrieden ein und bekommt während der Nacht genug Tiefschlafphasen für die Regeneration. Morgens beim Aufstehen ist so viel Energie da, um wach und vital in den Tag zu starten und offen für die Dinge zu sein, die einem begegnen werden.

Hier noch ein paar weitere allgemeine Vitalzeichen:

- Die Finger- und Zehennägel sind kräftig und ohne Rillen oder Flecken.
- Die Haare sehen füllig und glänzend aus.
- Die Augen sind klar und strahlen.
- Man verfügt über genügend Resilienzkräfte in stressigen Situationen.
- Der Körper ist ausdauernd und kann sich schnell regenerieren.
- Man kann ohne Probleme alle Arten von Lebensmitteln essen.
- Der Geist ist konzentriert und klar.

Doch wenn nur ein Organ schwächelt oder zu viel Energie abgezogen wird, leidet der gesamte Organismus, denn alle Organe müssen als komplexes System ineinandergreifen und zusammenarbeiten, damit sie ihre vielfältigen Aufgaben gut erfüllen können.

Je nach Aufgabenbereich haben Organe außerdem noch ganz spezifische Vitalzeichen. Das Herz etwa zeigt seinen Gesundheitszustand durch den Puls und den Blutdruck. Die Lungenkapazität kann man mithilfe gewisser Tests bestimmen. Will man die Leistungsfähigkeit von der Leber oder den Nieren unter die Lupe nehmen, eignet sich am besten eine Untersuchung der entsprechenden Blutwerte.

Weitere spezifische Vitalsymptome der Organe und auch die ersten Alarmsignale, über die sich Probleme und Ungleichgewichte äußern, liste ich dir in den Organporträts im dritten Kapitel (ab Seite 105) auf. Dort kannst du zu einem späteren Zeitpunkt in Ruhe nachlesen, wie du verschiedene Symptome einordnest. Schaue vorab doch schon mal in den Spiegel und überlege, welches deiner Organe überlastet sein könnte. Die Abbildung auf Seite 19 hilft dir dabei, zu erkennen, welche Bereiche im Gesicht für welche Organe stehen.

Selbsteinschätzung: Der Blick in den Spiegel

Das ganze Körper- und Organsystem mit all seinen Zellen ist über das Nervensystem miteinander verbunden. Zwölf Hirnnerven im Kopfbereich steuern die meisten Körperfunktionen, sammeln Informationen über den Zustand sämtlicher Organe und Körperteile und gleichen diese ab. Via Mittelhirn gelangen die Informationen über den Zustand der inneren Organe auch auf unsere Gesichtshaut. Ähnlich wie bei einem Diaprojektor, der alles, was innen ist, nach außen projiziert, wird unser Gesicht zu einer Leinwand.

Aus diesem Grund kann ein Blick in den Spiegel viel über unseren Gesundheitszustand verraten und aufzeigen, mit welchen Gesundheits- oder gar offenen Lebensthemen man sich beschäftigen sollte.

In der traditionellen chinesischen Medizin ist das »Lesen im Gesicht« oder die sogenannte Antlitzdiagnose schon seit vielen Tausend Jahren als Diagnosemittel für Ungleichgewichte im Körper-Geist-Seele-System bekannt. Das Gesicht wird in verschiedene Felder aufgeteilt, die den jeweiligen Organen zugeordnet sind. Der Nasenrücken beispielsweise steht für das Herz. Die Projektionsfläche der Leber spiegelt sich auf der Haut zwischen den Augen wider.

Alle augenfälligen Hautveränderungen, die von der Norm abweichen, werden in die Diagnose mit einbezogen. Auf den ersten Blick fallen meistens markante Veränderungen auf, wie etwa große, erhabene Flecken, Dellen, Gewebespannung, eiternde Pickel oder eine Narbe, die, je nachdem, in welchem Bereich des Gesichts die Abweichung auftritt, Rückschlüsse auf die jeweilige Organfunktion erlauben.

Selbst die Farbe der Haut in den einzelnen Arealen hat eine Bedeutung. Sehr weiße Haut zeigt eine generelle Unterversorgung mit Blut oder Mineralien an. Man findet diese Zeichen häufiger bei chronisch kranken Menschen. Gelblich-orangene Haut ist ein Zeichen dafür, dass mit der Leber etwas nicht stimmt. Möglicherweise haben sich Viren oder Bakterien eingenistet, die das Organ belasten. Sehen die Leber- oder Gallenblasenzonen im Gesicht eher grünlich oder violett aus, wird das als Hinweis auf Gallensteine verstanden, oder es haben sich zu viele Giftstoffe angesammelt. Erstaunlicherweise spiegeln sich sogar degenerative, also abbauende, Prozesse auf der Gesichtshaut wider. Dann ist die Haut eher bräunlich oder wirkt grau. Eine Rotfärbung ist ein Entzündungssignal und Blau deutet einen Sauerstoffmangel an.

Interessant, welche Möglichkeiten der Körper findet, um dir seinen Zustand mitzuteilen, findest du nicht? Seine »Idee«, dir den Zustand seiner Organe im Gesicht zu zeigen, in dem Körperteil, den du dir jeden Tag im Spiegel ansiehst und den sich deine Mitmenschen tagtäglich angucken. Spätestens dann, wenn dich jemand fragt: »Wie siehst du denn aus?«, lohnt sich also der Blick in den Spiegel und das Erforschen deiner Gesichtszonen.

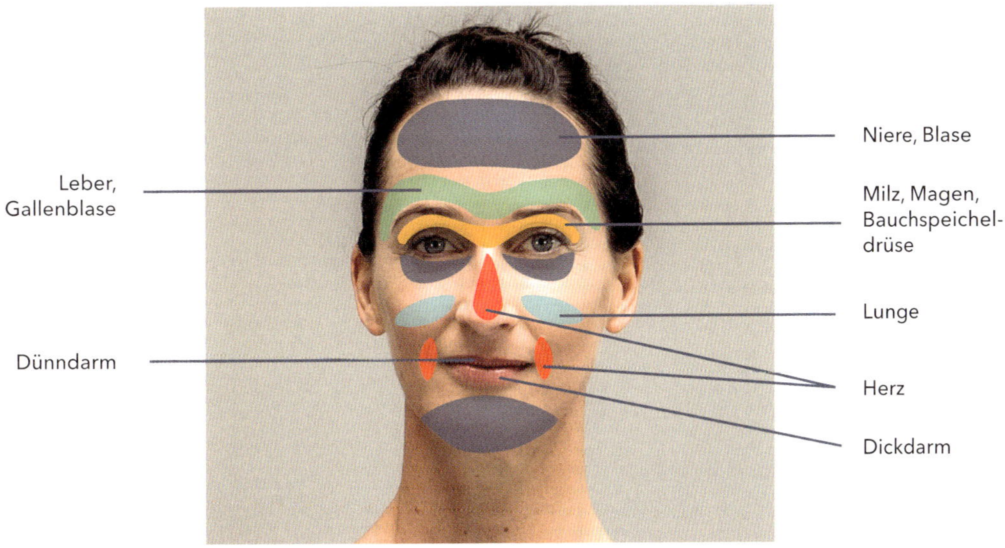

Der Gesichtsausdruck verrät viel über den inneren Zustand des Körpers und der Seele.

Wenn du dir dein Gesicht im Spiegel genauer anguckst, achte auf gute Lichtverhältnisse und orientiere dich an der Abbildung auf der vorherigen Seite. Dort findest du die Einteilung der verschiedenen Gesichtszonen und ihre jeweilige Organzuordnung. Überträgst du die abgebildeten Gesichtszonen in dein Spiegelbild, siehst du bei Auffälligkeiten in deinem Gesicht gleich, welches Organ überlastet sein könnte. Aber Achtung! Das Erkennen von Schwellungen, Dellen, Falten, Farb- und Strukturveränderungen im Gesicht allein macht noch keine Diagnose. Es zeigt aber organische Belastungen und Funktionsstörungen deutlich und gibt Hinweise darauf, welches Organ Unterstützung benötigt. Schwächezeichen im Gesicht bestehen meist schon lange bevor sich ein Symptom im Organ stärker meldet. Das ist sehr praktisch und vom Körper gut durchdacht, denn so kannst du frühzeitig und prophylaktisch die Organgesundheit verbessern. Spannend zu beobachten ist, dass sich die Schwächezeichen auf der Gesichtshaut mit der Verfassung des entsprechenden Organs ändern. Kümmerst du dich etwa bei dunklen Augenringen eine Zeit lang intensiver um deine Nieren und versorgst sie mit Nährstoffen und frischem Wasser, mildern sich die Augenringe und verblassen. Organpflege lohnt sich also nicht nur für innere Gesundheit und Wohlbefinden, du kannst mit ihr auch dein Gesicht verjüngen und deine Leuchtkraft zurückgewinnen.

Die Organfunktionen und ihre Zusammenhänge – eine Übersicht

Unsere Organe nutzen die dem Körper zugeführte Energie und tragen dazu bei, sie so umzusetzen, dass er vital und kräftig leben kann. Jedes einzelne Organ hat seine Aufgaben, und alle Organe arbeiten im Körpersystem idealerweise gut aufeinander abgestimmt zusammen. Alle Organe sind miteinander verbunden und vernetzt. Ohne das Herz beispielsweise könnte die Lunge den von ihr aufgenommenen Sauerstoff nicht in den Körperkreislauf abgeben.

Bevor du in die Welt jedes einzelnen Organs eintauchst, findest du hier zur Orientierung einen kurzen und knappen Überblick über die Hauptaufgaben der Organe und wie sie miteinander zusammenhängen. In den Übungsprogrammen für die Organe ab Seite 105 erfährst du dann mehr über ihren anatomischen Aufbau, ihre Funktionsweisen und welche geistig-seelischen Fertigkeiten den jeweiligen Organen innewohnen.

Weil es den Rahmen des Buches sprengen würde, habe ich die Geschlechtsorgane ausgeklammert. Über diesen Themenbereich gibt es ausgezeichnete Bücher von Autoren, die sich mit den entsprechenden Organen befasst haben. Am Ende des Buches, ab Seite 214, empfehle ich dir weiterführende Literatur, wenn du tiefer in diese Themen einsteigen möchtest.

Das Gehirn und die Schilddrüse

Das Gehirn und die Schilddrüse sind die beiden Hauptorgane im Kopf und Hals. Gemeinsam steuern sie über den Hypothalamus und über die Hypophyse - zwei Anteile des Gehirns - die hormonellen Regelkreisläufe und beeinflussen mit den Hormonen nahezu alle Organe im Körper. Bemerkenswert ist der eigene Blutkreislauf im Kopf, über den das Gehirn selbst bei einem Herzstillstand weiter versorgt werden kann.

Das Herz und die Lunge

Die beiden Organe im Brustkorb, Herz und Lunge, sind vor allem durch die Blutkreisläufe in unserem Körper miteinander verbunden. Der lebenswichtige Sauerstoff wird über das Blut transportiert, und das Herz ist die zentrale Pumpe, die den Kreislauf antreibt. In der Lunge findet der eigentliche Gasaustausch zwischen Sauerstoff (Einatmung) und Kohlendioxid (Ausatmung) statt. Beide Organe können sich über das vegetative Nervensystem inneren und äußeren Umständen sofort anpassen. Diese Fähigkeit ist sehr wichtig, denn dadurch wird die Sauerstoffversorgung des Körpers stets gesichert.

Die Verdauungs- und Stoffwechselorgane

Milz, Magen, Bauchspeicheldrüse, Leber und Darm sind die Hauptorgane für den Stoffwechsel und für die Verdauung. Sie sind über den Pfortaderkreislauf miteinander verbunden. Zusätzlich werden sie durch Fettschürzen, Faszien, Bänder und Muskeln im Bauchraum gehalten, abgestützt und vernetzt. Diese Organe verdauen den Speisebrei, zerkleinern ihn in feine Nährbausteine und entscheiden, welche Substanzen der Körper brauchen kann und welche wieder ausgeschieden werden. Verallgemeinert könnte man sagen, dass die Verdauungs- und Stoffwechselorgane durch unzählige chemische Prozesse Energie zum Leben herstellen und giftige oder schädliche Stoffe aus dem Körper ausleiten.

Kaue langsam

Wer sich beim Kauen Zeit lässt, leistet einen wichtigen Beitrag für ein gutes Verdauungsergebnis: Die Drüsenaktivität wird angeregt, aus dem Speisebrei werden kleine Portionen geformt, die gut geschluckt werden können, und der Magen wird durch einen gut vorgekauten Speisebrei entlastet.

Von der Nahrungsaufnahme bis zur Ausscheidung

Mit »Verdauung« ist grob die Zerkleinerung der aufgenommenen Nahrung, ihre chemische Aufspaltung durch Enzyme im Verdauungstrakt und ihre Aufnahme ins Blut gemeint. Auf diese Weise entstehen die für den Körper lebenswichtige Energie und die Nährbausteine für den Organismus. Die Verdauung beginnt im Mund. Die aufgenommene Nahrung wird mit den Zähnen zerkleinert und dann eingespeichelt. Der Speichel enthält schon erste Verdauungsenzyme, beispielsweise die fettspaltende Lipase.

Der Nahrungsbrei fließt über die Speiseröhre in den Magen. Dort vermischt sich der Brei und wird ordentlich durchgeknetet. Die Magensäure verdaut überwiegend Eiweiße und tötet ankommende Bakterien, Parasiten und giftige Substanzen ab. Die Säure kann dem Magen nichts anhaben, denn er wird von innen mit einer schützenden Schleimschicht überzogen. Spezialisierte Magenzellen produzieren den sogenannten *Intrinsic Factor*, der im Dünndarm für die Aufnahme von Vitamin B_{12} ins Blut benötigt wird. Nach etwa vier Stunden wird der Nahrungsbrei in den Dünndarm geschoben.

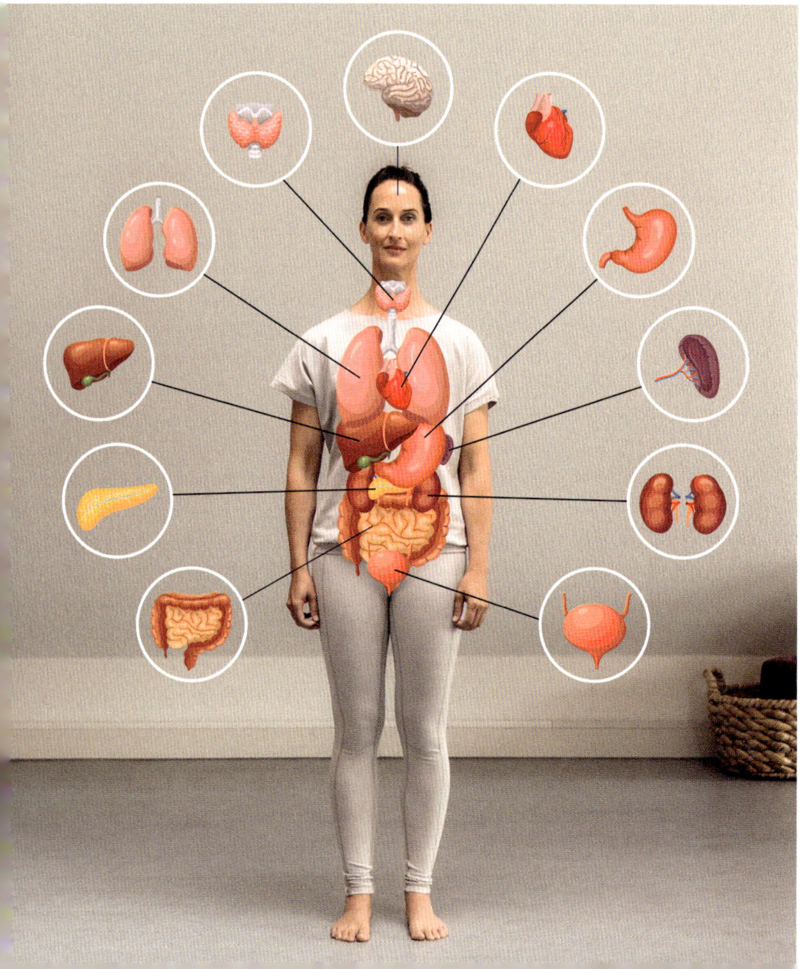

Hier vermischt sich der Nahrungsbrei weiter. Enzyme zerlegen den Brei in kleinste Bausteine wie Einfachzucker, Fettsäuren, Aminosäuren, Vitamine und Mineralstoffe, die der Körper über das Blut aufnehmen und verwerten kann. Mithilfe von anderen Enzymen aus der Bauchspeicheldrüse (beispielsweise Amylase) und dem Gallensaft aus der Leber werden insbesondere Fette, aber auch Kohlenhydrate aufgespalten und dem Organismus zugänglich gemacht. Nach fünf weiteren Stunden wird der noch flüssige Speisebrei in den Dickdarm geschoben.

Alle Organe im menschlichen Körper auf einen Blick.

Die schwerste Arbeit hat der Dickdarm zu erledigen: Er nimmt den noch unverdauten, und flüssigen Speisebrei auf und entzieht ihm Wasser und Salz. Die Becherzellen produzieren unermüdlich Schleim, damit die eingedickten Nahrungsreste gleitfähig werden. Der Dickdarm schafft diese Arbeit nur mithilfe der Darmflora – ein komplexes Ökosystem aus Billionen von Darmbakterien. Sie zersetzen schwer verdauliche Stoffe und helfen, diese Überreste in Stuhl zu verwandeln. Darüber hinaus spielt eine intakte Darmflora eine wichtige Rolle für das gesamte Immunsystem. Nach ungefähr 24 bis 72 Stunden werden die fast nährstofffreien, eingedickten Nahrungsreste zusammen mit Gewebepartikeln, Zellulose und Bakterien ausgeschieden.

Das Körperklärwerk: Nieren und Blase

Die Nieren fungieren als Klärwerk für den Körper. Sie filtern Nährstoffe und brauchbare Substanzen aus den bei ihnen ankommenden Flüssigkeiten und leiten sie zurück in den Körper. Reste und unbrauchbare Stoffe schicken sie über den Harnleiter in das Sammelbecken Blase. Wenn die Blase mit etwa 500 Millilitern Flüssigkeit voll ist, kommt das Signal, dass sie sich leeren muss, und die unbrauchbaren Stoffe werden aus dem Körper abgeführt. Die Nieren sind paarig angelegt und nutzen für den Halt im Bauchraum hauptsächlich die Nachbarschaft der Leber (rechte Niere), des Zwerchfells und des großen Hüftbeugemuskels (Psoasmuskel), mit denen sie direkt oder indirekt verbunden sind.

Yoga für die Organe: Eine moderne Methode zur Entlastung des Organsystems

Ursprünglich ist Yoga eine uralte indische Philosophie, die das erste Mal um das 2. Jahrhundert nach Christus von Patanjali in den *Yogasutras* niedergeschrieben wurde. Anfänglich diente sie mit den Pranayamas und der Meditationstechnik als Methode, um den Geist zu beruhigen. Mit der Hatha-Yoga-Bewegung um das 12. Jahrhundert herum rückten die Asanas, die Körperübungen im Yoga, in den Vordergrund.

Yoga kann als Erfahrungslehre verstanden werden, die Körper, Geist und Seele verbindet und die, sich den Bedürfnissen des Menschen anpassend, immer wieder neu interpretiert werden darf. Bezogen auf den modernen Lebensstil, bietet dir Yoga eine Hilfestellung, um den Geist zu zentrieren, den Körper zu stärken und die Seele zu entfalten.

Die drei wichtigsten Werkzeuge, um dieses Ziel zu erreichen, sind auch heute noch die gleichen wie in früheren Zeiten: Pranayama, die Asanas und Meditation.

Neue Anforderungen - neue Yogaimpulse

Heutzutage sieht sich der Mensch ganz anderen Herausforderungen und Umweltbelastungen gegenüber als die Menschen in der Zeit, als Yoga entstanden ist. Deshalb sollten einige traditionelle Yogatechniken an die Anforderungen der heutigen Zeit und an den menschlichen Körper samt seiner Organe angepasst werden.

Das Leben ist hektischer geworden. Man muss ständig über Handy, E-Mail oder Online-Meetings erreichbar sein. Für Multitasking ist das Gehirn jedoch nicht gemacht. Am besten kann es arbeiten, wenn es eine Sache nach der anderen erledigen darf. Multitasking und Dauerstress halten das Gehirn und den Körper davon ab, sich zu regenerieren und sich zu erneuern, denn dafür sind Pausen nötig, die sich viele im Alltag nicht mehr gönnen.

Ein weiteres Problem ist, dass sich der Mensch immer weniger als Teil der Natur versteht. Das naturwissenschaftlich-technische Denken, die Ökonomisierung des gesellschaftlichen Lebens und das geforderte Leistungsverhalten koppeln den Menschen immer mehr von seinen eigenen natürlichen Rhythmen ab. Das Entfremden von der Natur geht mit einer Vernachlässigung der eigenen inneren Werte einher und mindert Empathie zu unseren Mitgeschöpfen.

Überlastete Organe

Hinzu kommt, dass die Organe viele neuzeitliche Aufgaben erfüllen müssen, ohne dass ihre anatomischen Strukturen an diese Anforderungen angepasst sind. Während der Darm sich früher mit wenigen, aber natürlich angebauten Nahrungsmitteln beschäftigt hat, steht er heute vor der Herausforderung, neben den eigenen Stoffwechselgiften zusätzlich Pestizide, Konservierungsmittel, Industriezucker, Alkohol und Schwermetalle aus der Nahrung abbauen zu müssen. Er hat einen Haufen neuer Aufgaben bekommen, die er mit den gleichen Mitteln wie früher erledigen muss. Gleichzeitig bekommt er immer weniger Pausen, wodurch der Darm dauerhaft überlastet ist.

Doch nicht nur der Darm kämpft auf hohem Niveau mit allen möglichen Überlastungen. Auch alle anderen Organe leiden ebenso an den neuzeitlichen Anforderungen. Die Lunge etwa sieht sich Feinstaub und Elektrosmog ausgeliefert. Allergene und neuartige Viren müssen bekämpft und ferngehalten werden und eventuell wird sie durch Zigarettenrauch dauerhaft überhitzt.

Mikroplastik, Hormone im Trinkwasser, Medikamente … für viele Stoffe haben die Organe noch keine passenden Abbaumechanismen gefunden. Die giftigen Stoffe verbleiben im Körper und lagern sich im Gewebe ab. Schwermetalle haben beispielsweise eine Vorliebe für das Schilddrüsengewebe und lagern sich gerne in ihren feinen Zellen ab. Andere Stoffe halten sich lieber an die Muskeln und Faszien und lagern sich vorzugsweise dort ein.

Die Liste der Alltagsbelastungen lässt sich endlos fortführen. Bewegungsmangel, künstliches und fehlendes Licht, fehlende Tiefschlafphasen haben allesamt eine organschädigende Wirkung. Angesichts dieser Herausforderungen leisten die Organe tagtäglich Schwerstarbeit und kompensieren im Verborgenen so viel wie möglich. Problematisch ist, dass sich Organe, im Gegensatz zu Muskeln und Gelenken, erst spät mit deutlichen Signalen melden. Erste Symptome, die eine Überlastung eines Organs anzeigen, sind viel subtiler, weniger spürbar und werden deswegen häufiger von den Reizen des Alltags übertüncht. Muskeln und Gelenke äußern sich bei Problemen mit starken Schmerzen, die den Körper in seiner Aktivität sofort stoppen und viel Aufmerksamkeit auf sich ziehen. Solche Symptome können in den seltensten Fällen ignoriert werden. Der Mensch ist gezwungen, auf sie einzugehen.

Erste Alarmsignale

Organe können sich nicht auf diese direkte Weise bemerkbar machen. Man muss schon feinfühliger sein und seinen Körper gut kennen, um die Signale der Organe aufzuspüren und sie zu deuten. Überlastete Organe drücken sich etwa in einem Gefühl von Müdigkeit aus. Sie zeigen sich in dumpfen Schmerzen und verändertem Stuhl oder Urin. Erst wenn sie stark überlastet oder bereits erkrankt sind, werden auch ihre Alarmzeichen deutlicher. Dann stellt sich etwa Bluthochdruck ein, ein störender Tinnitus oder dauerhafter Durchfall, der es unmöglich macht, zur Arbeit zu gehen.

Deswegen ist es bei dem Programm *Yoga für die Organe* besonders wichtig, dass du mit Entspannungs- und Atemtechniken ein gutes Gespür für deinen Körper bekommst. Wenn du spürst, wie sich dein Körper anfühlt, wenn er gesund ist, dann kannst du auch besser verstehen, wenn er dir subtile Zeichen sendet, dass mit einem Organ etwas nicht in Ordnung ist, und du bist motivierter, gesundheitsschädigende Lebensgewohnheiten zu ändern.

Yoga für die Organe im Vergleich zu traditionellen Yogaformen

In den traditionellen Yogaformen wie etwa dem Hatha Yoga sind die drei Hauptsäulen Pranayama, Asana und Meditation vor allem auf das Bewegungssystem und auf die Beruhigung des Geistes ausgelegt. *Yoga für die Organe* hingegen will die Organe ganzheitlich stärken und vitalisieren. Dazu braucht es spezifische Impulse, die auf die erstaunliche Anatomie der Organe und ihren komplexen Aufbau eingehen können. Sie lenken den Alltag wieder in ruhige Bahnen und stärken deine eigenen Rhythmen. Mit einem weniger fremdbestimmten Takt lässt sich der Alltag ohne Druck und Zeitmangel viel leichter leben und du gewinnst neuen Freiraum für dich selbst.

Heilende Impulse speziell für die Organe

Vier verschiedene Asana-Kategorien geben wichtige Impulse: Warm-up-Asanas, Detox-Asanas, nährende Asanas und regulierende Asanas. Damit Organsignale überhaupt aufspürbar sind und die heilenden Impulse ganzheitlich im Organsystem wirken können, ergänzen wir die vier Asana-Kategorien durch weitere Yoga-Tools, wie etwa Pranayama-Übungen oder Meditationstechniken.

Die Warm-up-Asanas holen dein Organ genau da ab, wo es gerade steht. Ist es etwas müde und schlaff, wird es aktiviert und der Blutkreislauf wird angeregt. Arbeitet es hochtourig und ist es überreizt, leiten die Asanas überschüssige Energie aus dem Organ aus. Die Warm-up-Asanas bewirken, dass das angesprochene Organ genau weiß: Jetzt geht es ganz allein um mich! Es ist aktiviert und stellt sich optimal auf die weiteren Übungen ein. Die Wirkung wird über die individuell ausgewählte Intensität der Asana geregelt.

Detox-Asanas arbeiten viel mit Impulsen aus Drehbewegungen. Drehungen der Wirbelsäule etwa befreien die Bandscheiben von überschüssigen Stoffen. Darüber hinaus regulieren sie das vegetative Nervensystem und lösen Stressgefühle oder innere Angespanntheit. Drainagetechniken üben Reize auf das Organ aus, mit denen es gestaute Flüssigkeiten bewegen und auf diese Weise loswerden kann. Über Muskelpumpen und vertiefte Atemzüge aktiviert sich die körpereigene Müllabfuhr: Lymph- und Venenbahnen leiten vermehrt Abbauprodukte aus dem Körper aus.

Der Organgruß ist das Mittelstück in deinem Übungsprogramm. Auch hier wird die Wirkweise über die Intensität, die Anzahl der Wiederholungen und durch die Atmung reguliert. Viele Wiederholungen im zügigen Tempo oder im Rhythmus der Atmung wirken aktivierend, tonisierend für die Organe und kreislaufstabilisierend. Übt man den Organgruß nur mit ein bis zwei Wiederholungen und in einem ruhigeren, bewussteren Rhythmus, wird eine sedierende Wirkung auf die Organe erzielt und der Stressabbau gefördert.

Nährende Asanas dehnen dadurch, dass der Körper in den Haltungen passiv verweilt, die Meridiane und die tief im Körper verlaufenden Faszien. Die Positionen werden über einen Zeitraum von mindestens drei Minuten gehalten. Erst dann reagieren die Energieströme der Meridiane und die Rezeptoren der Faszien. Damit sich möglichst wenig Muskelaktivität dazuschaltet und sich die Faszien ausdehnen können, werden Hilfsmittel eingesetzt, die bestimmte Körperteile unterlagern. Je passiver der Körper in die Asana sinken kann, desto mehr Erholung erfährt das Körpersystem und es beginnt, Stress abzubauen.

Regulierende Asanas profitieren ebenfalls von der Zeit in lang gehaltenen Asanas. Der Körper kann im Entspannungsmodus am besten heilende Impulse in das Unterbewusstsein einweben und seine Systeme neu ordnen. Über die Atemlenkung erschließen sich verborgene, oft ungenutzte Atemräume, wodurch sich die Lunge voll entfalten kann. Außerdem enthalten die regulierenden Asanas tiefergehende Impulse für das Nervensystem. In einigen Asanas werden Hilfsmittel wie Faszienbälle oder Blöcke verwendet.

Körperspüren, Pranayama und Meditationen sind die wichtigsten Tools zur Vor- und Nachbereitung des Yogaprogramms. Alle drei Elemente lehren, achtsamer mit dem Körper, der Seele und dem Geist umzugehen. Sie helfen dir, deinen Körper als holistisches, ganzheitliches Gebilde zu verstehen und seine Bedürfnisse wahrzunehmen, damit du bestmöglich auf seine Zeichen antworten kannst. Alle drei Übungstools entfalten ihre Wirksamkeit insbesondere auf geistig-emotionaler Ebene und wecken die Selbstheilungskräfte im Körper.

Traditionelle Reinigungstechniken und modernes Detox

Yoga umfasst viele Reinigungstechniken, die sogenannten *Kriyas*. Dazu zählen etwa *Vastra Dhauti*, bei dem der Magen mit einem Tuch gereinigt wird, oder *Sutra Neti*, die Reinigung der Nasengänge mit einem Bienenwachsfaden. Solche extremen Reinigungstechniken sind jedoch nicht nur hygienisch gesehen bedenklich, sondern vielleicht auch nicht mehr zeitgemäß. Die Reinigung des Körpers durch sanftere Yogapraktiken hat jedoch auch im 21. Jahrhundert viel zu bieten. Sie ist hilfreich, wenn es darum geht, Spannungen und Stress abzubauen oder die Organe zu entlasten. Einhergehend mit dem Gefühl der körperlichen Reinigung entwickelt sich auch die geistige Klarheit.

Yoga für die Organe hält an den drei traditionellen Yogasäulen Pranayama, Asana und Meditation fest. Sie werden jedoch an die Bedürfnisse des modernen Menschen angepasst. Jeder Mensch hat beispielsweise einen ganz individuellen Körperbau, der die Bewegungsmöglichkeiten vorgibt, oder bestimmte Grunderkrankungen, die das Bewegungsmaß einschränken.

Deswegen geht es bei *Yoga für die Organe* weniger darum, die Asanas anatomisch korrekt und wie abgebildet auszuführen. Vielmehr darf sich der Körper so bewegen, wie es sich für ihn gerade richtig anfühlt. Es ist jederzeit erlaubt, die Asanas durch Hilfsmittel zu vereinfachen oder die Intensität des Übens an die eigenen Möglichkeiten und die momentane körperliche und mentale Verfassung anzupassen.

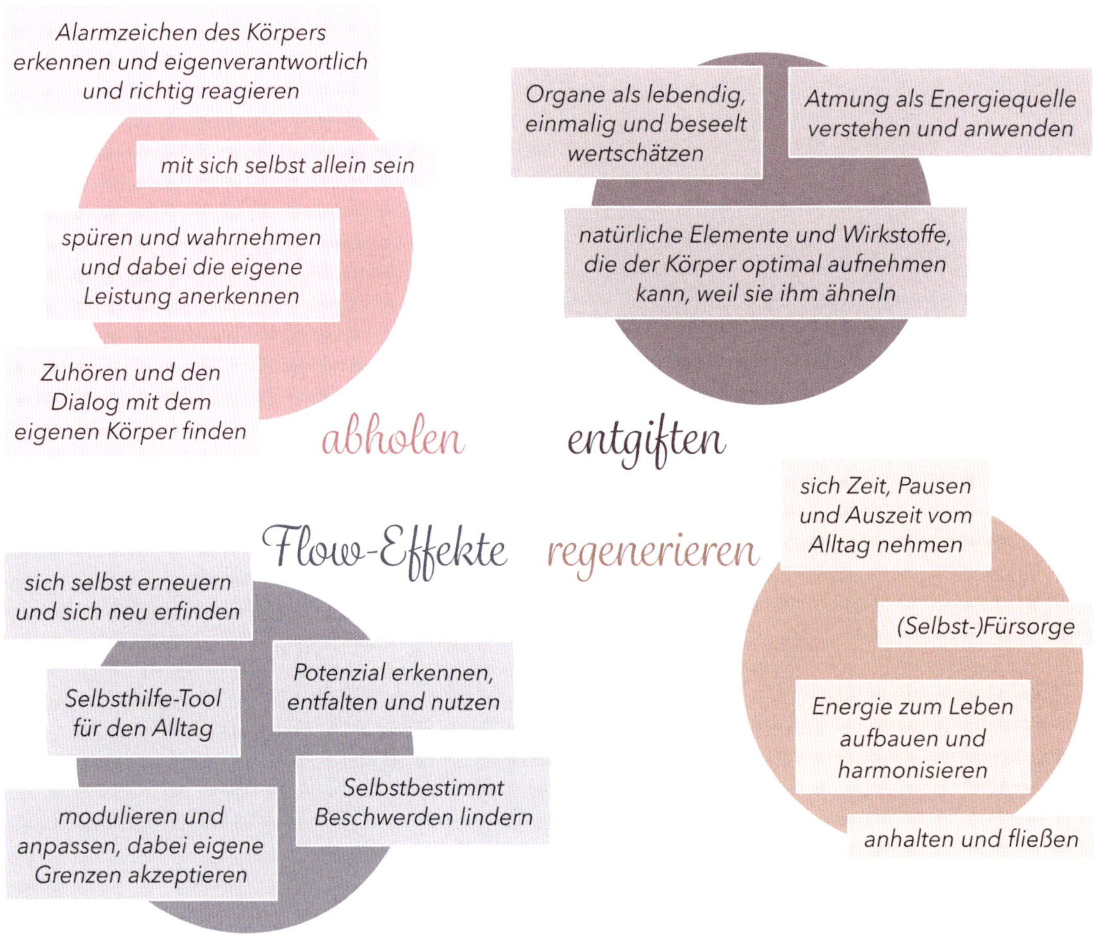
Alarmzeichen des Körpers erkennen und eigenverantwortlich und richtig reagieren
mit sich selbst allein sein
spüren und wahrnehmen und dabei die eigene Leistung anerkennen
Zuhören und den Dialog mit dem eigenen Körper finden
abholen
Organe als lebendig, einmalig und beseelt wertschätzen
Atmung als Energiequelle verstehen und anwenden
natürliche Elemente und Wirkstoffe, die der Körper optimal aufnehmen kann, weil sie ihm ähneln
entgiften
Flow-Effekte
sich selbst erneuern und sich neu erfinden
Selbsthilfe-Tool für den Alltag
Potenzial erkennen, entfalten und nutzen
modulieren und anpassen, dabei eigene Grenzen akzeptieren
Selbstbestimmt Beschwerden lindern
regenerieren
sich Zeit, Pausen und Auszeit vom Alltag nehmen
(Selbst-)Fürsorge
Energie zum Leben aufbauen und harmonisieren
anhalten und fließen

Mit dem richtigen Flow kannst du dich und deine Organe abholen, entgiften und regenerieren.

Alle Reinigungs- und Detoxtechniken, die ich in diesem Buch vorstelle, eignen sich für den Alltagsgebrauch und sind leicht auszuführen. Es sind *Kriyas*, die ihren Ursprung im traditionellen Yoga haben, aber durch moderne Techniken wie Atemtherapie oder Praktiken aus der Naturheilkunde angepasst wurden. *Yoga für die Organe* möchte ein Konzept sein, das den Menschen in seiner Individualität respektiert und sein persönliches Umfeld berücksichtigt, damit er zu maximaler Gesundheit finden kann. Der Bezug zu den inneren Organen soll sich grundsätzlich verändern, denn sie sind für die Lebensqualität genauso wichtig wie ein gesundes Muskel-Skelett-System. Durch kleine Verhaltensänderungen und eine regelmäßige *Yoga für die Organe*-Praxis lassen sich erstaunliche und lebensverlängernde Wirkungen erzielen.

Die Wirkungen und Effekte

Wer seinen Organen mehr Aufmerksamkeit schenkt und sich den körpereigenen Rhythmen, Bewegungen und Vernetzungen bewusst wird, lernt sich selbst besser kennen und wertschätzen. Das neue Körperbewusstsein sorgt automatisch für Achtsamkeit im Alltag, für ein Gefühl, mit der Natur verbunden zu sein, und für mehr Empathie gegenüber den Mitgeschöpfen. Sogar manifestierte Lebensgewohnheiten lassen sich aufspüren und modifizieren. Die Einstellung zu den eigenen Symptomen verändert sich und du lernst, dir bei den allermeisten Beschwerden selbst zu helfen, sodass weniger Arztbesuche nötig werden. Und ganz wichtig: Die persönlichen Werte und Wünsche im Leben werden bewusster und füllen den Alltag mit Sinn, Glück, Gelassenheit und Wohlbefinden.

Organe stärken und Nebenstrukturen entlasten

Darüber hinaus wirkt *Yoga für die Organe* direkt auf das Organsystem und auf überlastete Nebenstrukturen wie Muskeln und Faszien ein. Wenn es im Organsystem ein Ungleichgewicht gibt, versucht der Körper, einen Ausgleich zu schaffen und die Balance insgesamt wiederherzustellen. Er kann etwa ein geschwächtes Organ indirekt stärken und veranlassen, dass sich umgebende Muskeln und Faszien anspannen und dem Organ mehr Halt geben. Genauso ist ihm möglich, anderen Organen Mehrarbeit aufzugeben oder die Kreislaufsysteme so anzupassen, dass sie dem betroffenen Organ Nährbausteine zur Heilung liefern. Der Körper verfügt über ein großes Repertoire an Kompensationsstrategien. Doch es ist nicht sinnvoll, sie alle dauerhaft zu etablieren. Hier greift *Yoga für die Organe* ein und löst unnötige Kompensationen durch mobilisierende und dehnende Asanas auf, ehe sie zu Schmerzen und Bewegungseinschränkungen führen.

Mehr Energie gewinnen durch Stressabbau

Stress abzubauen und sich gleichzeitig Widerstandskräfte gegen neuerliche Stresssituationen anzueignen, sind zwei ganz entscheidende Faktoren für dauerhafte Organgesundheit. Denn all unsere Organe reagieren empfindlich auf Stress. Sie sind darauf angewiesen, dass sich das vegetative Nervensystem nach einer stressauslösenden Situation regulieren kann. Andernfalls führt eine Überreizung des Sympathikus – der aktive Teil des vegetativen Nervensystems – zu übersteigerten Reaktionen innerhalb der Organe: Es kommt zu Herzrhythmusstörungen, flacher Atmung, Verdauungsstörungen und zu geistiger Überlastung mit Burn-out. Mit den Pranayamas werden beim *Yoga für die Organe* Stressreaktionen reguliert, und mit einer regelmäßigen Praxis entwickelst du Widerstandskräfte gegenüber herausfordernden Situationen. Dank der Meditationspraxis dehnen sich die Tiefschlafphasen während der Nacht aus, in denen der Körper Stress abbaut und sich regeneriert. Asanas, die die Meridiane dehnen, lösen Blockierungen innerhalb des Energiesystems und setzen Energien frei, die zur Heilung benötigt werden. Leere Akkus füllen sich wieder auf.

Verjüngen und regenerieren

Moderne Reinigungstechniken aus dem Yoga vitalisieren das Organsystem nicht nur von innen. Gesunde Organe sorgen für geregelte Hormonausschüttungen, die verjüngende Effekte auf das gesamte Erscheinungsbild haben: Sie glätten die Haut, öffnen den Blick und verleihen eine verführerische Ausstrahlung. On top reagiert die Gesichtshaut äußerst positiv auf gut mit Energie versorgte Organe (Seite 18) – sie bekommt einen leicht rosigen Teint. Die Haut sieht frisch und jugendlicher aus und die Augen leuchten.

In den Asanas kommen die Körpersäfte wieder ins Fließen. Das Blut- und das Lymphgefäßsystem werden angekurbelt. Schlackenstoffe werden so schneller abgetragen, dass sie kaum Möglichkeiten haben, sich in den Gelenken und Faszien festzusetzen. Deshalb leidest du weniger an Verspannungen und Bewegungseinschränkungen. Vielleicht kannst du dich sogar dynamischer bewegen als andere Menschen in deinem Alter. Selbst bei Verletzungen oder wenn du dich sogar einmal überfordert fühlst hat der Körper ausreichend Ressourcen, sich schneller wieder zu regenerieren.

Körperliche und seelische Aufrichtung

Bei einem Yogi mit überlasteten Bauchorganen kann man eine nach vorn gebeugte – umgangssprachlich geflexte – Körperhaltung beobachten. *Yoga für die Organe* ist eine gute Methode, dem entgegenzuwirken und die Bauchorgane wieder zu entlasten. Mit der regelmäßigen Praxis des Organgrußes werden der Beckenboden, die schrägen Bauchmuskeln und das Zwerchfell gestärkt: große Muskeln, die den Organen im Bauchraum Halt schenken und sie abstützen. Hüftöffnende Asanas oder Herzöffner wie der Schmetterling mit Bolster richten den Körper über das Muskel-Skelett-System im Stehen besser auf. Die Haltung optimiert sich. Du stehst aufrecht und gerade, während du gleichzeitig entspannt und voller Leichtigkeit bist. In einer geraden Körperhaltung richtet sich der Blick nach vorn aus und die wunderbaren Möglichkeiten, die das Leben bietet, können wieder gesehen und angenommen werden.

Während du die Yogasequenzen übst, werden dir viele weitere erstaunliche Wirkungen und Veränderungen an dir selbst auffallen, die sich mit *Yoga für die Organe* erzielen lassen. Es kann etwa sein, dass du viel länger konzentriert arbeiten kannst oder dass du insgesamt gelassener wirst. Das liegt daran, weil sich mit einem gesunden Organsystem auch der Geist beruhigen und ordnen lässt.

Sei offen für das, was kommt, und suche dir aus dem vielfältigen Angebot aus, was du für den jeweiligen Moment gebrauchen kannst.

Wie die Yogasequenzen geübt werden

Bevor wir uns der Praxis widmen, gebe ich dir noch ein paar wichtige Infos darüber, wie du *Yoga für die Organe* richtig anwendest, welche Yoga-Tools die Asanas erleichtern und mit welcher Programmabfolge sich die besten Ergebnisse erzielen lassen. Mit einem gemütlichen Outfit schaffst du einen Extra-Wohlfühlfaktor. Die Kleidung sollte sich gut dehnen lassen, atmungsaktiv sein und dich in den Meditationen wärmen. In meinen Empfehlungen am Ende des Buches gebe ich dir einen Tipp, wo du Yoga-Outfits aus hautfreundlichen Materialien bekommst.

Zeitraum, Routine und Intensität

Übe *Yoga für die Organe* am besten zwei bis vier Stunden nach einer Mahlzeit. Mit leerem Magen sind die Effekte besser, denn das Organsystem kann sich dann ganz auf heilende und entlastende Impulse einstellen, anstatt nebenbei verdauen zu müssen.

Grundsätzlich ist es egal, wann du deine Yogasequenz übst. Schaue, wann du dir Zeit nehmen kannst und möglichst ungestört bist. Yogasequenzen am Morgen dürfen intensiver, fordernder und schneller von der Abfolge sein. Das bringt dir die nötige Energie für den Tag und weckt das Kreislauf- und das Muskelsystem. Am Abend rate ich zu langsamen, gemütlicheren Abfolgen. Nimm dir mehr Zeit in den einzelnen Asanas und für die Nachspürphasen. Mit einem sanften Programm am Abend klinken sich die Organe besser aus dem Alltag aus und stellen sich auf ihre Nachtarbeit ein, die innere Körperreinigung.

Schaffe dir eine Routine

Ist dein Ziel, dauerhaft vital und gesund zu sein und das Organsystem prophylaktisch zu schützen, ist eine routinierte, regelmäßige Praxis entscheidend. Empfehlenswert sind zwei Übungseinheiten pro Woche mit einer Länge von 45 bis 60 Minuten. Darüber hinaus freuen sich deine Organe über jede Extraeinheit! Suche dir aus den Programmen dasjenige aus, das dich entweder intuitiv anspricht, oder welches gezielt das symptomauslösende Organ stärkt. Gewöhne dir nach der Sequenz an, ein Glas warmes stilles Wasser zu trinken, damit die durch das Üben gelösten Abfallprodukte besser ausgeleitet werden.

Wenn du ein Organ ganz gezielt stärken und entgiften möchtest, wähle ein passendes Programm und übe es wie eine Kur täglich über einen Zeitraum von vier bis sechs Wochen. Einen oder zwei Tage in der Woche darfst du pausieren. Es tut dem Organ dann gut, wenn du einige Tipps, die über die Yogaübungen hinausgehen und beispielsweise die Ernährung betreffen, ausprobierst und in der Zeit des Übens auf Zucker, Alkohol oder Kohlenhydrate verzichtest (mehr dazu findest du auf den Seiten 175 und 195).

Besser als nichts: Wenn es dir an Zeit mangelt, dann suche dir ein oder zwei Übungen aus dem Asana-Pool aus. Das Gleiche gilt, wenn du für zwischendurch oder schnell im Büro eine Übung oder Meditation brauchst, um verspannte Muskeln zu lockern oder dich wieder ins Gleichgewicht zu bringen. In diesen Fällen wirken die Übungen eher symptomatisch, du kannst keine Tiefenwirkungen oder langfristige Detox-Erfolge in den Organen erwarten.

Intensität und Dosierung

Ich gebe dir zu den Pranayamas, den Asanas und zu den Meditationen Richtlinien zur Intensitätslenkung und Häufigkeit, an denen du dich orientieren kannst. Die Vorschläge für die Übungsintensitäten findest du direkt in den entsprechenden Textabschnitten.

Wenn du dich mit meinen Vorschlägen unwohl fühlst oder sie dich gar überfordern, passe die Intensität oder Dauer einer Haltung an dein Wohlergehen und an deine aktuelle Tagesform an. Bewege den Körper immer so, wie er es möchte. In den Körper hineinzuspüren und seine Wünsche wahrzunehmen, ist wichtiger als eine korrekte Ausführung der Übungen. Achte bitte darauf, dich sanft in die Asanas hineinzuarbeiten und sie ebenso behutsam wieder aufzulösen. Viele Yogahaltungen werden lange gehalten und sprechen das tief sitzende Fasziensystem im Körper an, das empfindlich auf plötzliche Bewegung reagiert. Durch eine unachtsame oder eine ruckartige Bewegung besteht die Gefahr, dass du einzelne Muskel- oder Faszienfasern verletzt.

Denke daran, dass es in den Übungen um Regeneration, Stressabbau und Heilung geht. Gehe zwar an die Belastungsgrenze, aber nicht darüber hinaus. Die Übungen sollten dir niemals Schmerzen bereiten. Ein Wohlfühlweh durch Dehnungen und Kräftigung ist dagegen jederzeit erlaubt. Wenn eine Yogahaltung oder eine Atemübung zu Beginn noch Spannung in den Muskeln oder Organen erzeugt, nimm dir Hilfsmittel, damit die Spannung aus der Haltung genommen wird und sich die Wirbelsäule zur Vertiefung der Atmung besser aufrichten kann.

Die Abfolge: Körperspüren, Pranayama, Asanas, Meditation, Shavasana

Die Sequenzen beginnen immer mit einer kurzen Körperspürphase von ungefähr fünf bis zehn Minuten. In dieser Phase schaltet der Körper vom Alltag ab und wird ruhiger. Erst in einem entspannten Zustand können Körpersignale aufgespürt und wahrgenommen werden. Daher ist das Körperspüren ein wichtiger Teil deines Programms, denn wenn du dir dafür keine Zeit nimmst, fällt es schwer, ein passendes Organprogramm auszuwählen.

Nach dem Körperspüren schließt das Pranayama an. Die Atemübung wirkt direkt auf das entsprechende Organ und hilft dem Körper, noch tiefer zu sich selbst zu finden und sich aus dem Alltag auszuklinken. Das Pranayama nimmt etwa fünf Minuten in Anspruch. Jetzt folgt eine für das Organ ausgewählte Asana-Abfolge. Sie besteht aus vier aufeinander abgestimmten Haltungen und einer fließend ineinander übergehenden Bewegungsabfolge (Organgruß). Für den Hauptteil benötigst du etwa zwanzig Minuten, du kannst dir aber gern mehr Zeit nehmen!

Nach den Asanas schließt sich die Meditation und das *Shavasana* an. Die Meditation wirkt insbesondere auf die seelisch-geistige Ebene des Organs und webt die heilenden Impulse in das Unterbewusstsein ein. *Shavasana*, die sogenannte Totenhaltung, entspannt das gesamte Muskelsystem und führt den Körper in eine Tiefenentspannung. Mit ihr richtet sich der Körper neu aus. Für beides zusammen plane ungefähr zehn Minuten ein. Es ist nicht schlimm, wenn du während *Shavasana* einschläfst. Dann braucht der Körper eben ein bisschen mehr Zeit zum Regenerieren.

Kontraindikationen

Grundsätzlich solltest du kein Organyoga üben, wenn du akut mit Fieber erkrankt bist oder dich unwohl fühlst. Auch bei größeren, offenen Wunden, Traumata oder frischen Operationsnarben solltest du vorerst auf deine Yogasequenzen verzichten.

Wenn du schwanger bist oder unter einer chronischen Erkrankung leidest sowie bei Bluthochdruck mit Kreislaufproblemen und Schwindel halte vorsichtshalber Rücksprache mit deinem behandelnden Arzt. Er kann dir sagen, ob du in deinem Zustand Yoga üben darfst. Es gilt: Immer wenn du dir unsicher bist, ob du eine Yogaübung machen darfst oder Hilfe bei der korrekten Ausführung brauchst, bespreche dich mit deinem Arzt, Physiotherapeuten, Yogalehrer oder einer medizinisch ausgebildeten Person deines Vertrauens.

Bewährte Yoga-Tools

Alle vorgestellten Hilfsmittel haben den Zweck, dich beim Üben zu unterstützen und unnötig aufgebaute Spannung in den Asanas zu vermeiden. Die meisten Hilfsmittel lassen sich durch Haushaltsgegenstände ersetzen. Es ist nicht notwendig, gleich in professionelle Yoga-Accessoires zu investieren. Ein dickes Buch statt einem Yogablock ist für den Anfang fast genauso gut geeignet. Wenn du eine regelmäßige Yogapraxis für die Organe etablie-

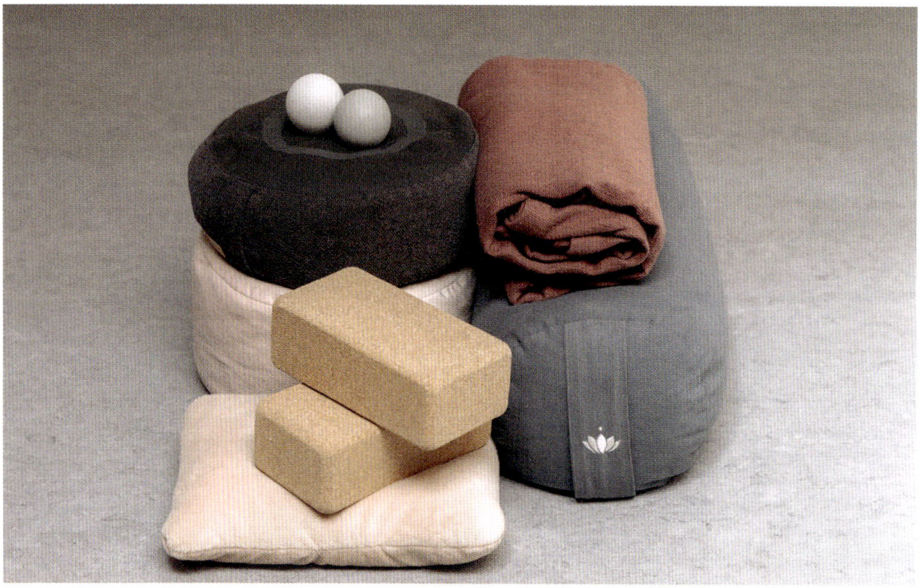

Blöcke, Kissen oder Bolster unterstützen deine Yogapraxis.

ren möchtest, lohnt sich der Kauf von hochwertigen Tools dann aber doch: Sie geben mehr Halt, Stabilität, sorgen für ein schönes Ambiente und sind für eine langlebige Yogapraxis gedacht. Im Folgenden zähle ich dir alle Tools mit Haushaltsalternativen auf, die du zum Üben brauchst, und spreche an, worauf du beim Kauf der Yogamaterialien achten solltest.

Schaue dir vor deiner Übungssequenz an, welche Hilfsmittel du für die Asanas benötigst. Lege dir, bevor du beginnst, alles zurecht, dann musst du nicht noch mal extra mitten in der Praxis aufstehen, sondern kannst dich entspannt auf deine Yogaeinheit einlassen.

Matte: Deine Matte ist dein wichtigstes Tool. Sie muss unbedingt rutschfest sein, damit du in Asanas, wie den herabschauenden Hund, ein stabiles Gefühl hast. Die Standardyogamatte ist 1,80 Meter lang, 60 Zentimeter breit und 5 Millimeter dick. Es gibt sie aber auch breiter, länger oder in einer etwas dickeren Variante. Richte dich beim Kauf ganz nach deinen Vorlieben. Achte auf eine umweltfreundliche Herstellungsweise der Matte und dass sie ausschließlich aus haut- und umweltfreundlichen Materialien besteht. Als Alternative eignet sich eine Strandmatte, ein großes Handtuch oder eine Decke zum Üben.

Block: Ein Block hat viel zu bieten! Er ist als Sitzmöglichkeit nutzbar, als Unterlagerung für die Knie im Schneidersitz, als Stütze in der Brücke und vieles mehr. Zum Üben ist ein Block aus Kork empfehlenswert. Er ist stabiler als ein Kautschuk- oder Softblock, aber nachgiebiger als ein harter Holzblock. Kaufe dir gleich zwei gleich große Blöcke, damit du beispielsweise die Knie beidseits gleichmäßig unterlagern kannst. Als Alternative kannst du zum Üben dicke Bücher verwenden.

Faszienbälle im Säckchen: Im Buch brauchst du die Faszienbälle im Säckchen zur Mobilisation der Nackenmuskelansätze und zur Regulierung des vegetativen Nervensystems. Die Bälle müssen in einem Säckchen verschnürt werden, damit sie nicht verrutschen können. Die Bälle sollten mindestens einen Durchmesser von 6,3 Zentimetern haben. Eine günstige Alternative sind zwei alte Tennisbälle – die bekommt man im Sporthandel oder Tennisklub manchmal sogar geschenkt –, die du ebenfalls in eine Socke knotest.

Bolster: Das Yogabolster ist ein wunderbares, gemütliches Lagerungstool und wirkt in vielen Asanas unterstützend. Es entspannt die Muskulatur und ermöglicht, tiefe Faszienschichten zu entfalten, zum Beispiel in der Schmetterlingsposition oder in der Robbe. Für unsere Nutzungszwecke empfehle ich ein Bolster mit einem Durchmesser von 22 auf 65 Zentimeter. Praktisch wäre ein abwaschbarer Bezug mit Reißverschluss. Als Alternative rollst du dir ein dickes Yogakissen oder eine große Decke zusammen.

Yogakissen: Für welches Yogakissen soll man sich bei den vielen Varianten entscheiden? Wichtig ist eine Höhe von etwa 15 Zentimeter, damit das Kissen nicht nur als Unterpolsterung für den Kopf, die Knie oder andere Körperteile verwendbar ist, sondern du beispielsweise in einer Meditation auch darauf sitzen kannst. Materialien wie Bio-Baumwolle und Füllungen aus Bio-Dinkelspelz finde ich persönlich angenehm. Praktisch ist ein Kissen mit Inlay, aus dem man Dinkelspelz entnehmen oder etwas Dinkelspelz ergänzen kann. So lässt sich die Höhe und der Härtegrad individuell einstellen. Alternativ und für erste Übungszwecke reicht ein kleines Sofakissen, eine gerollte Decke oder ein einfaches Bodensitzkissen.

Decke: Für die Yogasequenzen brauchst du zum einen eine Decke, die man gut rollen kann und die als Rolle nicht zu dick ist. Zum anderen benötigst du eine wärmende Decke für *Shavasana* und für die Meditationen. Eine Sofa- und Fernsehdecke erfüllt beide Zwecke.

Socken: Immer wieder kommt die Frage auf, ob man in Socken oder besser barfuß Yoga üben soll. Triff deine eigene Entscheidung. Bei dem Organgruß hast du barfuß mehr Stabilität und kannst dich vom Gefühl besser erden. In lange gehaltenen Asanas, in bestimmten Pranayamas oder in der Meditation kühlt der Körper leichter aus. Bevor du anfängst zu frieren, trage lieber Socken. In vielen Yogishops gibt es Socken mit Anti-Rutsch-Noppen. Sie haften in den meisten Fällen wirklich gut auf der Matte und halten die Füße warm.

Kerze: Für *Tratak*, die heilende Meditation für die Nieren, brauchst du eine Kerze. Kerzen aus Bienenwachs versprühen ein sanftes, beruhigendes Aroma. Die Kerze ist während der Meditation nahe an deinem Gesicht und du atmest ihre Dämpfe ein. Achte aus diesem Grund beim Kauf der Kerze auf gesunde Inhaltsstoffe!

Eine gemütliche Atmosphäre schaffen

Yoga kann man am besten üben, wenn man ungestört ist. Finde für dich einen Zeitraum, in dem du ohne Störungen üben kannst, zum Beispiel, wenn das Baby gerade schläft, die Kinder in der Schule sind oder alle anderen Familienmitglieder beim Großeinkauf. Vielleicht kannst du dir sogar einen festen Zeitraum für Yoga einplanen.

Finde einen geeigneten Platz für deine Yogamatte. Passe die Raumtemperatur an dein Empfinden und dein Übungsziel an und schalte alle Stromquellen aus. So vermeidest du, Yoga im schädlichen Elektrosmog zu üben.

Bevor du beginnst, öffne die Fenster für ein paar Minuten, damit frische Luft im Raum ist. Kläre ab, wie du das Licht einstellen kannst oder ob dir verschiedene Raumbeleuchtungen zur Verfügung stehen, sodass es dir beim Üben angenehm ist. Am Abend empfehle ich ein gedimmtes Licht, vielleicht von einer Salzkristalllampe. Salzkristalllampen haben eine schöne, warme und natürliche Lichtausstrahlung und sollen sich positiv auf elektromagnetische Felder auswirken. Aber Achtung! Wenn du eine Schilddrüsenüberfunktion hast, könnte dich die Salzkristalllampe beim Üben stören. Wenn du tagsüber Yoga übst, spiele mit dem natürlichen Licht: Lasse es entweder herein und öffne die Vorhänge oder dimme es ab, indem du den Raum mit Vorhängen abdunkelst oder die Matte so ausrichtest, dass du nicht direkt ins Licht guckst. Wenn alles vorbereitet ist, rolle deine Matte voller Vorfreude aus und stimme dich auf deine Yogasequenz ein.

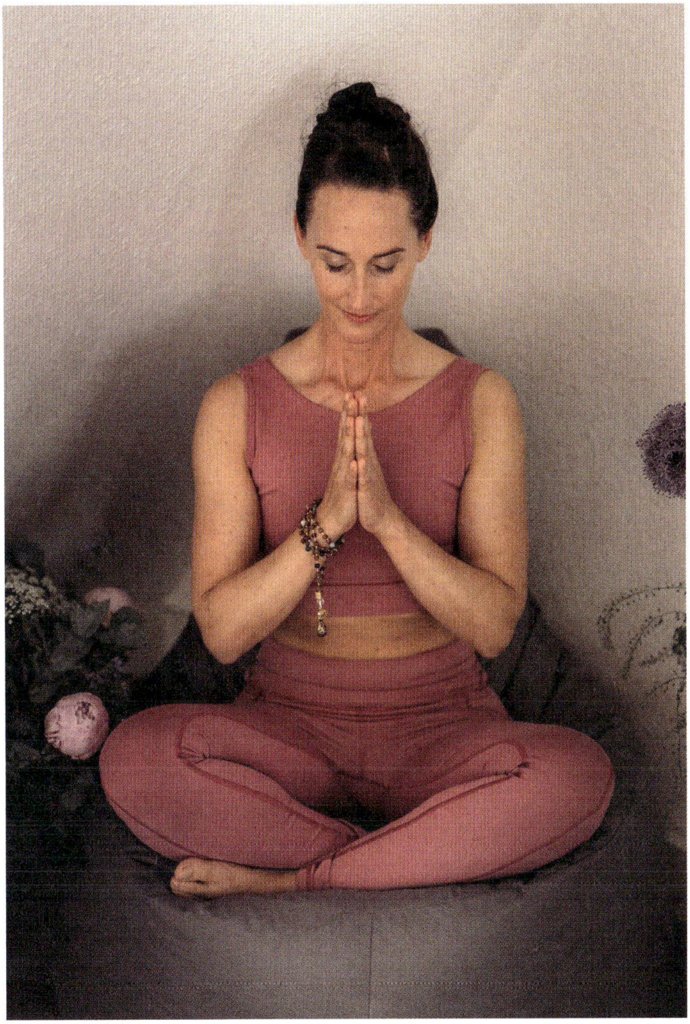

Suche dir einen schönen Platz und schalte alle elektronischen Geräte ab.

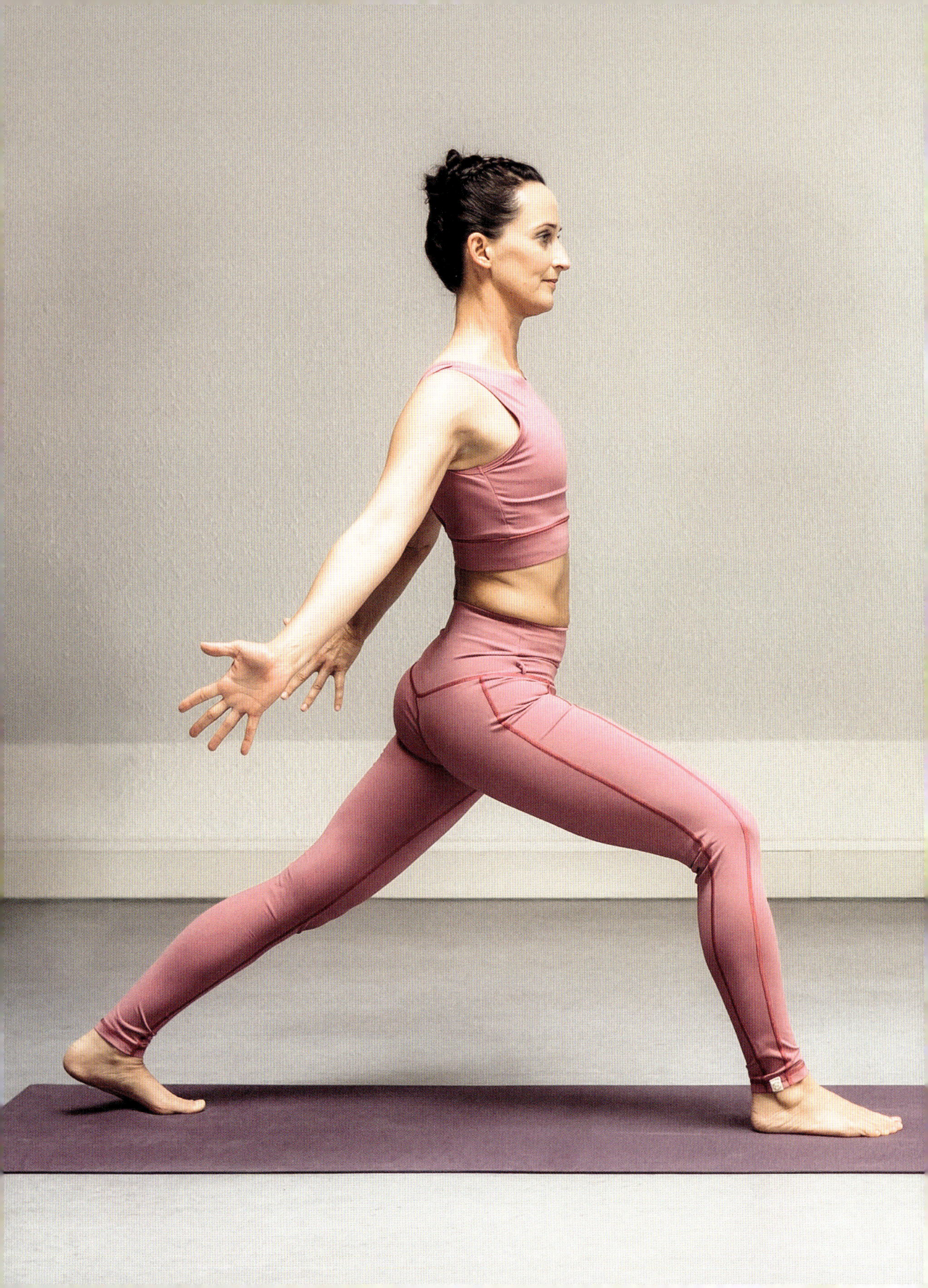

Kapitel 2

Praxis: Körperspüren, Pranayama, Asanas und heilsame Meditationen für die Organe

Yoga für die Organe ist eine Methode, die mit modern abgewandelten Pranayamas, Asanas und Meditationen prophylaktisch auf die Organgesundheit wirkt. Sie schult die Körperwahrnehmung, damit schneller und gezielter auf Körperzeichen reagiert werden kann und gravierende Erkrankungen verhindert werden können. Sie lehrt, eigene Grenzen zu akzeptieren und alle Möglichkeiten auszuschöpfen.

Körperspüren und Shavasana

Im Trubel des Alltags ist das Gehirn unheimlich vielen Reizen und Eindrücken ausgeliefert. Die Aufmerksamkeit ist auf vieles gerichtet, nur meistens nicht auf das eigene körperliche und seelische Befinden. Inmitten der beruflichen Anforderungen und über dem Management des Familienlebens geht es einfach unter, wenn der Körper uns ein Zeichen sendet. Nicht selten werden Alarmzeichen wie Verdauungsprobleme, Verspannungen oder Kopfschmerzen einfach weggedrückt und man verpasst es, gegenzusteuern und das, was aus dem Gleichgewicht geraten ist, wieder ins Lot zu rücken. Und so wird die Basis für gravierende Erkrankungen wie Herzinfarkt, Burn-out oder sogar Krebserkrankungen geschaffen.

Der wichtigste Schritt aus der Endlosschleife aus Anforderungen, die tagtäglich auf uns einprasseln, heraus ist deshalb die Rückbesinnung auf sich selbst. Gelingt es, den Fokus auf das individuelle »Ich« zu lenken und zurück in das Spüren und Wahrnehmen des eigenen Körpers zu kommen, erkennst du, wo Alltagsrhythmen fremdbestimmt sind, und kannst überlegen, wie sie sich durchbrechen lassen. *Yoga für die Organe* hilft, die körpereigenen Rhythmen wieder zu entdecken, in denen die Organe optimale Leistung bringen und sich die Seele entfalten darf.

Sich spüren und den Körper wahrnehmen

Beginne jede Yogasequenz mit einem kurzen Körperspüren im Sitzen oder, noch besser: in der Rückenlage. Denn ohne sich kurz die Zeit zu nehmen, in sich hineinzulauschen, gehen viele Körpersignale unter. Dann fällt es natürlich schwerer aufzuspüren, welches Organ Hilfe benötigt, und passende Asanas zu wählen. Lasse für das Körperspüren möglichst alle Hilfsmittel außen vor, damit du deinen Körper mit all seinen Kurven und Belastungen besser wahrnehmen kannst. Schließe beim Körperspüren immer die Augen. Dadurch blendest du bewusst den Alltag aus und gelangst über die Konzentration auf deine Atemzüge schneller zu dem Erspüren deiner eigenen Rhythmen.

Lasse dir für das Körperspüren mindestens fünf Minuten Zeit, gerne auch länger. Rekele dich danach genüsslich und aktiviere dich mit kleinen intuitiven Bewegungen wie einem In-die-Länge-Ausstrecken, Füße-Kreisen oder einem herzhaften Gähnen.

In den natürlichen Rhythmus gelangen

Entledige dich vor dem Körperspüren immer von beengender Kleidung wie Gürtel, Büstenhalter und Brille und komme in eine bequeme Rückenlage oder in einen entspannten Sitz. Schließe die Augen und nimm die Atmung wertfrei über einige Atemzüge wahr. Spüre bewusst, wie du einatmest und wie du ausatmest. Dein Atem darf ruhig werden und du erhältst einen ersten Eindruck von deiner Atemqualität und dem Atemweg.

Wenn du dich nach einigen Minuten ganz auf die Atmung konzentrieren kannst, lenke sie unter das Brustbein. Spüre für fünf Atemzüge, wie sich das Brustbein mit der Atmung hebt und wieder sinkt. Danach lenke die Atmung bis unter den Bauchnabel. Spüre, wie sich die Bauchdecke einatmend hebt und wie sie sich mit der Ausatmung ganz leicht in Richtung Wirbelsäule einzieht. Nach fünf weiteren Atemzügen versuche die Atmung noch mehr zu vertiefen: bis zu deinem Schambein unten am Becken. Lege die Hände auf dem Schambein auf und prüfe, ob deine Atmung bis dort unten ankommt. Sobald du die Atmung dort spürst, kannst du dir sicher sein, dass sich alle Organe optimal im Rhythmus deiner Atmung mitbewegen. Behalte die Schambeinatmung für fünf Atemzüge bei und lasse die Atemkraft danach in den Rhythmus übergehen, der sich jetzt für dich automatisch einstellt.

Den Körper spüren

Danach lenke deine Aufmerksamkeit auf den Körper. Nimm ihn zunächst im Ganzen wahr und gehe dann ins Detail. Scanne den Körper vom Kopf bis zu den Füßen und halte einen Moment inne, wenn dir etwas auffällt. Speichere Auffälligkeiten wie einen unruhigen Geist, Verspannung, ein Druckgefühl, eine Atemsperre oder ein Gefühl von Energiemangel ab und forme dir, wenn du mit dem Scan unten an den Füßen angekommen bist, aus all deinen Eindrücken ein Ziel für die Übungssequenz. Beziehe Gefühle und Emotionen mit in deine Zielfindung ein, wenn sie sich an der Bewusstseinsoberfläche zeigen sollten.

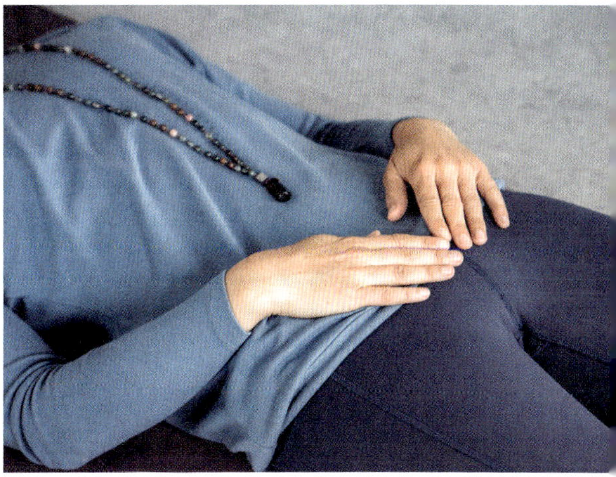

Wenn du feststellst, dass dein Atem stockt, kann dein Ziel beispielsweise sein, die Atemkapazität der Lunge zu stärken. Dann kannst du dir das Lungenprogramm zum Üben aussuchen und Pranayama in den Fokus rücken. Fällt dir auf, wie deine Gedanken immer wieder abschweifen und wie unkonzentriert du beim Körperspüren bist, passt vielleicht das Programm für das Gehirn und das routinemäßige Üben von Meditationen. Wenn du auf Anhieb kein Ziel findest, probiere diesen Trick: Stelle deinem Körper oder deinem »inneren Yogalehrer« im Stillen die Frage, welches Organ Stärkung braucht.

Shavasana

Shavasana ist im Yoga die sogenannte Totenstellung. Die Asana ist ein Symbol für Regeneration, Neuschöpfung und Wiedergeburt. Im Gegensatz zum Körperspüren, bei dem es um das Abschalten vom Alltag und Ankommen bei sich selbst geht, ist der Körper bei *Shavasana* durch das Yoga und die Meditation schon in einem entspannten, schläfrigen Zustand angelangt. Der Körper ist unbewegt, damit Geist und Gedanken zur Ruhe kommen. Die Atmung und der Herzschlag verlangsamen sich deutlich und das Nervensystem befreit sich von einflutenden Sinnesreizen. Heilende Impulse, die der Körper und die Seele während des Yoga erhalten und aufgenommen haben, werden jetzt tief im Unterbewusstsein verankert. *Shavasana* hat eine erfrischende Wirkung, denn hierbei regeneriert sich das Körper-Geist-Seele-System.

Heilende Impulse aufnehmen

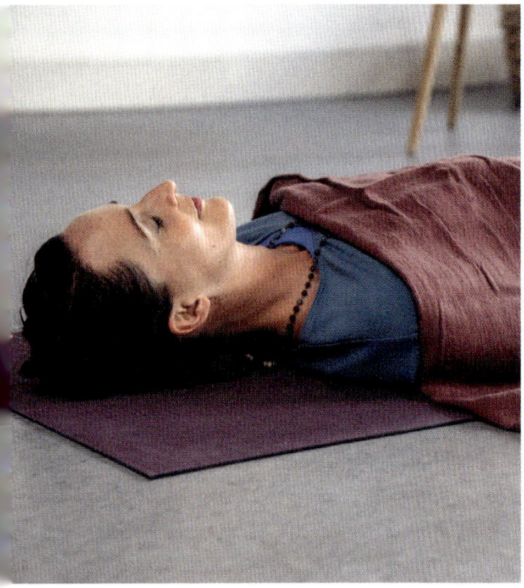

Meist findet *Shavasana* ganz am Ende der Yogasequenz, nach der Meditation seinen Platz. Die entspannte Haltung sollte für mindestens fünf Minuten, gerne länger, geübt werden. *Shavasana* wird in der Rückenlage ausgeführt. Der Körper ruht möglichst neutral. Du kannst dich auch gerne zudecken oder dir ein Kopfkissen unterlegen. Platziere die Arme mit etwas Abstand zum Körper auf der Matte. Achte darauf, die Schultern locker zu lassen. Die Wirbelsäule fühlt sich lang an. Das gelingt noch leichter, wenn du das Kinn etwas an das Brustbein anziehst. Lege die Füße hüftbreit ab und entspanne die Leisten. Schließe die Augen. Dein Atem kommt und geht, ohne dass du dich dafür anstrengen musst. Stelle dir vor, dein Körper sinkt mit jeder Ausatmung tiefer in die Entspannung hinein. Bleibe in der Position, während sich der Geist beruhigt und sich der Körper regeneriert und verjüngt.

Pranayama: Das bewusste Atmen

Yoga und das bewusste Atmen sind seit Tausenden von Jahren untrennbar miteinander verbunden. Im Hatha Yoga werden die Atemtechniken unter dem Begriff *Pranayama* zusammengefasst und gehören neben den Asanas und der Meditation zu den klassischen Säulen der traditionellen Yogaphilosophie. *Prana* bedeutet »Energie« und *Ayama* kann mit »Kontrolle« übersetzt werden. In den Pranayamas benutzt du demnach die Atmung dazu, um die Lebensenergie bewusst zu kontrollieren und überall in deinem Körper und dem Geist auszudehnen. Normalerweise machen wir uns über die Atmung keine Gedanken, denn sie verläuft automatisch und für uns unbewusst. Sie wird autonom über das vegetative Nervensystem gesteuert und passt sich den Lebensverhältnissen fortlaufend an. Denn wenn du die Atemmechanismen kennst, fällt es dir später leichter, die Atemluft in den Atemübungen bewusst zu steuern.

Der Atemweg

Bei dem Thema Pranayama denkt man meistens an die Lunge als zentrales Atemorgan. Doch das Atmen ist ein raffiniertes Zusammenspiel vieler verschiedener Körperstrukturen. Mit der Einatmung fließt die sauerstoffreiche Luft zunächst durch die Nase und den Mund, dann weiter über die Luftröhre zu den Bronchien und über die Bronchien in den rechten und in den linken Lungenflügel. Um genügend Raum für die einströmende Atemluft zu bekommen, muss sich das Zwerchfell etwas tiefer in den Bauchraum absenken und sich der Brustkorb über die Atemmuskeln und Rippengelenke aufdehnen. Die Lunge wird bei der Einatmung zunächst in den unteren Bereichen mit Luft gefüllt, dann, mithilfe von weiterer Atemmuskulatur, auch in den oberen Bereichen und in den Lungenspitzen bei den Schlüsselbeinen. In der traditionellen chinesischen Medizin zählen noch die Nieren zu den Mitspielern der Einatmung: Nach deren Vorstellung ermöglichen sie die Einatmung durch ihre Energie überhaupt erst und helfen mit, die Atemluft zu filtern. Das aus der Atemluft gefilterte Wasser wird über die Nieren als Befeuchtungsmittel an die Lunge zurückgesendet.

Was die Atmung bewirkt

Der eigentliche Gasaustausch findet in den Alveolen statt. Das sind winzige Bläschen in der Lunge, die im Verbund wie Weintrauben aussehen. Hier nehmen die roten Blutkörperchen Sauerstoffmoleküle aus der Einatemluft auf, um sie im Körper zu verteilen. Gleichzeitig laden die roten Blutkörperchen Kohlendioxidmoleküle als giftiges Stoffwechselendpro-

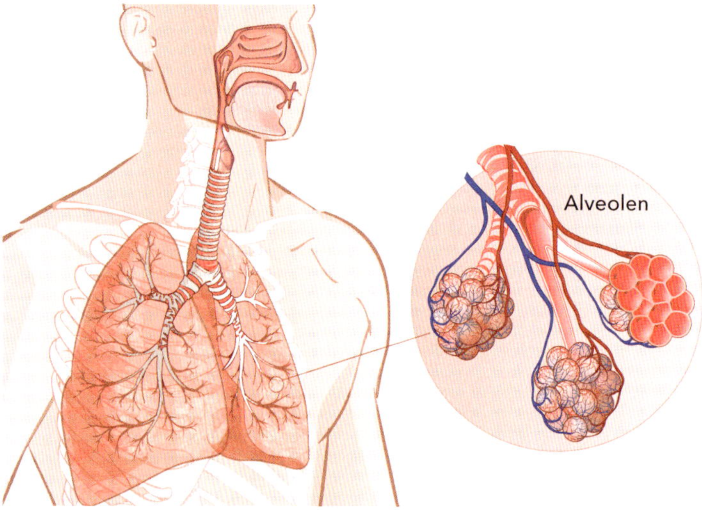

In den Alveolen findet der eigentliche Gasaustausch statt.

dukt der Zellen in den Alveolen ab, damit sie über die Lunge aus dem Körper ausgeatmet werden. Das Zwerchfell lässt bei der Ausatmung seine Anspannung einfach los und kehrt in seine Ursprungsposition an den Rippenbogen zurück. Dabei zieht es die Bauchorgane mit sich nach oben, die bei der Einatmung tiefer in den Bauchraum gesunken sind, um der Atemluft Platz zu machen. Der Brustkorb verschmälert sich bei der Ausatmung wieder.

So gesehen bewirkt die Atmung nicht nur die Versorgung des Körpers mit genügend Sauerstoff. Sie entgiftet die Zellen auch noch und befreit sie von dem zellschädigenden Kohlendioxid. Insgesamt drainiert die Atmung durch die Zwerchfellbewegung den gesamten Bauchraum und hält das feine Lungengewebe feucht.

Das Atmen aktiv spüren

Das Einatmen und das Ausatmen werden im Körper autonom über das vegetative Nervensystem gesteuert. Das bedeutet, die Atmung entzieht sich normalerweise dem Bewusstsein und funktioniert von selbst. Sie kann sich jederzeit an Situationen und an bestimmte Umstände des Lebens anpassen. Im Schlaf etwa vertieft sich die Atmung, schaltet runter und passt sich an die Verlangsamung der Körperfunktionen an – der Parasympathikus hat die Führung übernommen. Die Atmung fließt überwiegend in den Bauchraum. In einem Stressmoment dagegen flacht die Atmung ab und wird schneller, sie steht nun unter dem Einfluss des Sympathikus. Sie fließt dann eher in den Brustkorb. Die Fähigkeit der Atmung, sich an Lebensgewohnheiten anzupassen, ist für uns nicht immer von Vorteil: Sie lässt im ungünstigen Fall individuelle Atemmuster entstehen, mit denen der Brustkorb dauerhaft versteift und in denen das Zwerchfell an Bewegungsfreiheit einbüßt.

Eines der häufigsten und ein auf Dauer schädigendes Atemmuster findet man bei Büro-Arbeitern und bei Yogis, die allgemein viel sitzen. Bei ihnen kann der Atem durch die gebeugte Körperhaltung nur in den Bauchraum fließen. Die Lungenspitzen und der obere Brustkorbbereich werden unzureichend belüftet. Deswegen nisten sich im Krankheitsfall hier gerne Viren und Bakterien ein. Außerdem findet man im Brustkorb vermehrt Blockierungen der Rippengelenke und Stauungen im Lungen-Meridian.

Ein anderes typisches Atemmuster entsteht durch Stress und innere Anspannung. Die Atemfrequenz erhöht sich, bleibt oberflächig und der gesamte Körper wird durch die abgeflachte Atmung mit zu wenig Sauerstoff versorgt. Das macht ihn energielos und innerlich unruhig.

Es gibt noch viele weitere Atemmuster, die durch unsere Lebensweisen entstehen. Viele davon sind auf die Dauer gesehen gesundheitsschädlich. Mithilfe von Pranayama lassen sich diese Atemmuster aufdecken und positiv verändern. Die Atemtechniken lehren dich, wie du deine Atmung unabhängig vom vegetativen Nervensystem kontrollierst. Sie kann dann bewusst überall dorthin gelenkt werden, wo sie gebraucht wird oder wo sich neue Atemräume erschließen lassen.

Drei traditionelle Pranayamas

Im traditionellen Yoga gibt es eine Vielzahl effektiver Atemtechniken. Ursprünglich wurden sie dazu genutzt, beim Ausüben der Asanas Körper und Geist zu einer harmonischen Einheit zusammenzuführen und sich auf die Meditation als Kernstück des traditionellen Yoga vorzubereiten. Die bekanntesten Atemtechniken sind zweifelsohne *Kapalabhati*, *Ujjayi* und *Nadi Shodhana*, die Wechselatmung. Jede dieser drei traditionellen Pranayamas verfolgt ein bestimmtes Ziel.

Nadi Shodhana (Anleitung auf Seite 109) soll die Energiekanäle reinigen und die beiden Körperhälften in Balance bringen. Diese Atemtechnik wird im Sitzen durchgeführt. Bestimmte Finger halten im Wechsel je ein Nasenloch zu, damit die Nebenhöhlen gleichmäßig durchlüftet werden. Diese Wechselatmung zählt zu den sanften Techniken und fördert die Konzentrationsfähigkeit.

Die Ujjayi-Atmung (Anleitung auf Seite 123) verlangsamt die Atmung durch eine Verengung der Stimmritzen zwischen den Stimmbändern. Sie wird auch die »siegreiche Atmung« genannt und hat stressabbauende Wirkung. In diesem Buch nutzen wir sie gezielt als Technik, um die Zellen in der Schilddrüse in Schwingung zu bringen und die Durchblutung innerhalb der Drüse anzuregen.

Kapalabhati (Anleitung auf Seite 154) ist sicherlich die berühmteste und eine der herausfordernden Pranayama-Arten. Sie wird mitunter auch »Feueratmung« oder »leuchtender Schädel« genannt, da sie durch ihre Energie Glanz und Röte ins Gesicht zaubert. Bei *Kapalabhati* liegt die Betonung auf der Ausatmung, die kraftvoll und aktiv ist, während die Einatmung zu einem passiven Vorgang wird. Ich zeige dir *Kapalabhati* mit der Intention, die Lunge zu reinigen und in ihr Entgiftungsprozesse zu aktivieren.

Die Atemmechanismen während der Yogapraxis optimieren

Alle Pranayamas, egal ob traditionell oder in neuerer Zeit entwickelt, verfolgen ein gemeinsames Ziel: Sie wollen das bewusste Atmen lehren, mit denen der Atem kontrolliert wird, und schädigende Atemmuster auflösen.

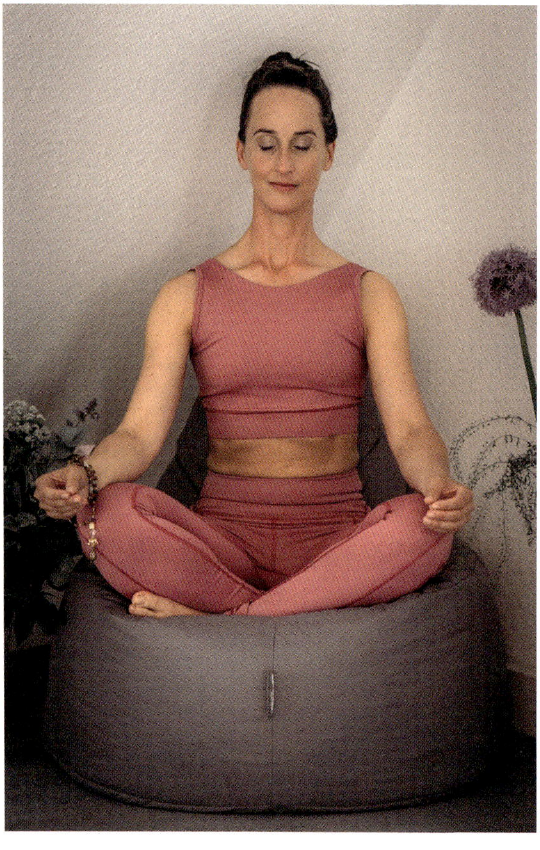

Pranayama wird in der Rückenlage oder im Sitzen geübt. Suche dir immer passende Hilfsmittel, die deine Haltung vereinfachen.

Die Atemtechniken, die du in diesem Buch findest, lehnen sich an die traditionellen Pranayamas und ihre Wirkweise an. Wie bei den Asanas oder bei den Meditationen sind die Methoden an die Bedürfnisse des modernen Menschen und an seine Beschwerden angepasst. Sie wirken sanft bei Rückenschmerzen, nehmen Rücksicht auf Bluthochdruck und binden die individuellen Bewegungsmöglichkeiten mit in ihr Konzept ein. Klassische, zeitlose Pranayamas, wie *Kapalabhati*, werden mit modernen Atemtechniken aus der Physiotherapie und der Osteopathie ergänzt. Sie sind auf die Tätigkeit der Organe gemünzt und begünstigen die innerliche Körperreinigung. Jedem soll möglich sein, Atemtechniken anzuwenden, belastende Atemmuster zu lösen und eine Verbindung zwischen Körper und Geist zu schaffen, um damit zur Erhaltung der Gesundheit beizutragen.

Pranayama nimmt in deinem Übungsprogramm den Platz nach dem Körperspüren ein. Die meisten Techniken werden in der Rückenlage oder im Sitzen in bequemer, aufgerichteter Haltung geübt. Selbstverständlich kannst du dir wieder passende Hilfsmittel aussuchen, mit denen das aufrechte Sitzen vereinfacht wird. Die genaue Beschreibung für die Organ-Pranayamas findest du direkt bei dem jeweiligen Organporträt. Nimm dir, bevor du die eigentliche Technik übst, immer kurz Zeit, die Augen zu schließen und in dich hineinzuspüren. Werde dir über einige Atemzüge deiner Atmung bewusst. In der unten stehenden Box findest du einige Fragen, mit denen du deine Atmung überprüfen kannst. Danach beginne mit Pranayama. Nimm dir dafür etwa fünf Minuten Zeit.

Ganz wichtig: Setze dich beim Üben nicht unter Druck! Wenn dir bei den Atemtechniken schwindlig wird oder du Kreislaufprobleme oder gar Schmerzen bekommst, war es für diesen Moment zu viel. Passe die Intensität und Übungsdauer immer an dein individuelles Level an.

In den Asanas atmen

Wenn du während der Asana-Praxis Atemtechniken einsetzt, erschließt du dir mithilfe der Dehnungen in den Haltungen neue Atemräume oder kannst verschiedene Atemräume miteinander kombinieren. Im Halbmond (Seite 58) dehnen sich beispielsweise die Flanken und die Lungenflügel. Hier passen zusätzliche Atemimpulse in die Dehnung optimal, denn durch diese wird das Lungengewebe von innen heraus noch weiter mobilisiert. Dadurch lösen sich leichte Verklebungen. Das Lungenvolumen erweitert sich und Viren oder Bakterien haben es schwerer, sich in der Lunge einzunisten. Man kann die Atmung in den Asanas selbstverständlich auch als Tool nutzen, um Schmerzen oder Anstrengung wegzuatmen. Für diesen Zweck wird die Atmung tief in die entsprechenden Bereiche gelenkt. Durch den beruhigenden, weitenden Impuls lösen sich unangenehme Anspannungen in den meisten Fällen auf.

Helfende Fragen zur Beurteilung der Atmung

- Atme ich durch den Mund oder durch die Nase?
- Sind die Einatmung und die Ausatmung gleich lang?
- Gibt es eine Atempause zwischen der Ein- und Ausatmung?
- Fühlt sich die Atmung schnell oder langsam an?
- Wohin fließt die Atmung als Erstes?
- Wo spüre ich die Atmung am stärksten?
- Stockt meine Atmung an einigen Stellen oder ist sie durchgehend fließend?
- Bringt mir die Atmung Energie oder bleibt sie oberflächlich?

Die Einatmung nutzen

Wenn du beim Üben den Fokus auf die Einatmung legst, aktivierst du den Körper eher und schenkst ihm Energie in Form von Sauerstoff. Die Einatmung erschließt neue Atemräume und hilft dabei, zu expandieren. Die tiefe Einatmung in den Bauch mobilisiert das Zwerchfell und massiert die Bauchorgane. Tiefes Einatmen in den Brustkorb bis in die Lungenspitzen aktiviert die Atemhilfsmuskulatur am Hals und zwischen den Rippen: eine Wohltat bei Rippenblockaden und verspannter Schulter- und Nackenmuskulatur!

Mit der Ausatmung das Stresslevel senken

Mit dem Fokus auf die Ausatmung versetzt sich das gesamte Körper-Geist-Seele-System in den Ruhemodus. Denn über ruhige, tiefe Ausatemzüge schaltet sich der Parasympathikus regulierend in das Körpergeschehen ein. Er beginnt, Stress und unbewusste Ängste abzubauen. Wenn du dich etwa in den Asanas auf das Ausatmen konzentrierst, lösen sich überflüssige Muskelspannungen auf und du kannst die Asana länger halten. In der Meditation oder in anderen ruhigen Phasen hilft die vertiefte Ausatmung dabei, die Darmperistaltik anzukurbeln sowie den gesamten Körper über die Abgabe von Kohlendioxid zu entgiften.

Die Asanas

Als Asanas werden in der traditionellen Yogaphilosophie die Körperhaltungen bezeichnet, die in den Übungssequenzen eingenommen werden. Ursprünglich wurden die meisten Yogahaltungen im Sitzen oder im Liegen ausgeführt und dienten vor allem der Atemlenkung. Die Asanas gelten als Vorbereitung auf die Meditation und als wichtiges Tool, den Geist zu ordnen und zu fokussieren.

Die Organ-Yoga-Asanas

Dein tagesaktuelles Befinden und deine individuellen anatomischen Gegebenheiten darfst du ausdrücklich in dein Yogaprogramm mit einbeziehen und die vorgestellten Hilfsmittel jederzeit verwenden. Es geht in den Asanas weniger darum, auf korrekte anatomische Ausrichtung zu achten, sondern stattdessen freie Aktionsmöglichkeiten in den Haltungen zuzulassen.

Zwar gebe ich dir in jeder Asana-Kategorie Richtlinien zur Haltedauer und Tipps für passende Hilfsmittel. Du entscheidest aber selbst intuitiv, wie du den besten Effekt aus der Asana für dich erzielst. Wenn du den Impuls verspürst, in einer Asana länger als angegeben zu bleiben, eine Übergangspose mit einzubauen oder das Tempo zu steigern, fühle dich frei, dies umzusetzen.

Suche dir nach Pranayama die passende Asana-Sequenz für das Organ aus, welches du gerade unterstützen möchtest. Mit den folgenden Haltungen aktivierst du dein Organ, entgiftest, nährst und regulierst es. Nach diesen spezifischen Asanas übst du den Organgruß, der das Zusammenspiel aller Organe fördert und dein Organ in das Gesamtsystem neu einordnet.

Asanas zum Überleiten

Integriere zwischen den Asanas immer wieder Pausen und gönne dir Zeit zum Nachspüren. Hierfür sind die Übergangspositionen sowie die entspannende Rücken- oder Bauchlage und die erdenden Kind-Position gedacht. Die Asanas Katze-Kuh und der herabschauende Hund, ermöglichen dynamische Übergänge vom Liegen oder Sitzen ins Stehen und umgekehrt.

Wann hast du übertrieben?

Taste dich immer achtsam in die Asanas hinein und löse dich immer langsam aus ihnen heraus. Wenn dich der Ehrgeiz packt und du noch eine Wiederholung mehr anfügst, als dir guttut oder du auf das passende Hilfsmittel verzichtest, kann es sein, dass du eine Körperstruktur überdehnst. In solch einem Fall kann es zu Überlastungssymptomen kommen. Dazu zählen zum Beispiel:

- Schmerzen in der Muskulatur und den Gelenken,
- Muskelkater, der über einige Tage anhält,
- Müdigkeit, Schlappheit und Energieverlust,
- Kopfschmerzen oder
- ein steifes, unbewegliches Gefühl in den Faszien.

All diese Symptome sind Zeichen, dass du dich überlastet hast, und enthalten die Bitte an dich, die Intensität und die Impulse beim nächsten Üben herunterzuschrauben. Reagiere unbedingt auf diese Zeichen, denn sonst können sich die Organe nicht regenerieren und gestärkt werden. Im Gegenteil: Sie haben Mehrarbeit mit Stressabbau, Zellreparatur und Entgiftung.

Rückenlage

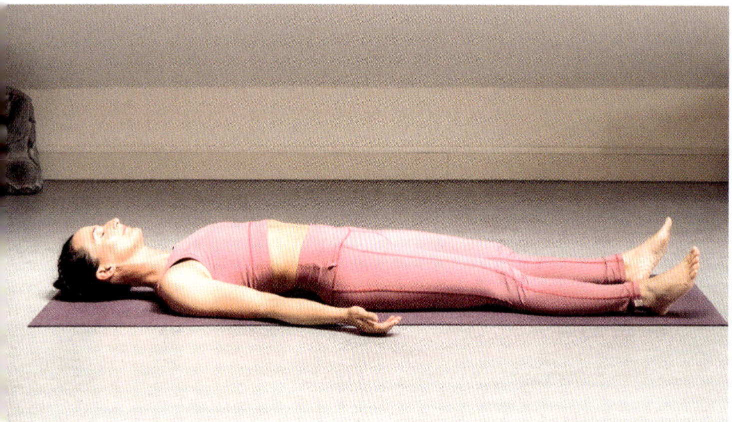

Die Rückenlage eignet sich für ein kurzes Nachspüren zwischen den Asanas oder nach einer besonders fordernden Haltung. Der Körper bekommt die Möglichkeit, sich zu sortieren, das Herz-Kreislauf-System zu beruhigen und sich auf die nächste Übung vorzubereiten. Sie passt vorzugsweise als Übergang von allen sitzenden Asanas zu Asanas in der Rückenlage wie beispielsweise die Banane (Seite 92) oder der liegende Yogabaum (Seite 96).

Bauchlage

1. Die Bauchlage eignet sich als Ausruh- oder Übergangsposition immer dann, wenn Asanas in der Bauchlage oder im Vierfüßlerstand geübt werden. Dazu zählen beispielsweise Haltungen wie die gedrehte Katze (Seite 66), die Robbe (Seite 76) und die Heuschrecke (Seite 70).
2. Wenn du einen Flow für ein Organ im Beckenraum übst, beispielsweise für Blase und Darm, empfiehlt es sich, die Bauchlage zu modifizieren und ein Bein anzuwinkeln. Dadurch wird der große Hüftbeuger gedehnt und die Unterbauchorgane können sich besser entspannen.

Variante: Wenn bei dir eine Organsenkung diagnostiziert wurde – häufig betrifft dies Blase oder Gebärmutter –, kannst du dir in der Bauchlage ein gerolltes Handtuch quer unter die Beckenschaufeln legen. Dadurch werden die Organe entlastet und sanft nach oben geschoben. Ich mache dir keine Zeitvorgabe, wie lange du in der Bauchlage liegen sollst. Spüre selbst, wie lange du sie brauchst.

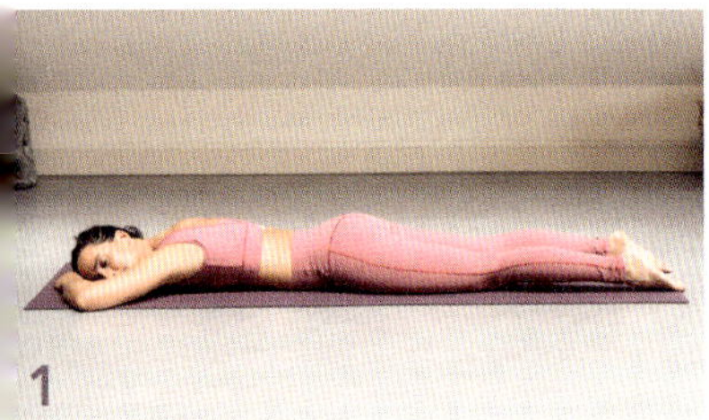

1

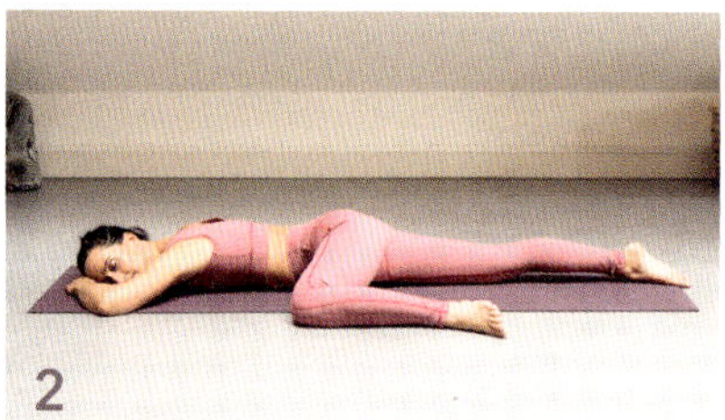

2

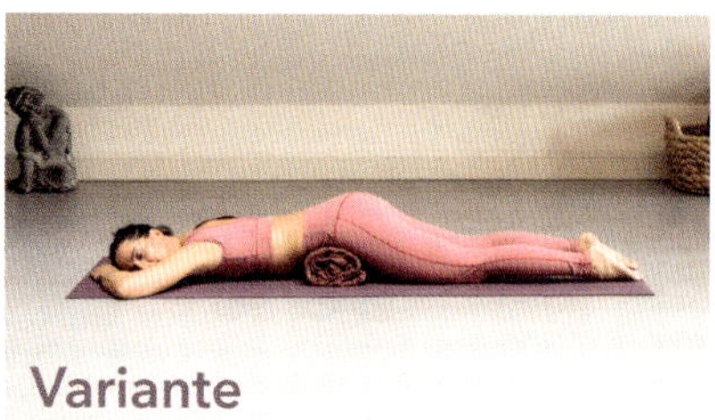

Variante

Katze-Kuh

Die Kombination aus Katze-Kuh passt als Übergang von der Bauchlage ins Sitzen oder zusammen mit dem herabschauenden Hund, um aus dem Sitzen in den Stand zu kommen. Durch die Bewegung wird insbesondere die Wirbelsäule mit ihren Muskeln, Wirbeln, Nerven und Faszien aktiviert und gelockert. Du kannst die Bewegung mit der Atmung kombinieren. Atme in der Katze ein, um die Rückenfaszie auseinanderzustrecken, und in der Kuh aus, um Spannung abzubauen. Andersherum funktioniert die Atmung genauso gut: Wenn du in der Katze ausatmest und in der Kuh einatmest, unterstützt du die natürlichen Atemvorgänge.

1. Komme in den Vierfüßlerstand, die Handgelenke bilden mit den Schultergelenken eine senkrechte Linie. Die Knie sind hüftbreit geöffnet, die Hüftgelenken befinden sich genau über den Knien.
2. Runde den Rücken in einen großen Katzenbuckel, mit dem sich die gesamte Wirbelsäule beugt. Der Kopf rollt zum Brustbein ein.
3. Jetzt strecke den Rücken durch, wie eine Hängebrücke, und gebe mit den Handflächen leichten Druck zur Erde, damit sich der Oberkörper besser aufrichtet. Richte den Blick entweder nach vorn aus oder, wenn es dir möglich ist, nach oben zum Himmel. Wiederhole den Bewegungswechsel nach Belieben und komme dann in die Ausgangsstellung für die Asana, die du als Nächstes üben möchtest.

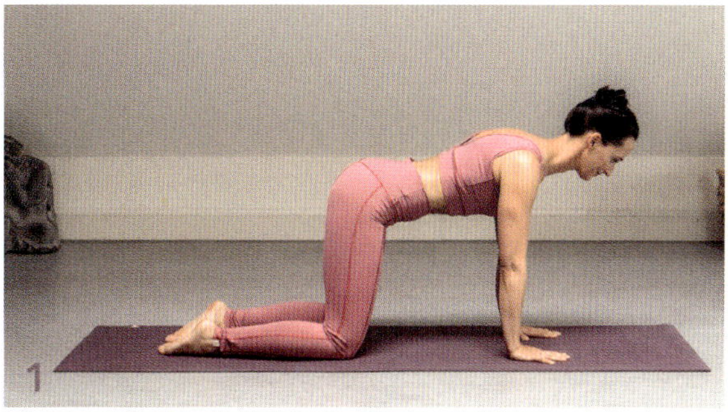
1

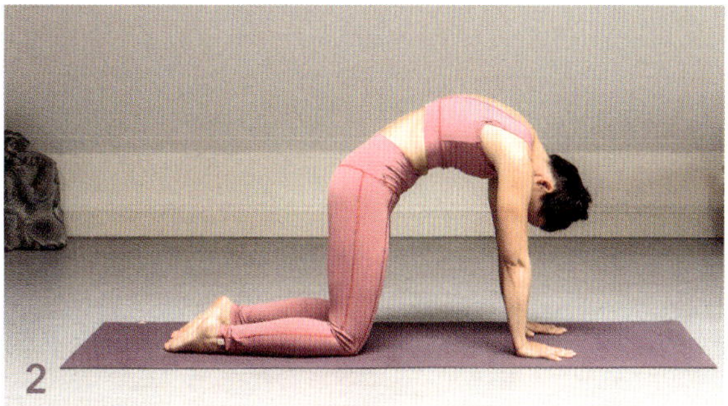
2

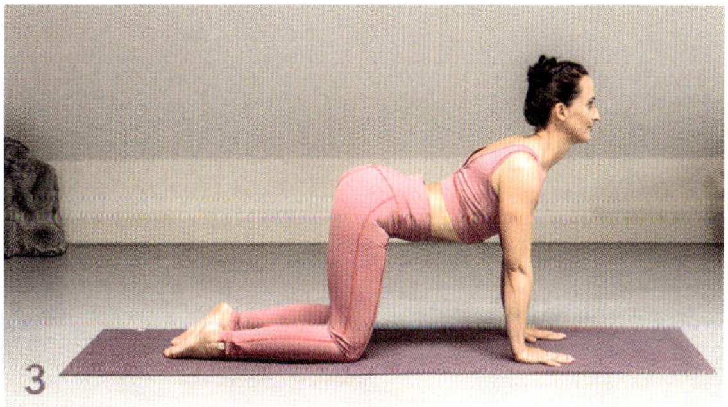
3

Herabschauender Hund

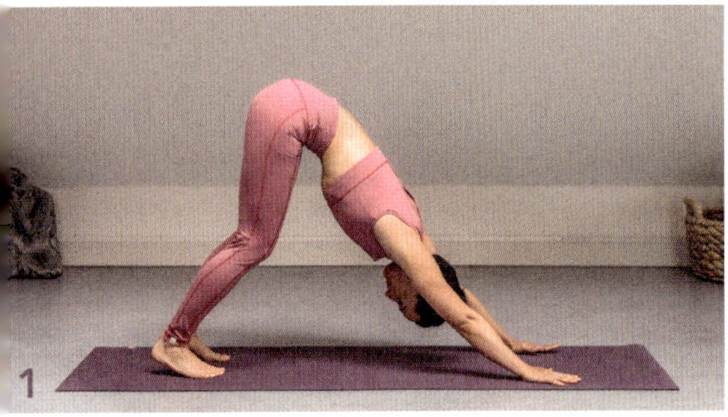

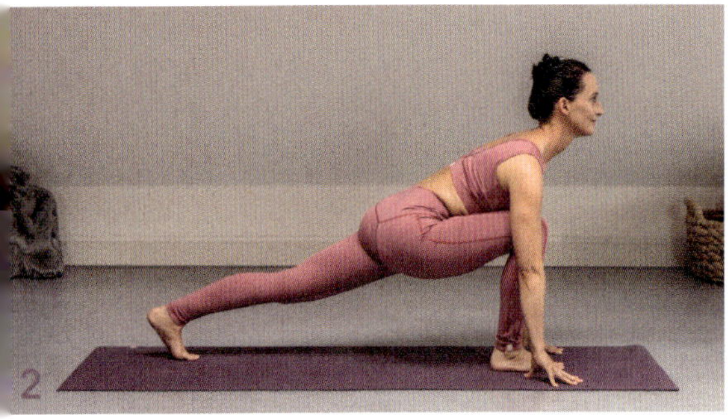

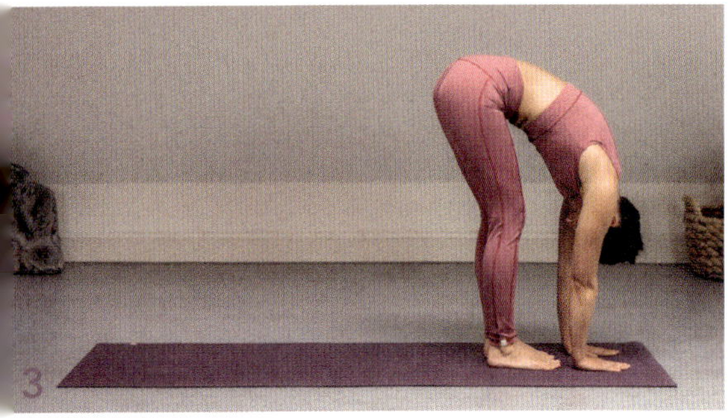

Der herabschauende Hund ist die passende Übergangshaltung, um von liegenden oder knienden Positionen in den Stand zu kommen. Wenn du dich in der Beinrückseite und im unteren Rücken unbeweglich fühlst, kannst du im herabschauenden Hund ein bisschen auf der Stelle gehen und die Knie dabei abwechselnd beugen und stecken, um den Ischiasnerv zu dehnen. Das Gewicht sollte vorn auf die gesamten Handflächen und auf die Fingerkuppen verteilt werden.

1. Stelle die Zehen im Vierfüßlerstand auf und drücke dich von den Händen ausgehend mit dem Becken nach oben, sodass deine Körpersilhouette von der Seite wie ein Dreieck aussieht. Die Rückenlinie streckt sich, das Kreuzbein hebt sich zum Himmel. Der Kopf bleibt dabei hängen. Von hier hast du jetzt einen guten Blick auf deine Knie: Die Kniescheiben sollten nach vorn schauen oder etwas nach außen gedreht sein.
2. Dann führe den rechten Fuß nach vorn und setze ihn zwischen deinen Händen auf. Der Oberkörper richtet sich auf. Richte den Blick nach vorn.
3. Ziehe das linke Bein nach und setze den linken Fuß neben den rechten Fuß auf, sodass du nun in der Vorbeuge bist. Die Handflächen berühren den Boden, Kopf und Nacken sind entspannt. Aus der Vorbeuge kannst du dich jetzt Wirbel für Wirbel zum Stehen aufrichten.

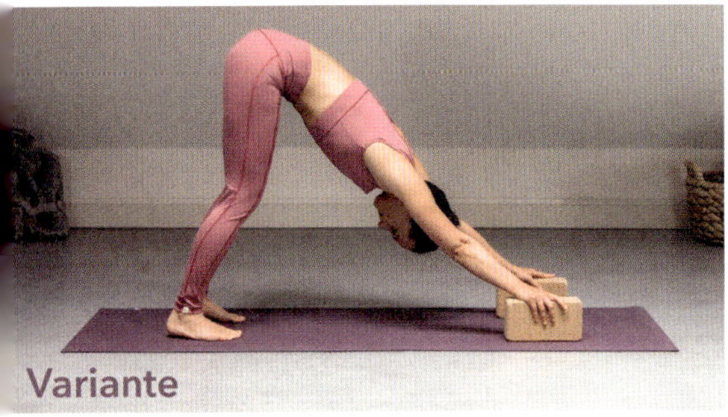

Variante: Schmerzen die Handgelenke, stütze die Hände eventuell auf Blöcken ab. Dadurch verringert sich die Streckung in den Handgelenken und es lastet weniger Druck auf den Handwurzeln.

Asanas zum Warm-up

Zum Aufwärmen übst du eine Asana, die das Organ, das du in deinem Übungsprogramm ansprechen möchtest, auf das Kommende vorbereitet. Sie schenkt deinem Organ einen ordentlichen Blut- und Energieschub, regt den Körperkreislauf an, dehnt die Nerven, die das Organ mit neuronalen Impulsen versorgen, und entfaltet die Faszien, in die das Organ eingebettet ist. So kann sich das Organ optimal auf die nachfolgenden Übungen einstellen.

Die Warm-up-Asanas eignen sich super für müde, träge und energielose Organe. Sie wirken lindernd bei Schmerzmustern mit dumpfen, kühlem Charakter. Außerdem ...

- machen sie wacher und aktiver,
- bewegen sie die Energie und das Blut innerhalb des Organs und regen das Fließsystem im gesamten Körper an,
- lösen sie starre Haltungen des Alltags auf,
- leiten sie Fülle, Druck und Schmerzen aus,
- können sie ein hyperaktives Organ beruhigen oder ein müdes Organ vitalisieren.

Intensität: Entscheide in den folgenden Asanas intuitiv, wie lange und mit welcher Intensität du sie ausführen möchtest. Hole dein Organ da ab, wo es seine Fähigkeiten gerade am besten entfalten kann.

Hinweis: Fühlt sich eine Übung sehr anstrengend an, wie beispielsweise die Übung »Einen großen Stein aufheben« (Seite 59), dann nimm dir vor, die Übung zunächst eine Minute zu halten und dich beim nächsten Mal zu steigern. Wenn du spürst, dass dir eine Warm-up-Asana besonders guttut, kannst du sie selbstverständlich länger üben. Halte dir für die Warm-up-Asanas ein Bolster und ein Yogakissen (oder Alternativen) bereit. Einige Haltungen wie der Schmetterling (Seite 56) oder der Halbmond (Seite 58), dehnen die inneren Körperstrukturen sehr intensiv. Achte deswegen darauf, sie achtsam und langsam zu praktizieren.

Gehirn: Halswirbelsäule und Augen

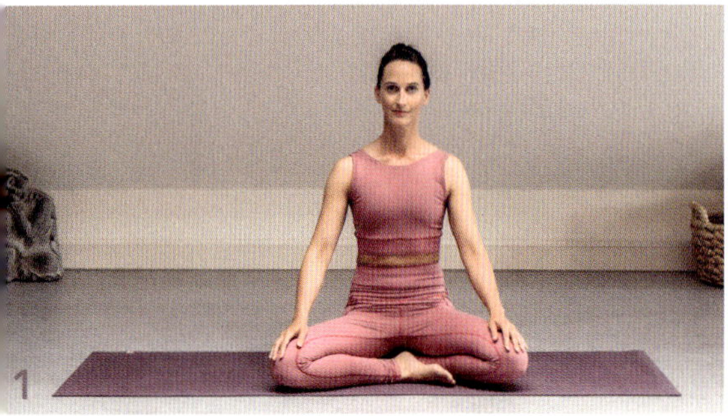

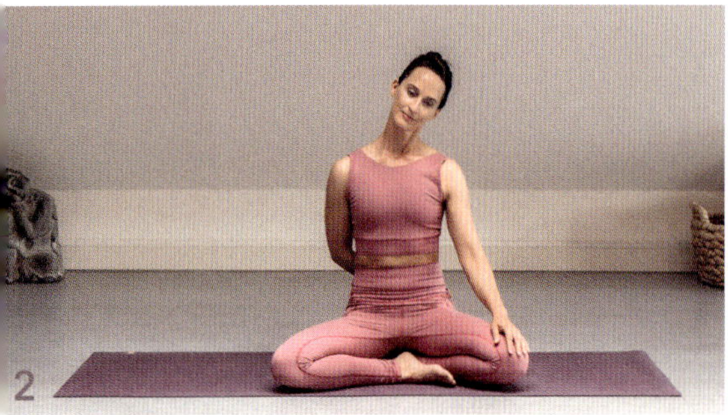

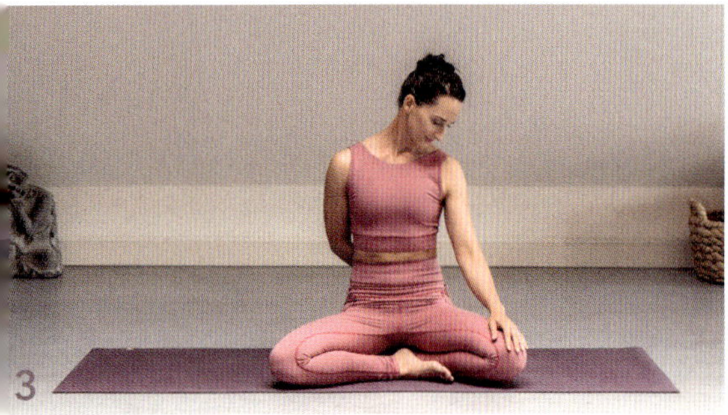

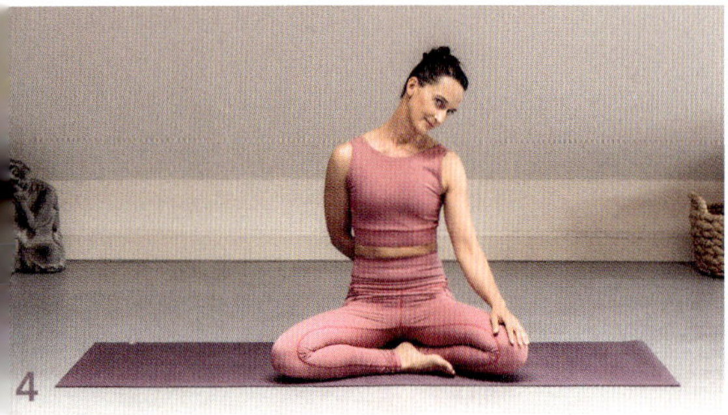

Mit dieser Yogaübung hilfst du dem Gehirn, die Feinmotorik zu trainieren und den Vagusnerv zu dehnen. Der Vagusnerv ist einer der wichtigsten und längsten Hirnnerven und spielt beispielsweise bei der Darmperistaltik eine wichtige Rolle. Zusätzlich entlastest du die Hals- und Schädelmuskulatur und befreist dich von Druck und Anspannung. Davon profitieren in dieser Übung besonders die Verbindungen von Augen und Gehirn, Schilddrüse und Gehirn sowie die Regelkreise für die Hormonausschüttung.

1. Komme in den Schneidersitz oder in eine andere sitzende Position, in der du die Wirbelsäule leicht aufrichten kannst. Setze dich, wenn es dir angenehmer ist, auf einen Yogablock oder ein Yogakissen.
2. Lege den rechten Arm hinter deinen Rücken.
3. Neige das linke Ohr zur linken Schulter. Spüre, wie dadurch die rechte seitliche Halsseite gedehnt wird. Drehe in dieser Dehnung den Kopf so, dass du unter die linke Achsel schauen kannst.
4. Behalte die Kopfstellung so gut es geht bei und blicke mit den Augen jetzt nach oben zum Himmel.

Wechsle danach die Seiten: Lege den linken Arm auf den Rücken, neige das rechte Ohr zur rechten Schulter, drehe den Kopf in Richtung rechte Achsel und schaue mit den Augen nach oben zum Himmel.

Schilddrüse: Himmel und Erde verbinden

Wenn die Schilddrüse nicht gut arbeiten kann, entsteht das Bedürfnis, sich von seinem persönlichen Umfeld zu distanzieren. Die Asana verhilft, wieder Verbindungen und Kontakte knüpfen zu wollen. Darüber hinaus entlastet sie verspannte Muskeln und Halsfaszien, die auf die Schilddrüse drücken und ihre sensiblen Hormonkreisläufe stören könnten.

1. Komme in den Schneidersitz und falte die Hände auf dem Rücken ineinander, sodass sie zusammen den Boden berühren. Nimm Kontakt zur Erde auf. Die Wirbelsäule streckt sich leicht. Richte den Blick nach oben und lege den Kopf in den Nacken. Atme ein.
2. Ausatmend führe das gesamte Armpaket so weit nach oben in Richtung Himmel, wie es für dich möglich ist. Beuge den Oberkörper dabei in Richtung Schoß, rolle den Kopf ein. Nimm Kontakt zum Himmel auf. Übe den Bewegungswechsel so lange, bis du den Impuls verspürst, mit der nächsten Haltung fortzufahren.

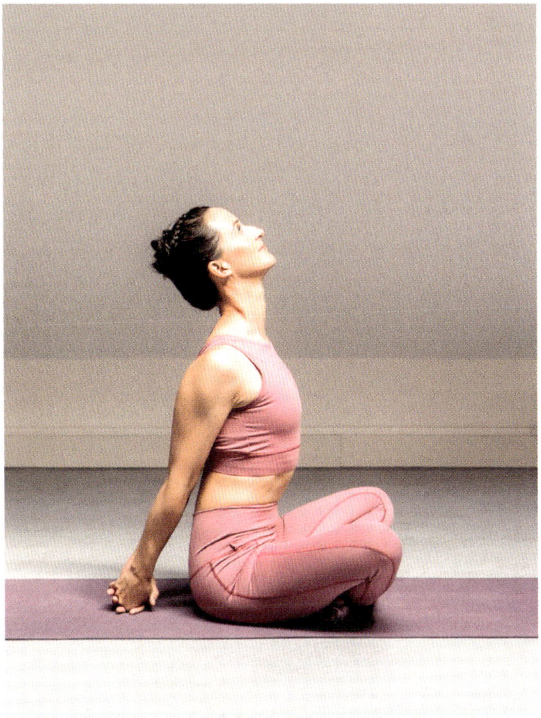

1

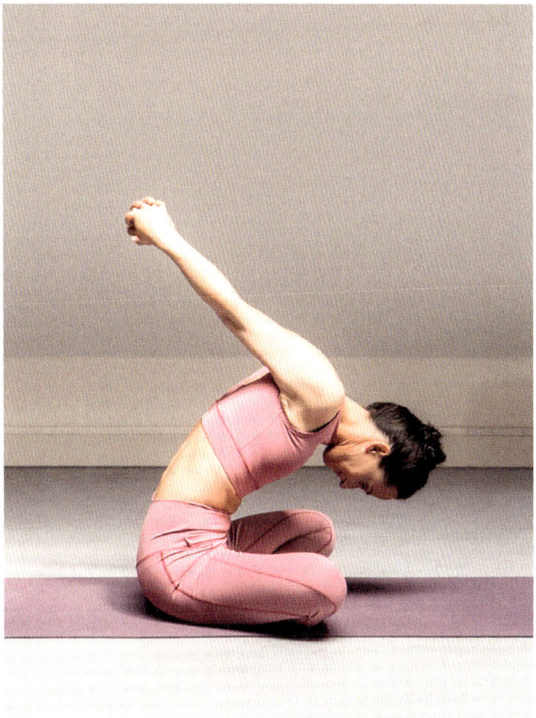

2

Herz: Schmetterling mit Bolster

Die Warm-up-Haltung für das Herz dehnt den Brustkorb und öffnet das Herz für eine positive Lebenseinstellung. Sie nimmt Druck vom Herzen, der durch einen zu engen Herzbeutel, ein festes Zwerchfell oder einen vollen Magen entsteht, und richtet den ganzen Körper auf. Wenn du dich bei der Asana noch besser auf dein Herz konzentrieren möchtest, schließe die Augen.

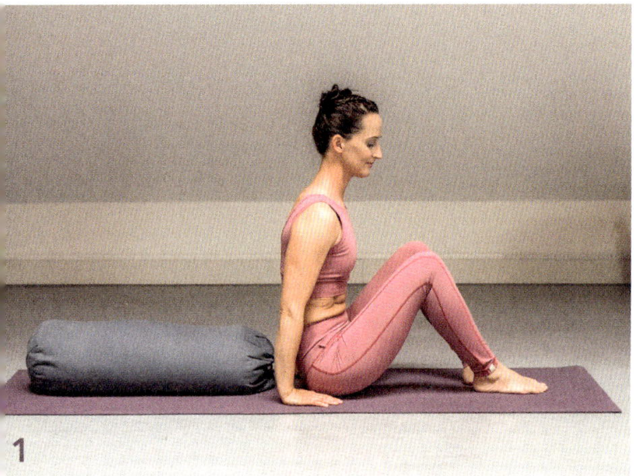
1

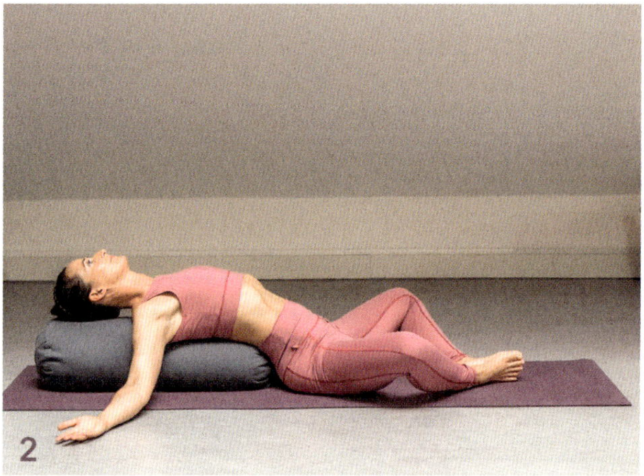
2

1. Lege dir das Bolster im Sitzen längs hinter dein Kreuzbein und die Fußflächen aneinander, sodass die Knie ganz natürlich nach außen fallen.
2. Lege den Oberkörper auf das Bolster ab, breite die Arme unter Schulterhöhe zu beiden Seiten aus und drehe die Handflächen in Richtung Himmel. Lenke die Atmung in den Bereich des Herzens und spüre, wie sich der Brustkorb einatmend weitet und ausatmend ganz sanft wieder zusammenzieht.

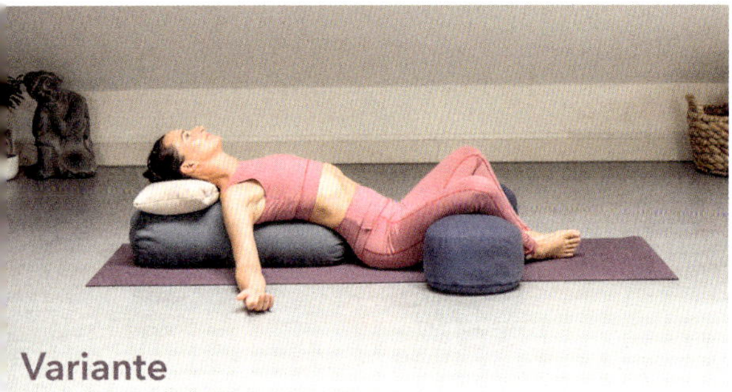
Variante

Variante: Sollte dir die Streckung im Brustkorb oder die Auswärtsdrehung in den Hüften zu stark sein, kannst du dir jeweils ein Kissen unter den Kopf und unter die Oberschenkel legen.

Lunge: Sich selbst und die Welt umarmen

Mit dieser Übung schaffst du über die Atmung eine Verbindung zwischen dir und deiner Umwelt. Mit der Einatmung nimmst du frischen Sauerstoff von außen auf und mit der Ausatmung gibst du einen Teil von dir zurück. Tief verbunden mit allem um dich herum, findest du zurück in deinen eigenen Rhythmus. Die Bewegungen öffnen den Lungen-Meridian und setzen von hier Energie für den ganzen Körper frei. Außerdem mobilisiert die Warm-up-Haltung die gesamte Brustwirbelsäule und ihre Rippengelenke. Abschließend setzt du mit den Schulterkreisen befreiende Impulse für die Aufhängung der Lunge am Kopf- und Schultergürtelbereich.

1. Breite im Schneidersitz oder einer anderen Sitzvariante die Arme weit aus und strecke dabei die Handgelenke und die Finger. Schaue mit dem Gesicht in den Himmel. Atme tief und vollständig ein und stelle dir vor, dass du die ganze Welt umarmst.
2. Mit der nächsten Ausatmung schenke dir selbst eine Umarmung und umfasse den Brustkorb mit gekreuzten Armen. Lasse den Kopf sinken und führe Mini-Drehbewegungen nach rechts und links aus, so als ob du sanft ein Baby schaukeln würdest. Wiederhole den Bewegungswechsel für 10 bis 15 Atemzüge.
3. Abschließend lege die Hände auf die Schultern und kreise die Schultern einige Male nach hinten und unten. Dann löse dich aus der Asana.

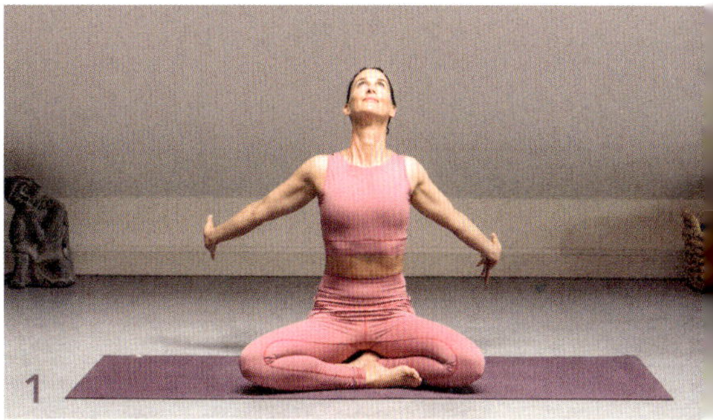

1

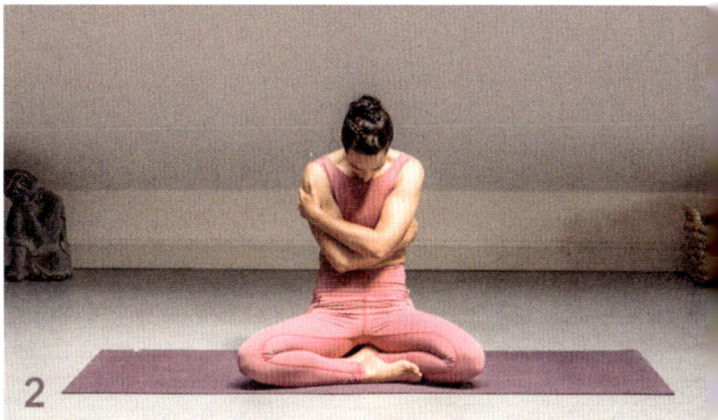

2

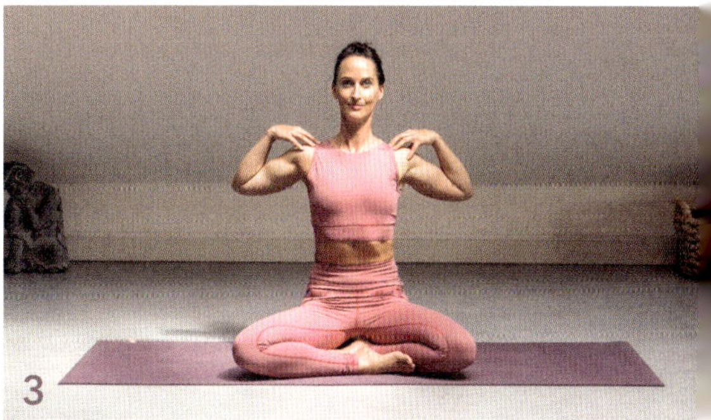

3

Leber und Gallenblase: Halbmond

Für diese Übung brauchst du das Bolster und eventuell ein kleines Kissen, um den Kopf zu unterpolstern, wenn dir die Dehnung zu intensiv ist. Wenn die linke Flanke auf dem Bolster liegt, dehnst du die Leber und die Leberkapsel. Dadurch verbessern sich die Stoffwechselvorgänge innerhalb des Organs. Wenn die rechte Flanke auf dem Bolster liegt, bekommt die Leber eine leichte Kompression und wird drainiert.

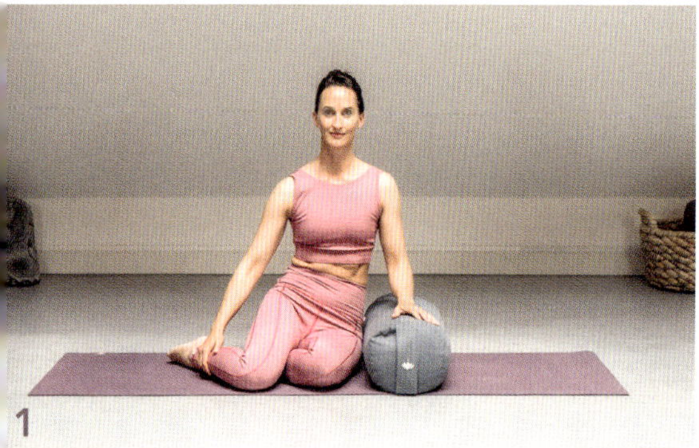

1

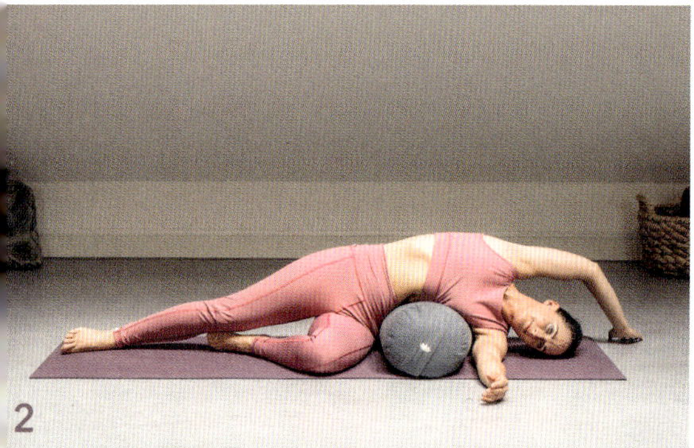

2

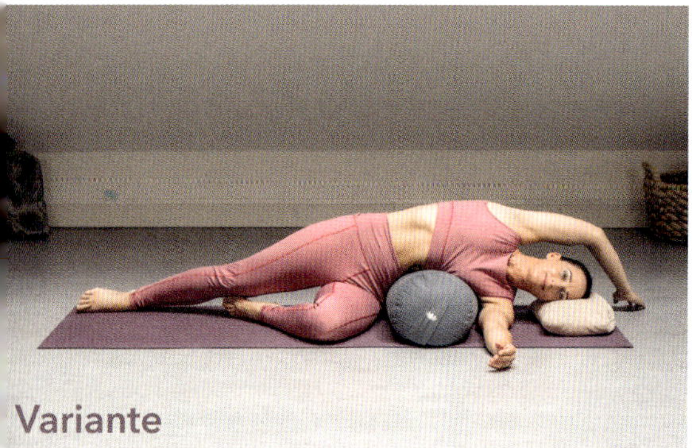

Variante

1. Komme in den seitlichen Fersensitz, sodass das Bolster quer an der linken Hüft- und Gesäßseite liegt.
2. Lege den Oberkörper auf dem Bolster ab, platziere den unteren Arm frei in Blickrichtung auf der Matte. Lege den Kopf ab. Strecke den oberen Arm über den Kopf aus. Strecke ebenfalls das obere Bein lang aus, das untere angewinkelte Bein stützt sich. Lenke den Atem in die gestreckte obere Flankenseite. Wechsle dann die Seite und löse dich nach der Übung ganz sanft aus der Haltung heraus.

Variante: Platziere den Kopf gegebenenfalls auf einem Kissen, wenn das für deine Halswirbelsäule angenehmer ist.

Milz, Magen und Bauchspeicheldrüse: Einen großen Stein aufheben

Die Milz, der Magen und die Bauchspeicheldrüse sind nicht nur die Organe der Mitte, die benötigt werden, um sich sicher und geborgen zu fühlen. Vielmehr noch stärken sie die Energie im Muskelsystem. Deshalb benötigst du in der Sequenz eine anstrengende Übung, mit der du deine ganze Muskelkraft bündelst. Wiederhole die gesamte Übung fünf bis zehn Mal und verbleibe so lange in der abschließenden Hocke zum Nachempfinden, wie es sich für dich intuitiv gut anfühlt.

1. Komme in eine Hocke. Stelle die Füße beckenbreit auf und drehe sie leicht nach außen. Fällt dir die Position schwer, lege ein Yogakissen oder das Bolster so unter das Gesäß, dass es dich stützt. Stelle dir vor, du möchtest einen schweren Stein aufheben, den du mit beiden Händen fassen musst.
2. Stelle dir weiter vor, dass du den Stein im zweiten Schritt vom Boden zum Bauch anhebst. Schiebe dich dafür aus den Füßen vom Boden weg und lasse den Rücken dabei lang.
3. Strecke die Beine und richte dich mit langem Rücken auf.
4. Dann möchtest du den Stein zurück zum Boden legen und kommst wieder in die Hocke. Wiederhole den Ablauf einige Male.
5. Verweile abschließend in der Hocke. Falte die Hände zusammen und lege die Daumenkuppen auf den Bereich zwischen den Augen. Die Ellenbogen lehnen sich an die Innenseiten der Knie an und der Oberkörper sinkt entspannt nach unten.

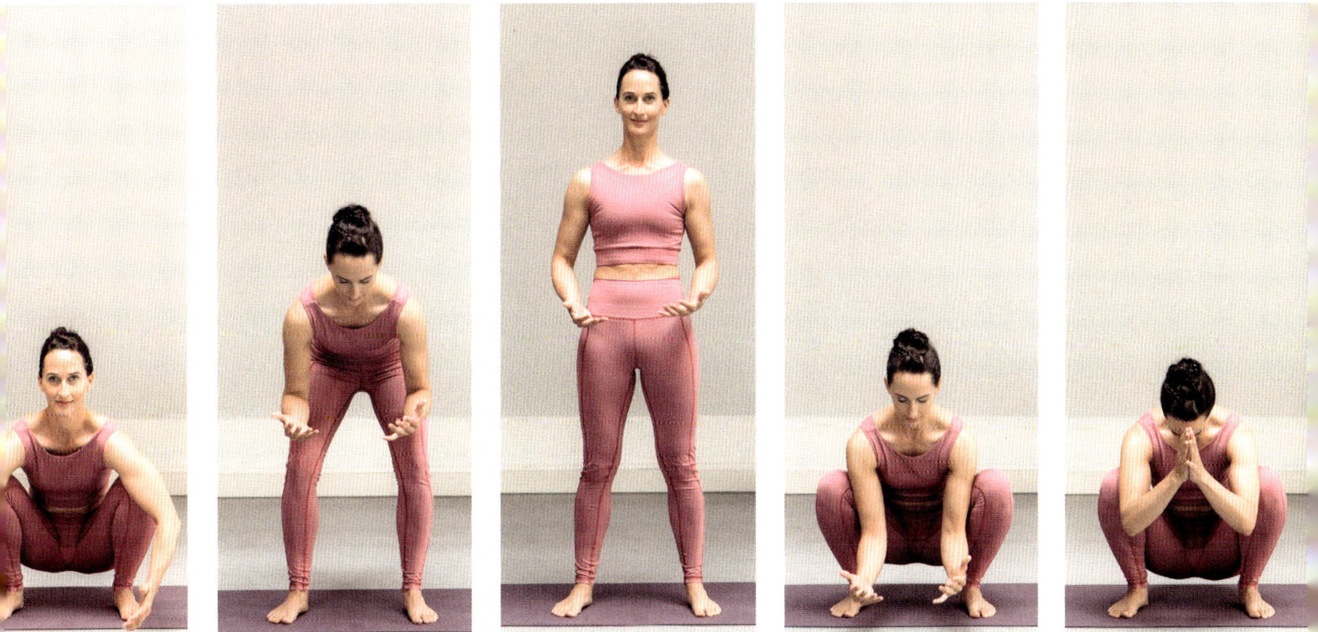

2 3 4 5

Nieren und Blase: Langsitz in zwei Varianten

Für die Nieren zeige ich dir den Langsitz in zwei Varianten. Wenn du dich im unteren Rücken unbeweglich fühlst und dich ab und zu der Ischiasnerv zwickt, eignet sich der Langsitz in bewegter Form besonders gut. Er aktiviert das Ausleitungssystem der Nieren und durchblutet alle Rückenstrukturen. Überaus effektiv ist die aktivierende Variante für einen Nierenflow am Morgen. Der passive Langsitz, der im Yin Yoga oft genutzt wird, um tiefe Rückenfaszien zu strecken, ist der perfekte Begleiter für einen sanften Nierenflow am Abend. Er füllt die Energiespeicher wieder auf und fördert die Motilität der Nieren.

Passiver Langsitz

Setze dich mit ausgestreckten Beinen auf die Matte. Die Beine dürfen locker nach außen fallen, die Füße sind entspannt. Lasse den Oberkörper passiv so weit wie möglich in Richtung Schoß sinken: Die Schultern sind locker, der Kopf hängt und die Hände liegen dort auf, wo sie entspannt ankommen können, zum Beispiel auf den Unterschenkeln. Bleibe für drei Minuten in der Position und richte dich dann achtsam zurück ins Sitzen auf.

Mache es dir im passiven Langsitz so gemütlich wie möglich. Nimm dir zum Beispiel das Yogabolster und lege es auf die Beine, damit du den Oberkörper darauf ablegen kannst, oder schiebe es unter deine Kniekehlen, das erlaubt dir, den Oberkörper stärker zu beugen. Erst wenn die Muskeln kaum aktiv sind, können sich die angesprochenen Faszien im Rücken und in den Oberschenkeln auseinanderziehen.

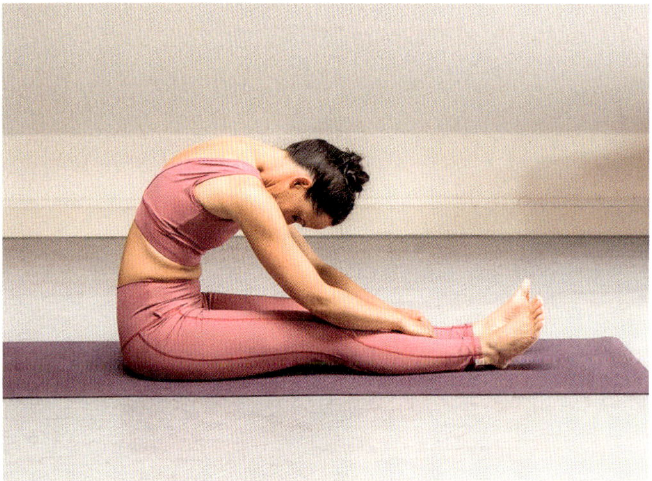

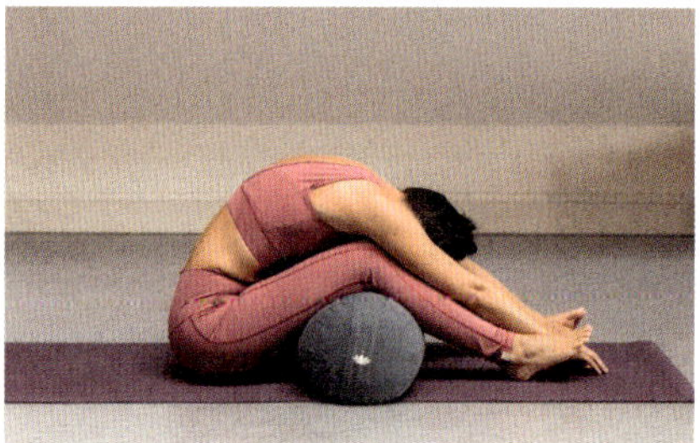

Variante

Bewegter Langsitz

1. Setze dich mit ausgestreckten Beinen auf die Matte. Lasse die Beine eng zusammen, ziehe die Fußspitzen an, sodass sie Richtung Nase zeigen.
2. Führe abwechseln die Arme überkreuz zu den Füßen: linke Hand Richtung rechten Fuß und dann rechte Hand Richtung linken Fuß. In der Bewegung streckt und rotiert sich der Rücken automatisch mit, der Kopf und die Schultern fühlen sich locker an.
3. Führe den Wechsel für ein bis zwei Minuten durch und ruhe abschließend einen kurzen Moment im langen Sitz mit lockerem Oberkörper. Richte dich dann wieder ins Sitzen auf.

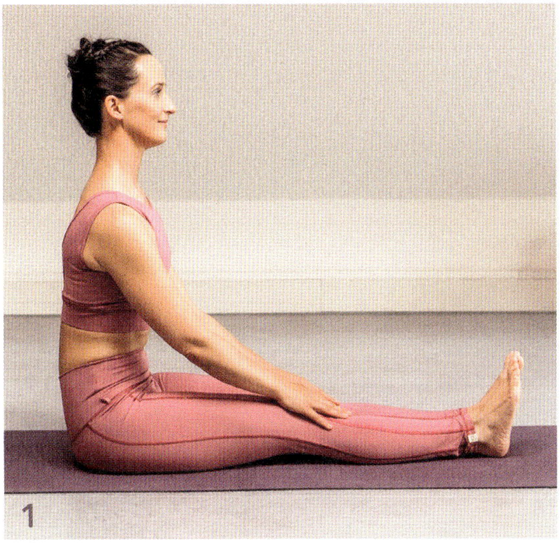
1

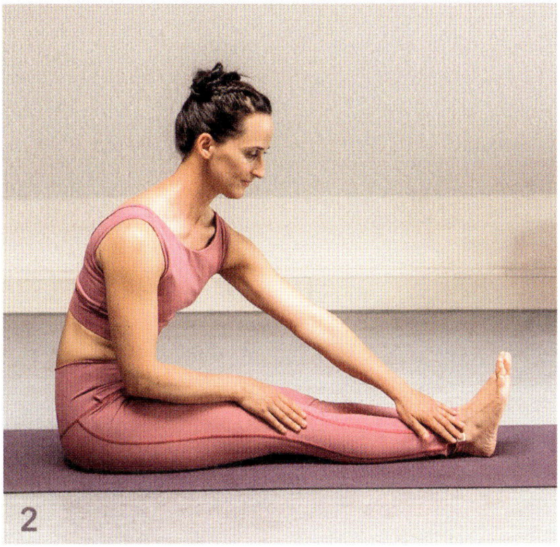
2

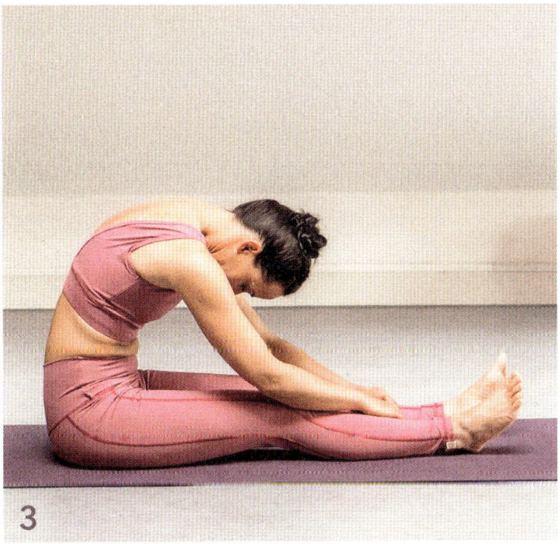
3

Dick- und Dünndarm: Rudern im Boot

Die Warm-up-Asana für den Darm regt seine Peristaltik an, das bedeutet, der Darm bewegt sich besser und der Speisebrei kann schneller von einen in den anderen Darmabschnitt transportiert werden. Auf diese Weise reduziert sich die Bildung von giftigen Stoffen durch lange Zersetzungs- und Gärungsprozesse. Du forderst dich und deine Bauchmuskeln intensiver, wenn du in Schritt 2 die Arme zu der Übung ausbreitest. Entscheide selbst, in welcher Intensität du üben möchtest.

1. Setze dich auf die Matte. Stelle die Hände hinter deinem Becken auf, die Finger zeigen zum Gesäß. Stelle die Füße auf und beuge die Knie.
2. Hebe nun die Füße von der Erde so hoch ab, dass Ober- und Unterschenkel im Kniegelenk etwa einen 90-Grad-Winkel bilden. Atme tief und vollständig ein.
3. Stelle mit der Ausatmung die Füße wieder auf, umarme die Beine und drücke sie dicht an den Bauch – so als ob du die Ausatemluft herauspressen wolltest. Führe den Bewegungswechsel für ein bis zwei Minuten fließend im Rhythmus der Atmung aus.

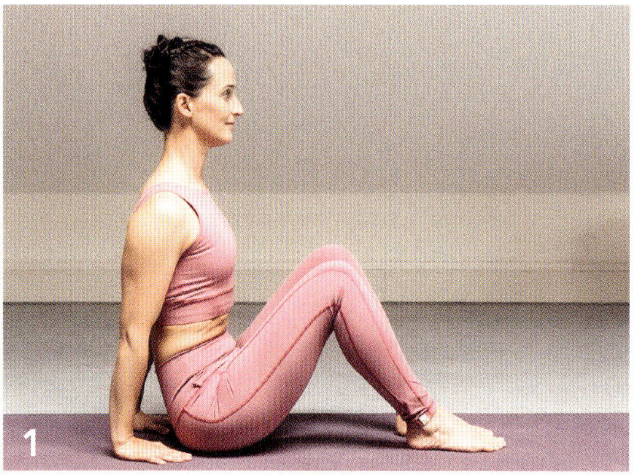
1

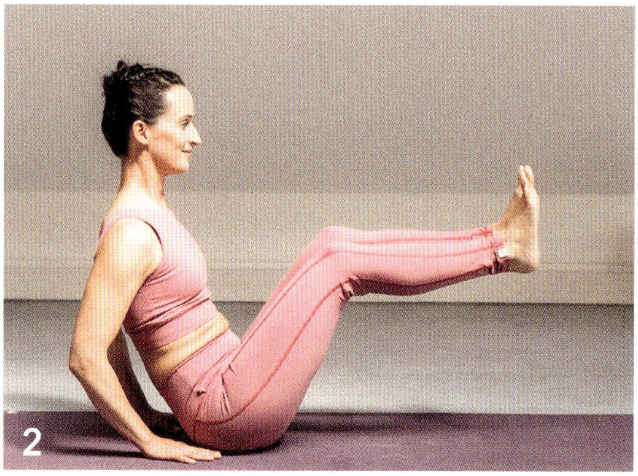
2

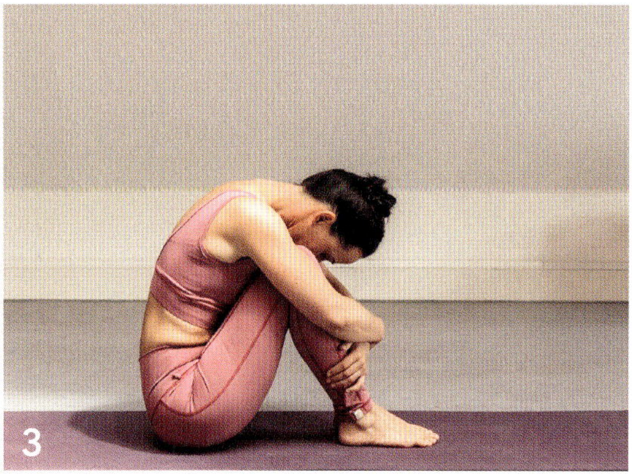
3

Detox-Asanas

Manche Haltungen regen gezielt die Entgiftung innerhalb eines Organs an, lösen Schlacken aus den Muskeln und Faszien und aktivieren das Lymph- und das Venensystem im Körper. Das Lymph- und das Venensystem sind wie eine interne Müllabfuhr und transportieren die gelösten Giftstoffe, veränderte Zellen, aber auch Krankheitserreger aus den Organen und leiten die unbrauchbaren Stoffe aus dem Körper aus. In den Asanas wenden wir hauptsächlich drei Detox-Impulse an: Wir drainieren die Organe, wir setzen die Rotationsfähigkeit der Wirbelsäule ein und nutzen die Kraft der Atmung, damit venöse und lymphatische Prozesse aktiviert werden.

Detox-Asanas vitalisieren müde, überlastete Organe und kurbeln die Ausleitungssysteme im Körper an. Außerdem …

- lösen, bewegen und leiten sie Schlacken aus,
- kurbeln sie den Zellstoffwechsel an,
- entfalten sie Faszien und lösen Verklebungen,
- drainieren die Organe oder wichtige Nebenstrukturen, damit sich das betroffene Organ besser mit nährstoffreichem Blut füllen kann,
- befreien sie von überflüssigem emotionalem Ballast.

Intensität: Die Detox-Asanas sollten eineinhalb bis drei Minuten geübt werden. Falls bei einzelnen Asanas die Übungsintensität abweicht, findest du weitere Informationen direkt im Text zu der entsprechenden Haltung. Möchtest du die Intensität steigern, nutze die Atmung und atme während der Asana bewusst in dein Organ hinein.

Hinweis: Für dein Programm brauchst du das Bolster oder als Alternative ein dickes Sofakissen. Übrigens: Schlackenstoff (»Körpermüll«) ist kein medizinischer Begriff. Ich nutze ihn in der Praxis als Synonym für unbrauchbare Stoffe, die sich in allen Geweben ansammeln können, weil der Körper keine Möglichkeit findet, sie abzubauen. In der Schulmedizin spricht man eher von *Azidosen* (Ansäuerungen im Gewebe).

Gehirn: Eine Drainage für die Schädelknochen

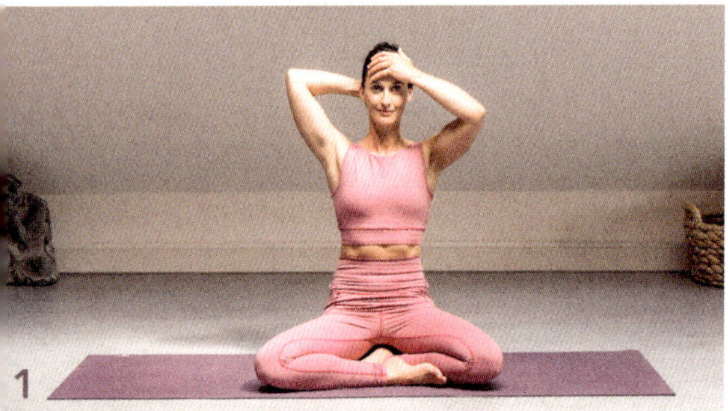

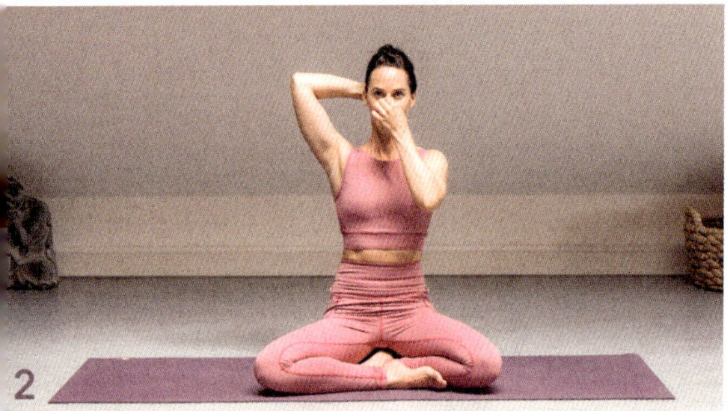

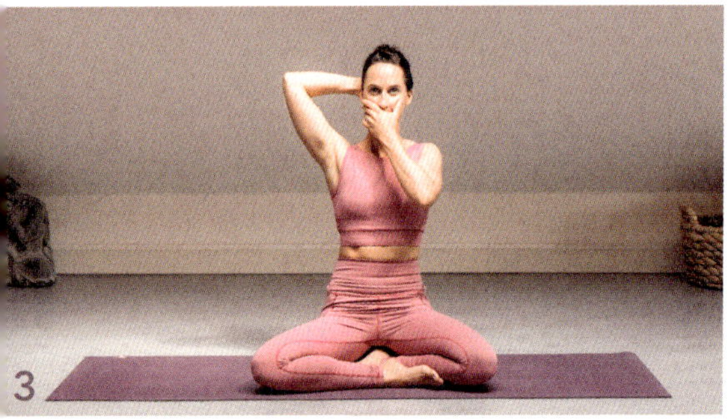

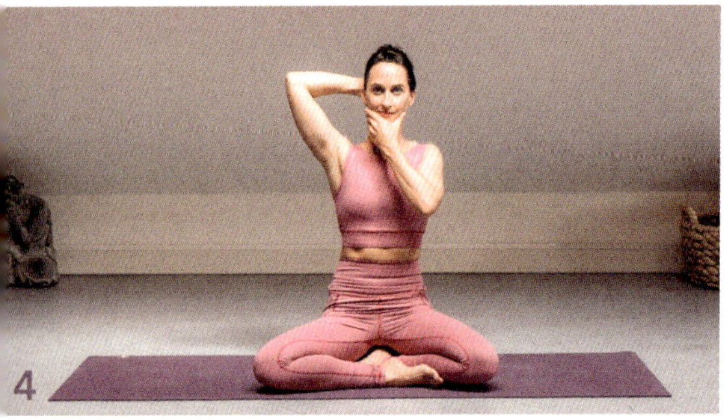

Die Schädeldrainage mobilisiert die Schädelknochen, die Faszien und die Muskulatur, die die Schädelknochen überziehen. Außerdem wirkt sie sich positiv auf den venösen und lymphatischen Rückfluss im Kopfbereich aus und lindert spürbaren Druck bei Kopf- und Augenschmerzen sowie bei Nebenhöhlenverstopfung. Achte bei dem Griff darauf, dass sich die jeweilige Hand mit dem Schädelknochen verbindet und nicht nur die Haut verschoben wird. Die Bewegung der Schädelknochen ist nur minimal zu spüren, aber sehr wirksam.

1. Setze dich bequem, etwa im Schneidersitz, auf die Matte und richte die Wirbelsäule auf. Lege eine Hand auf die Stirn (Stirnbein) und die andere flächig auf den Hinterkopf (Scheitel- und Hinterhauptbein). Jetzt verschieben beide Hände die Knochen ganz sanft gegeneinander: Die vordere Hand schiebt das Stirnbein nach links, die hintere Hand schiebt nach rechts. Dann verschiebt die vordere Hand das Stirnbein nach rechts und die hintere Hand schiebt nach links. Fahre abwechselnd so fort. Dadurch entsteht das Gefühl, dass sich der Hinterhauptknochen und der Stirnknochen gegeneinander verschieben.
2. Während der gesamten Übung verändert die hintere Hand ihre Position nicht. Umgreife mit der vorderen Hand jetzt mit Daumen und Zeigefinger das Nasenbein. Nun verschiebe das Nasenbein und den Hinterkopf gegeneinander.
3. Lege die vordere Hand auf den Oberkiefer und verschiebe den Oberkiefer gegenüber dem Hinterkopf.
4. Umgreife mit der vorderen Hand den Unterkiefer und verschiebe diesen gegenüber dem Hinterkopf.

Schilddrüse: Der goldene Twist

Der goldene Twist mobilisiert alle Strukturen rund um die Schilddrüse. Dazu zählen beispielsweise das Kiefergelenk, die Nackenmuskeln und die Halsfaszien. Dadurch wird die Schilddrüse entlastet und besser durchblutet. Rotiere dich in der Übung bis zu 50-mal hin und her und nimm dir danach einen kurzen Moment Zeit zum Nachspüren.

1. Breite im Stehen beide Arme auf Schulterhöhe zu beiden Seiten aus. Öffne leicht den Mund. Fixiere mit den Augen einen festen Punkt vor dir, damit der Kopf während der Übung gerade ausgerichtet bleibt und nicht mitrotiert.
2. Drehe dich mit beiden Armen nach links, der Brustkorb rotiert mit. Bewege den Unterkiefer in die entgegengesetzte Richtung nach rechts.
3. Bewege die Arme dann nach rechts und das Kiefergelenk nach links. Wechsle in einem schnellen Rhythmus hin und her und beachte, dass der Kopf während der ganzen Zeit gerade und der Mund leicht geöffnet bleibt.

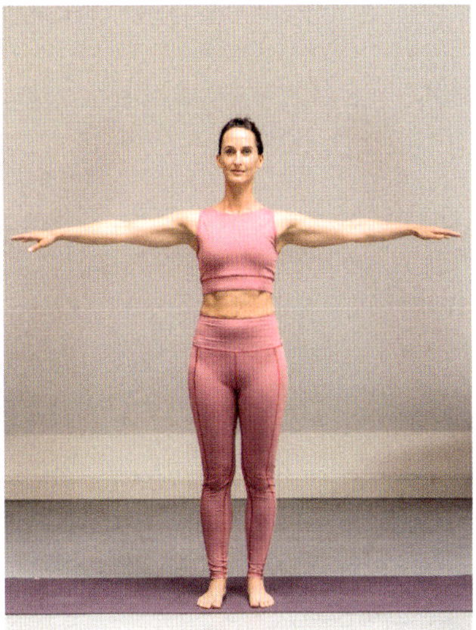

1

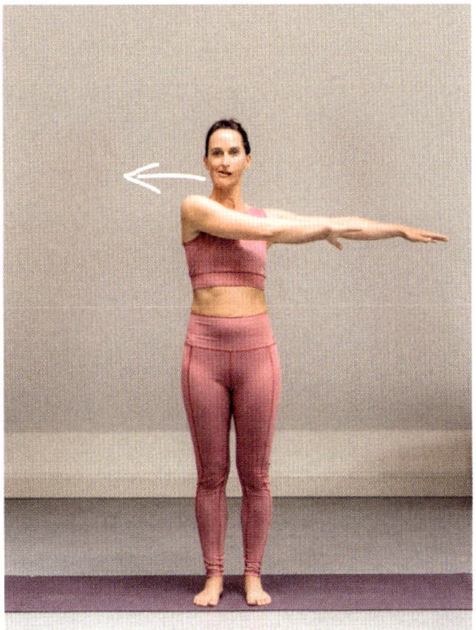

2

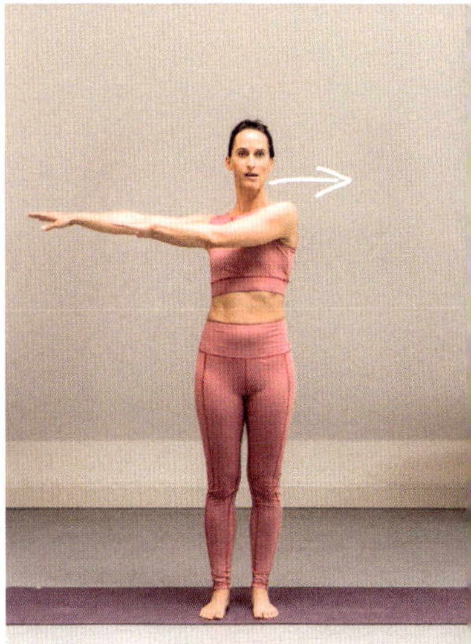

3

Herz: Die gedrehte Katze

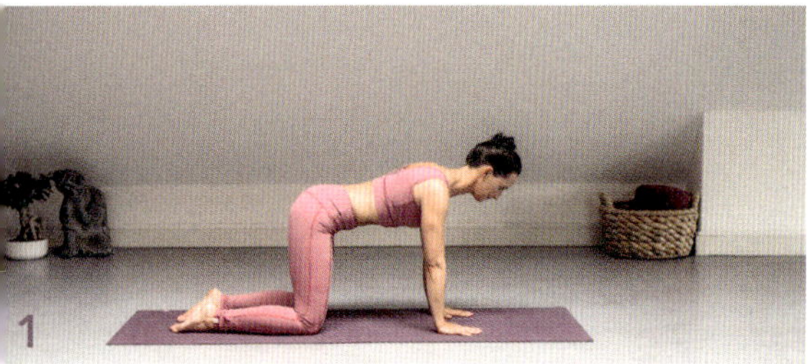
1

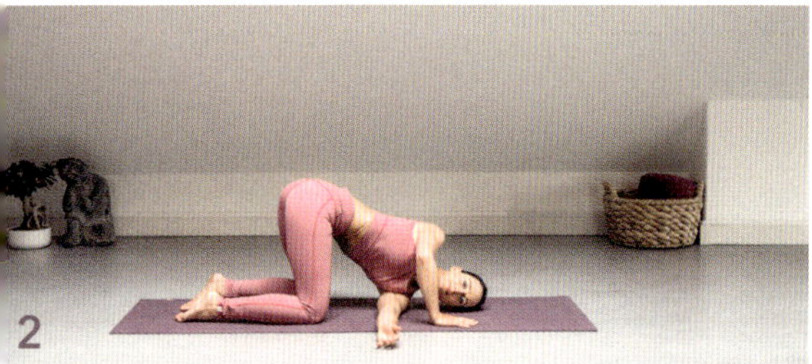
2

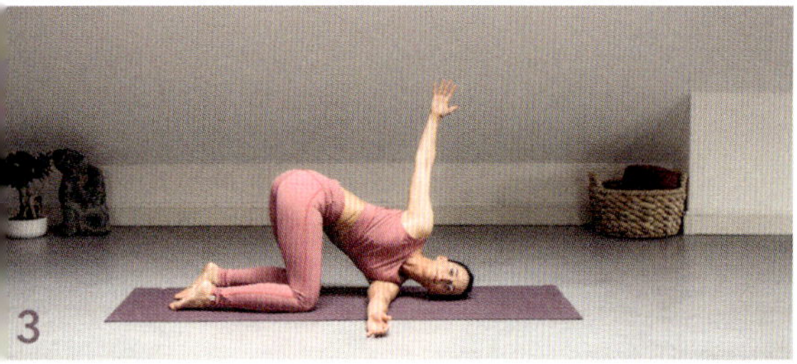
3

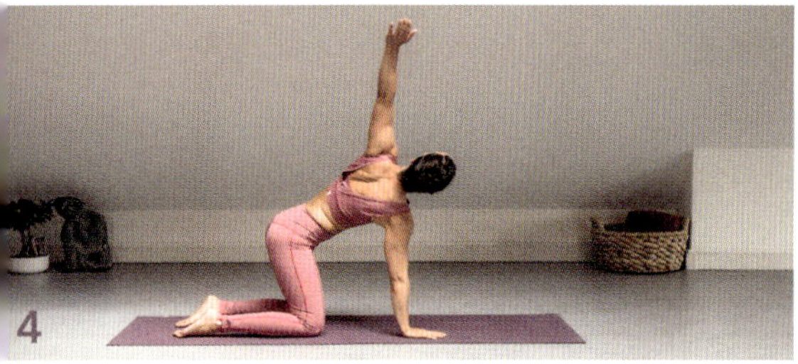
4

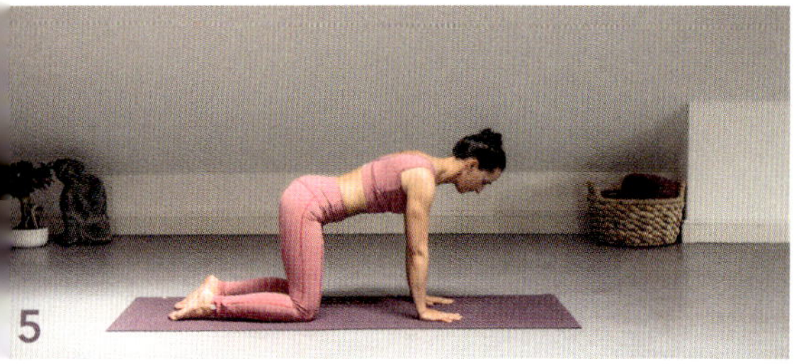
5

Diese Asana entspannt alle Muskeln rund um den Herzraum. Durch das Aufdrehen des Brustkorbs werden Nervenfasern in der Brustwirbelsäule sanft gedehnt, die Herzstress in Kombination mit erhöhtem Blutdruck regulieren können. Ist das Herz gestärkt, wird das gesamte Herz-Kreislauf-System entlastet: In den Körperzellen kommt mehr Sauerstoff an. Gleichzeitig können unbrauchbare Stoffwechselprodukte effizienter abtransportiert werden.

1. Komme in den Vierfüßlerstand. Achte darauf, dass die Handgelenke und die Schultergelenke eine Linie bilden. Platziere die Knie hüftbreit auseinander und lege die Füße auf den Fußrücken ab.
2. Fädle den linken unter dem rechten Arm hindurch und lege die linke Schulter und die linke Schläfenseite auf der Erde ab.
3. Löse die rechte Hand von der Erde und strecke den Arm weit in Richtung Himmel. Dabei dreht sich Oberkörper noch weiter nach rechts auf.
4. Komme kurz zurück in die gedrehte Katze und bewege jetzt den linken Arm weit nach links oben. Dabei öffnet sich der ganze linke Brustraum.
5. Atme tief ein und komme ausatmend zurück in den Vierfüßlerstand. Führe dann den gleichen Ablauf für die andere Seite aus.

Hinweis: Du kannst dich vorab mit der Übergangs-Asana Katze-Kuh leichter in die gedrehte Katze einfinden. Setze hier den Fokus auf Beugung und Streckung in der Brustwirbelsäule, damit sich der Herzbeutel dehnt.

Lunge: Vom Vollmond zum Dreieck

Diese Übung spricht alle Lungenanteile an. Sie entfaltet selbst die Lungenareale, die durch belastende Alltagshaltungen weniger belüftet werden. Kleinere Verklebungen innerhalb der Lungenbläschen lösen sich auf. In der Folge findet ein verbesserter Gasaustausch in der Lunge statt und der Körper kann mehr Sauerstoff aufnehmen oder Kohlendioxid aus den Zellen ausleiten. Beginne den Bewegungswechsel langsam, fühle dich zunächst ein. Erst wenn die Bewegung flüssiger wird, steigere das Tempo intuitiv.

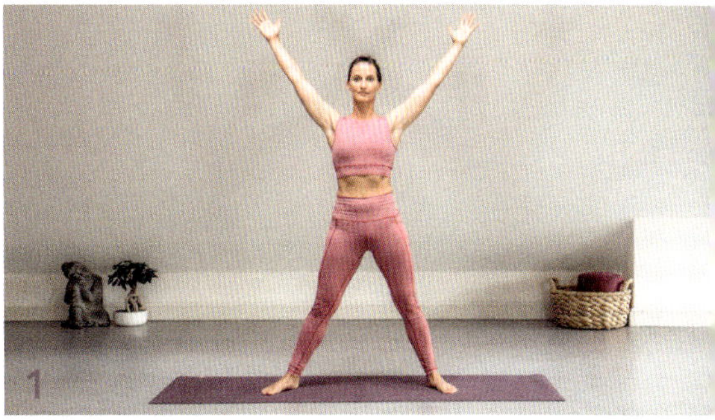
1

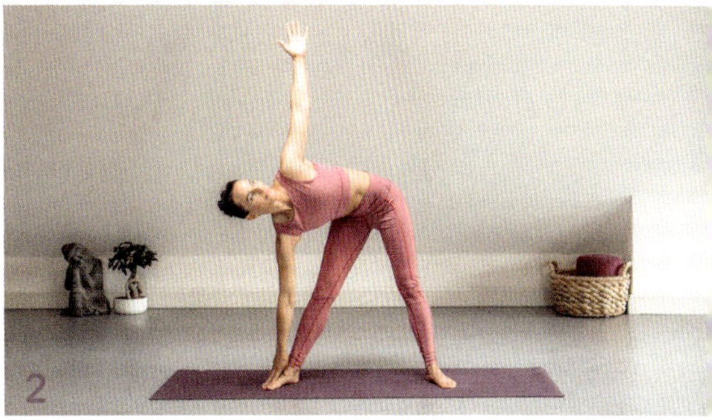
2

1. Stelle dich mit weit gegrätschten Beinen auf die Matte und strecke die Arme breit zum Himmel aus (Vollmond).
2. Führe die rechte Hand über die Seite nach unten zum rechten Fuß. Strecke gleichzeitig den linken Arm nach oben zum Himmel aus und schaue deiner Hand hinterher, sodass sich der Kopf mitbewegt (Dreieck).
3. Richte dich zurück in den Vollmond auf.
4. Wechsle dann die Seite: die linke Hand zum linken Fuß, die rechte Hand nach oben zum Himmel, den Kopf nach oben zur rechten Hand drehen.

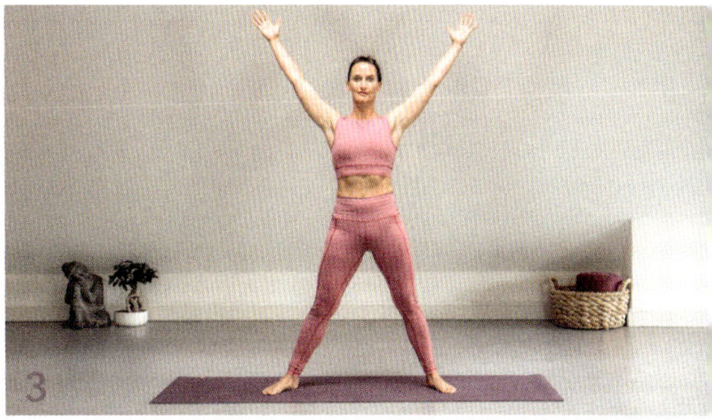
3

Hinweis: Wenn du den Atem miteinbeziehen möchtest, übe eine Variante: Atme im Vollmond ein und im Dreieck aus. Dann gibt die Atmung den Bewegungswechsel vor.

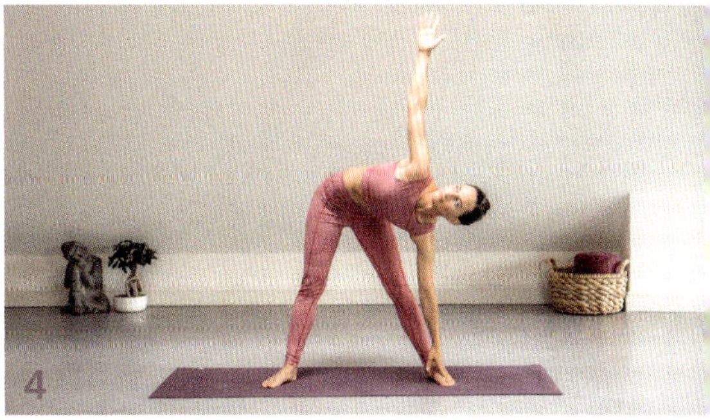
4

Leber und Gallenblase: Die gebundene Vorwärtsbeuge

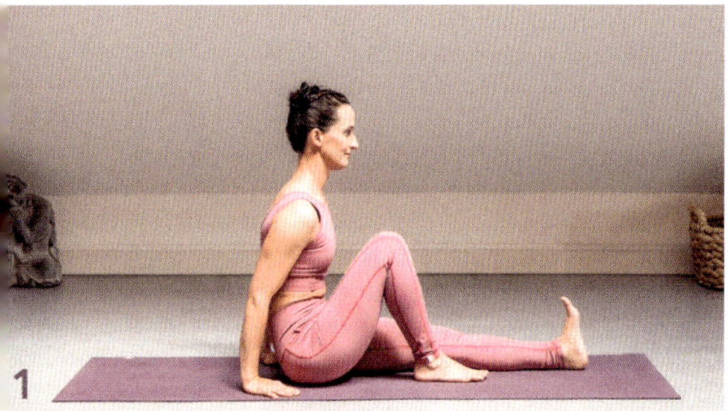
1

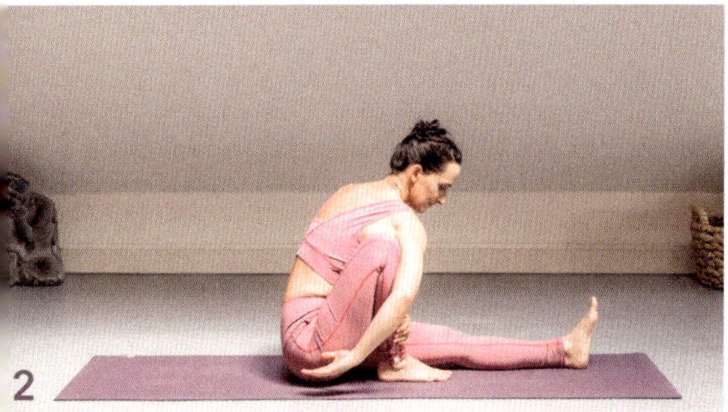
2

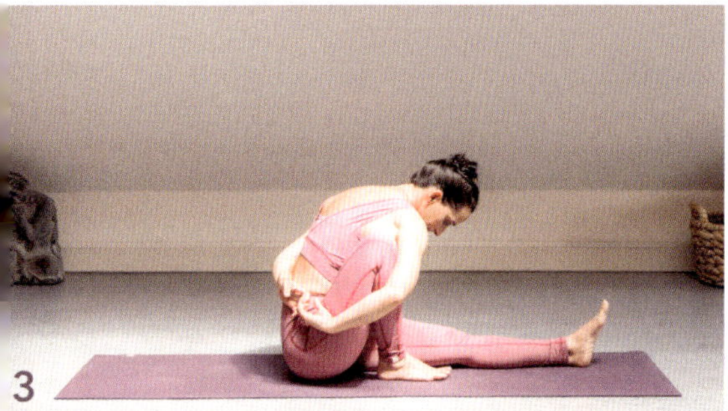
3

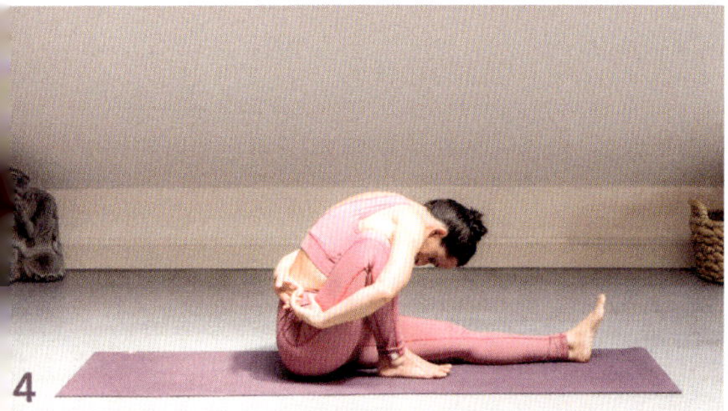
4

Mit der Übung soll insbesondere die Organeinheit von Leber und Gallenblase angesprochen werden. Deswegen beschreibe ich die Übungsausführung nur für die rechte Seite, also für die Leber und für die Gallenblase. Fühle dich frei, die Übung auch für die andere Seite auszuführen. Das bringt noch mehr Harmonie in die Verdauungsorgane und gleicht beide Körperhälften aus. Die Übung wird leichter, wenn du dich auf eine mehrfach gefaltete Decke setzt oder für die Rückenbindung der Arme einen Gurt benutzt. Bleibe bis zu einer Minute in der Übung und löse dich sehr vorsichtig aus der Dehnung heraus. Wenn du möchtest, spüre einen Augenblick in der Rückenlage nach.

1. Komme in den Langsitz und winkle das rechte Bein an. Platziere den Fuß möglichst dicht vor dem rechten Sitzknochen auf dem Boden. Das linke Bein bleibt lang ausgestreckt, ziehe die Zehen Richtung Nase.
2. Lehne dich so wenig nach vorn, dass der Oberkörper direkt links neben dem rechten Knie ist. Drücke die Innenseite des rechten Knies fest an den Rumpf, drehe den Rumpf leicht nach rechts und schiebe das Schulterblatt der rechten Schulter am angewinkelten Knie vorbei, sodass es nah der Achsel anliegt.
3. Schlinge den linken Arm um den Rücken und versuche, die rechte Hand zu halten.
4. Strecke den Oberkörper aus den Leisten heraus nach vorn und lasse ihn so weit wie möglich nach unten sinken. Der Atem fließt in den rechten Rippenbogen und drainiert die Leber.

Milz, Magen und Bauchspeicheldrüse: Der Drehsitz

Mit der folgenden Drehsitzvariante wird die Körpermitte mit der Milz, dem Magen und der Bauchspeicheldrüse wie ein Schwamm drainiert. Überschüssige und verbrauchte Flüssigkeiten werden aus den Organen herausgeschwemmt, damit sich die Organe wieder mit frischem, nährstoffreichem Blut füllen. Darüber hinaus entspannt der Drehsitz getriggerte Segmente der Brustwirbelsäule, die bei Stressreaktionen durch den Sympathikusnerv angespannt sind.

Damit die Körpermitte mit Milz, Magen und Bauchspeicheldrüse drainiert wird und Stress abbauen kann, liegt der Fokus der Übung auf der Drehung des Oberkörpers zur linken Seite. Selbstverständlich kannst du die Drehung nach rechts anschließend wiederholen. Dann wird auch die Leber drainiert. Da die Leber und die Körpermitte bei vielen Stoffwechselprozessen eng zusammenarbeiten, kannst du mit dem beidseitigen Drehsitz insgesamt noch mehr positive Effekte erzielen.

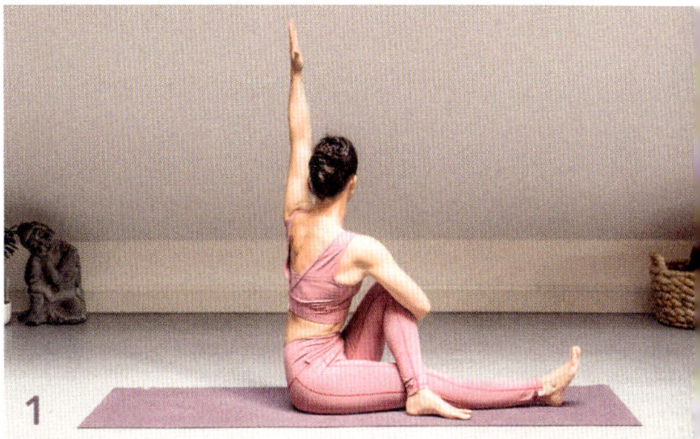

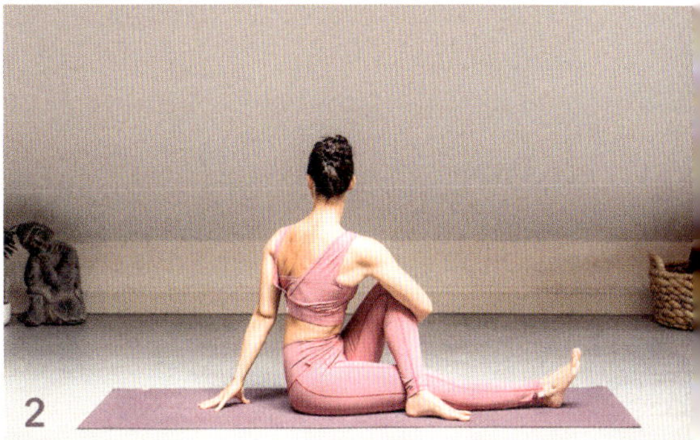

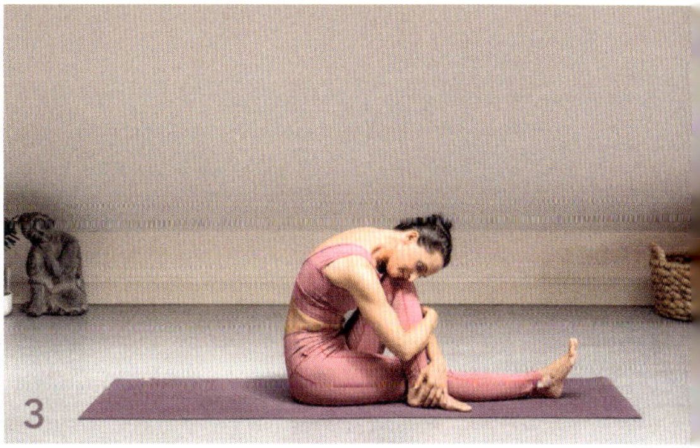

1. Setze dich aufrecht auf die Matte. Strecke das rechte Bein locker nach vorn aus, winkle das linke Knie an und platziere den linken Fuß an der Außenseite des ausgestreckten Beins. Umfasse mit dem rechten Arm je nach Beweglichkeit mit der Hand oder dem Ellenbogen das linke Knie. Strecke den linken Arm nach oben zum Himmel aus und richte alle Wirbel übereinander aus.
2. Atme tief ein und drehe mit der Ausatmung den Oberkörper so weit wie möglich nach links. Stelle die linke Hand hinter dem Rücken auf der Erde auf. Bleibe für mindestens eine Minute in der Drehung und schicke die Atmung in den Bereich zwischen den Schulterblättern.
3. Löse dich vorsichtig aus der Drehung, komme mit dem Oberkörper zur Mitte zurück und umarme das linke Bein so, dass du es enger an den Körper heranziehen kannst. Lasse den Oberkörper über das Bein sinken. Lenke jetzt die Atmung in den linken Rippenbogen.

Dick- und Dünndarm: Die Heuschrecke mit unterstützenden Händen

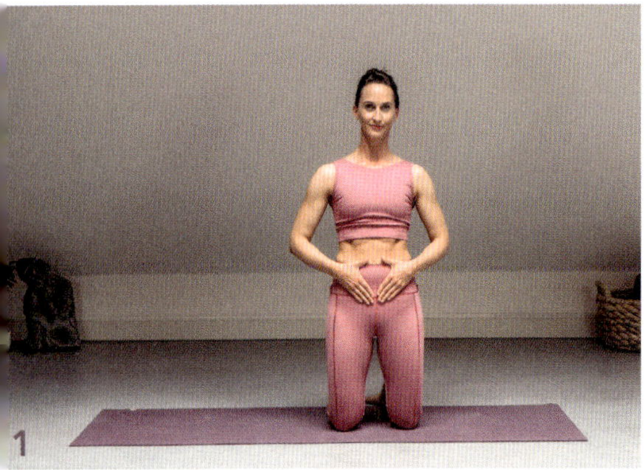
1

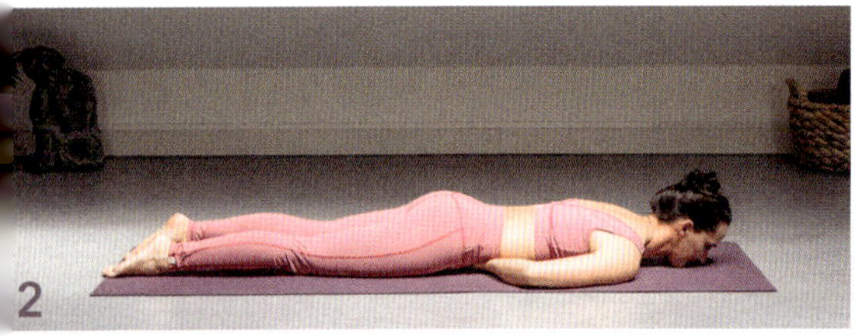
2

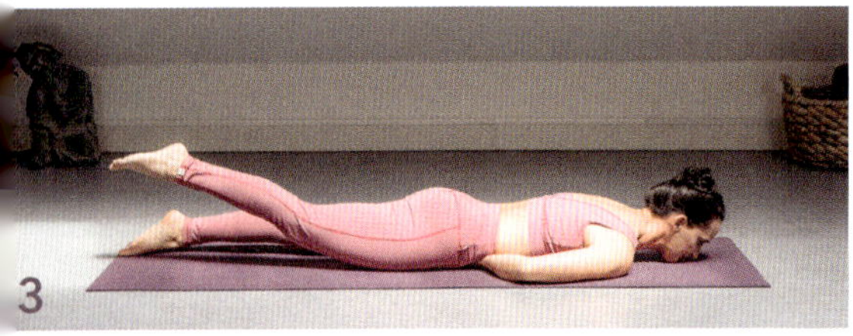
3

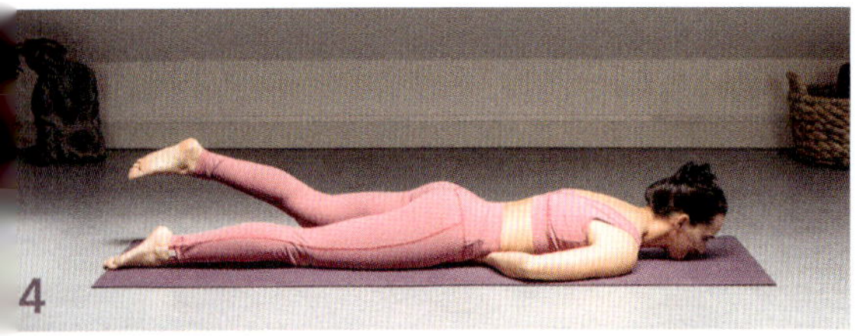
4

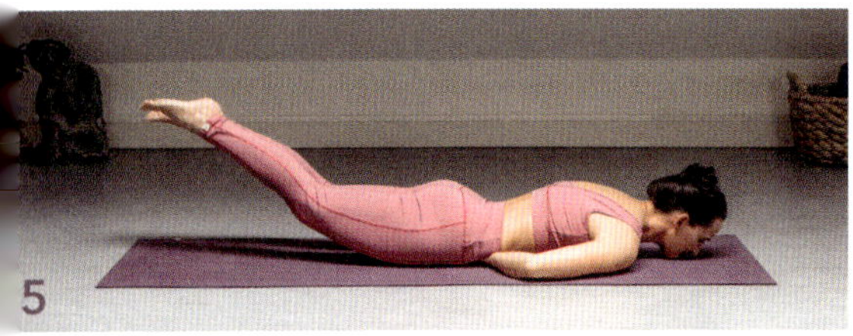
5

Bevor du mit der Heuschrecke beginnst, kannst du den Bauchraum in der Bauchlage mit angewinkeltem Bein (Seite 50) vorbereiten. Nach der Heuschrecke ruhe dich in der Bauchlage aus und winkle das andere Bein an. Bevor du loslegst, übe die Handhaltung. In der Bauchlage sollten die Hände so in das Bauchgewebe drücken, dass sie die Beckenknochen nicht berühren, denn das wird meistens als unangenehm empfunden und erfüllt nicht den Zweck der Darmmobilisation.

1. Platziere die Hände wie eine Schale in das Gewebe zwischen den Beckenknochen. Die Daumen und Zeigefinder bilden dabei einen Kreis.
2. Komme in die Bauchlage und lege das Kinn oder die Stirn auf der Erde auf, die Halswirbelsäule ist gerade. Strecke die Beine eng aneinander aus.
3. Jetzt hebe das rechte Bein einige Zentimeter vom Boden ab. Es bildet eine Linie mit der Wirbelsäule. Spüre vermehrten Händedruck im rechten Darm- und Psoasmuskelbereich.
4. Lege das Bein auf die Erde zurück und hebe das linke Bein an. Führe die Übung in einem langsamen Wechsel durch.
5. Abschließend hebe beide Beine an und halte die Position über einige Atemzüge, ehe du dich zurück in die Bauchlage ablegst und nachspürst.

Nieren und Blase: Die Füße auf- und abbewegen

Mit dieser Asana kurbelst du den venösen und lymphatischen Rückfluss an und kannst Beinödemen vorbeugen. Da die Nieren jetzt ordentlich Mehrarbeit bekommen – denn sie sind für die Ausleitung verantwortlich –, freuen sie sich über den entlastenden Stretch am Ende der Asana.

1. Lege dich auf den Rücken und platziere das Bolster (oder eine Alternative) unter das Becken.
2. Ziehe beide Beine erst zum Bauch und strecke sie dann lang nach oben aus. Bleibe eine Minute in der Position.
3. Beuge die Füße, indem du die Zehen bewusst Richtung Schienbeine ziehst.
4. Strecke die Füße wieder. Beuge und strecke die Füße für weitere ein bis zwei Minuten abwechselnd. Nutze dafür das gesamte Bewegungsausmaß der Füße.
5. Lasse die Beine wieder sinken und strecke die Beine nacheinander lang am Boden aus. Bewege die Arme über den Kopf zum Boden und strecke dich komplett über dem Bolster aus. Bleibe in der Position so lange, wie es sich für dich gut anfühlt, und löse dich danach langsam aus der Position.

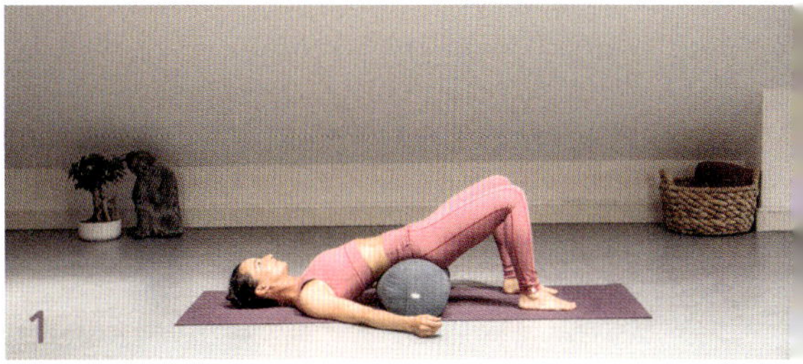

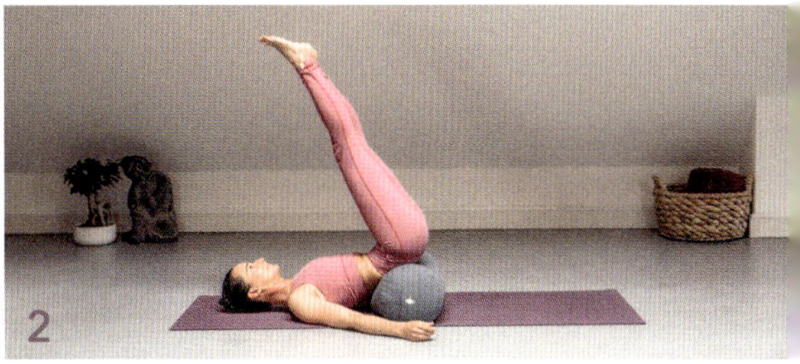

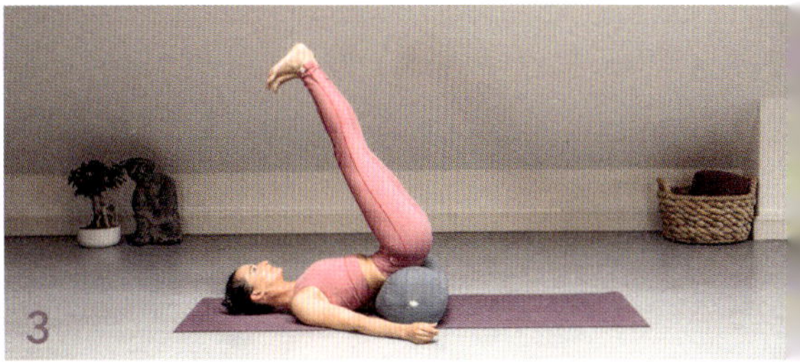

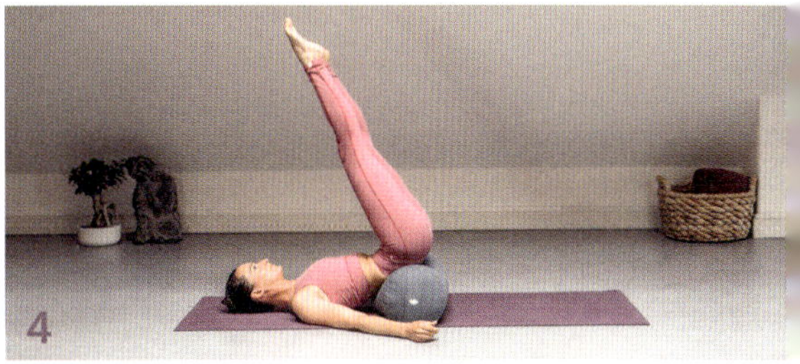

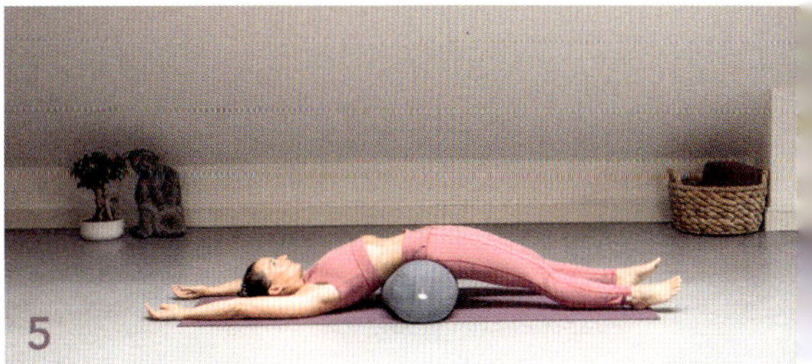

Organgruß: Balance im Organsystem

Der Organgruß ist eine fließende Bewegungsabfolge. Er orientiert sich am Sonnengruß, die bekannteste dynamische Asana-Abfolge aus dem Hatha Yoga. Jedem Organ ist eine Position zugeschrieben, die speziell auf dieses Organ wirkt. Die Intensität kann selbst gewählt werden: Möchtest du ein Ausdauertool in deinen Flow einbauen, das den Kreislauf trainiert, dann wiederhole die Abfolge mehrere Male und wechsle die Positionen zügig durch. Für den Zweck, die Organe zu regenerieren und ihr Zusammenspiel zu fördern, solltest du die einzelnen Asanas etwas länger halten und dir Zeit geben, in die Reaktionen der Organe hineinzuspüren. Halte die einzelnen Asanas dann etwa für zwei bis vier Atemzüge. In den einzelnen Organporträts gebe ich dir jeweils eine Empfehlung, wie du den Organgruß üben kannst.

Schilddrüse

1. Komme ins Stehen. Schließe die Füße dicht nebeneinander.
2. Lege die Hände auf das Brustbein, ziehe es etwas nach unten und lege den Kopf in den Nacken. Öffne den Mund dabei und blicke zum Himmel.

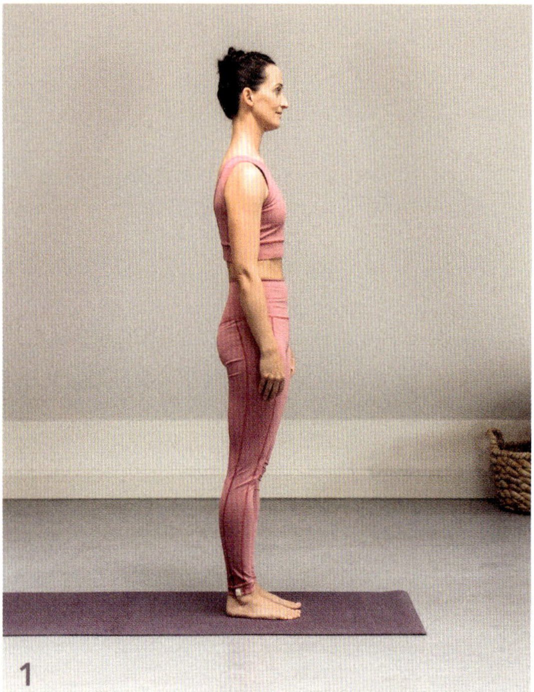
1

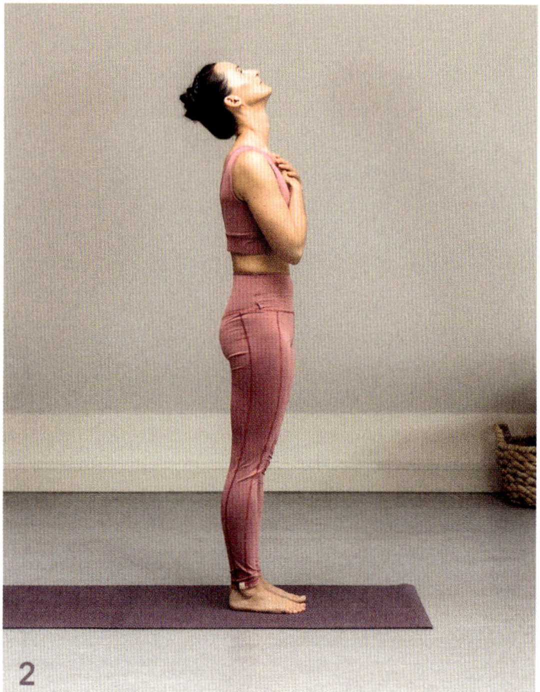
2

Gehirn

3. Lege die Hände gefaltet in den Nacken, beuge den Hals und führe die Ellenbogen vorn dichter zusammen. Die Eigenschwere der Hände dehnt den hinteren Halsbereich.
4. Beuge dann den ganzen Oberkörper nach unten zur Erde.

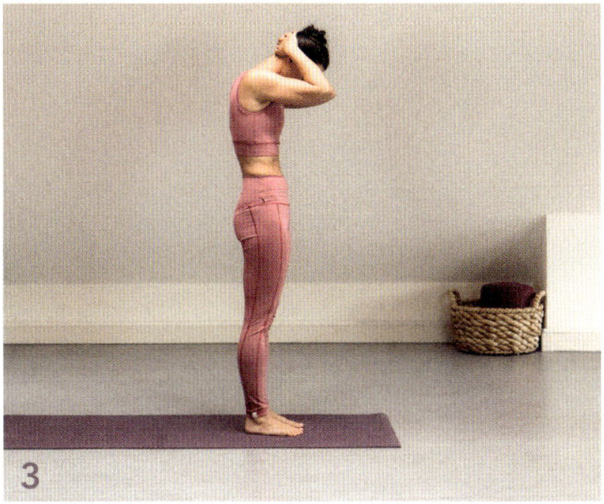

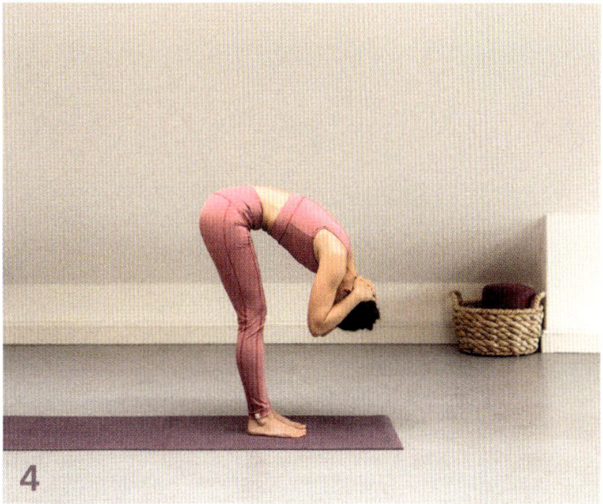

Darm

5. Löse die Arme vom Nacken und umarme deine Beine. Lasse den Kopf entspannt sinken und strecke die Knie so gut es geht.
6. Löse die Hände und lege die Handflächen in der Vorwärtsbeuge auf die Erde.

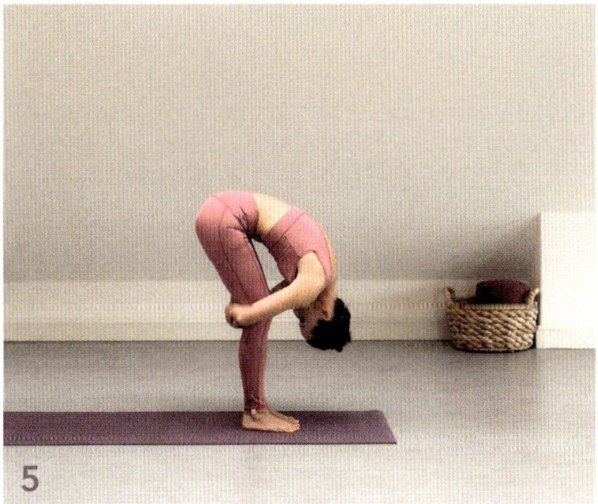

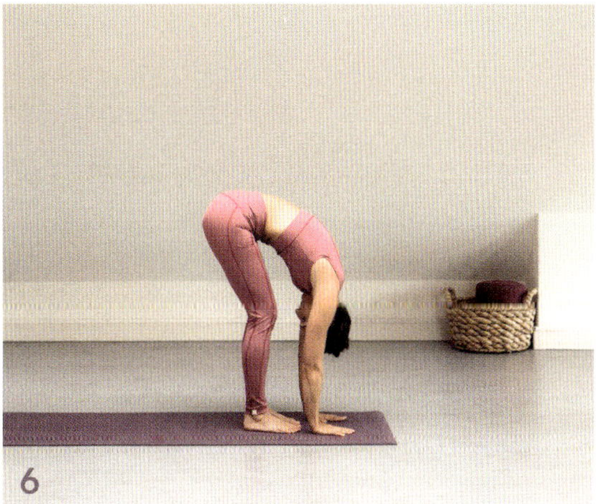

Herz

7. Mache mit dem rechten Bein einen Schritt nach hinten. Richte den Oberkörper auf.
8. Falte die Hände hinter deinem Rücken, ziehe die gefalteten Hände Richtung Boden und weg vom Gesäß und strecke die Brust raus. Das Kinn darf etwas nach oben zum Himmel zeigen.

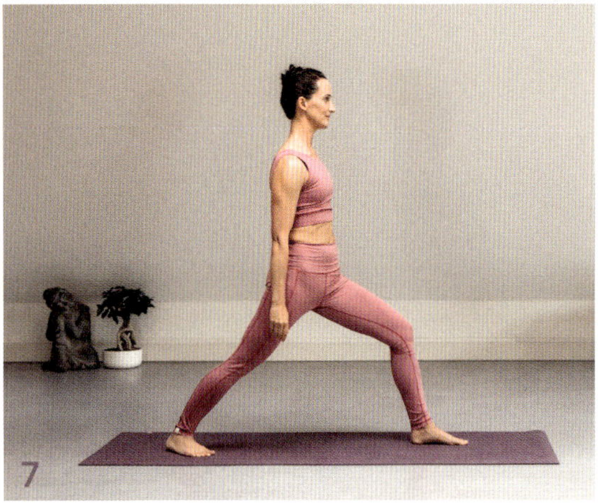

7

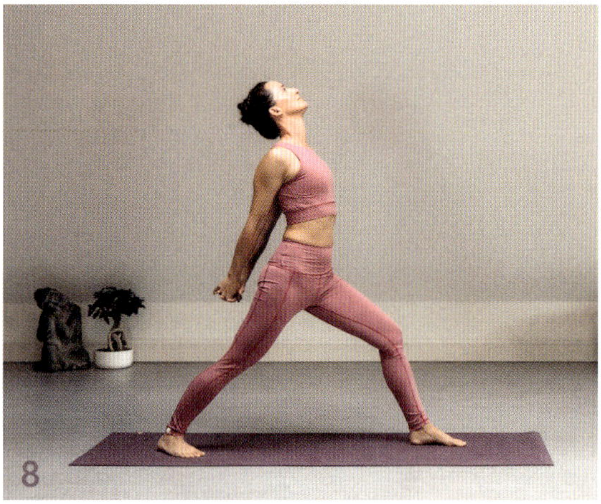

8

Leber

9. Löse dich aus der Herzposition, beuge dich hinunter zur Erde und setze beide Handflächen auf der Innenseite deines linken Fußes auf. Das linke Knie darf ein wenig nach außen fallen, der Oberkörper und der Kopf sind entspannt.

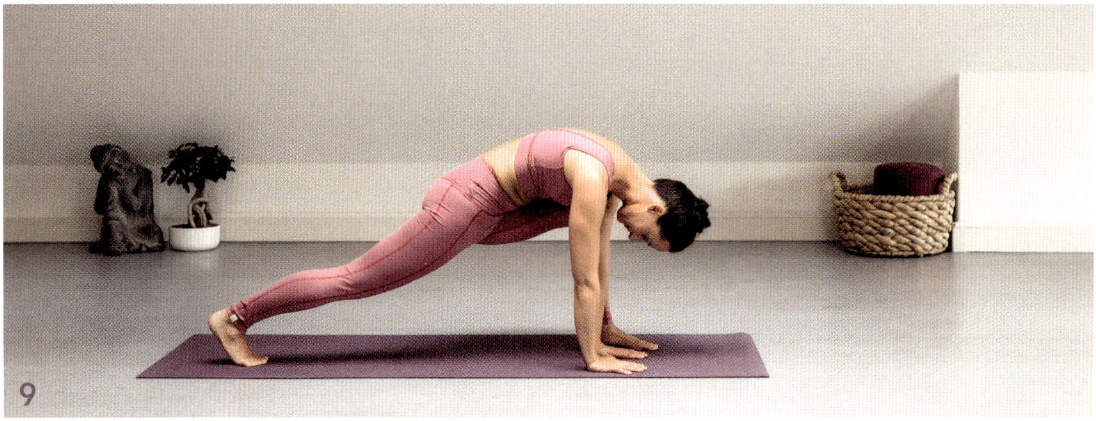

9

Organkörbchen

10. Komme dann in den Vierfüßlerstand, platziere die Handgelenke unter den Schultergelenken und Beine beckenbreit. Die Knie befinden sich direkt unter den Hüftgelenken. Der Kopf bildet die Verlängerung der Wirbelsäule. Spanne die Bauchmuskeln an.

11. Strecke den linken Arm lang nach vorn und das rechte Bein diagonal dazu nach hinten aus. Achte darauf, dass sich das Becken nicht verdreht und Arm und Bein auf einer Höhe mit der Wirbelsäule gestreckt sind.

12. Ziehe Arm und Bein so unter den Bauch, dass sich der Ellenbogen und das Knie dort treffen und sich die Wirbelsäule etwas rundet. Beuge und strecke dich auf diese Weise fünf Mal und wechsle dann die Seite: den rechten Arm nach vorn, das linke Bein nach hinten ausstrecken. Auch hier fünf Wiederholungen.

13. Komme danach zurück in den Vierfüßlerstand und schiebe die Knie etwas weiter nach hinten. Lasse die Leisten Richtung Boden sinken.

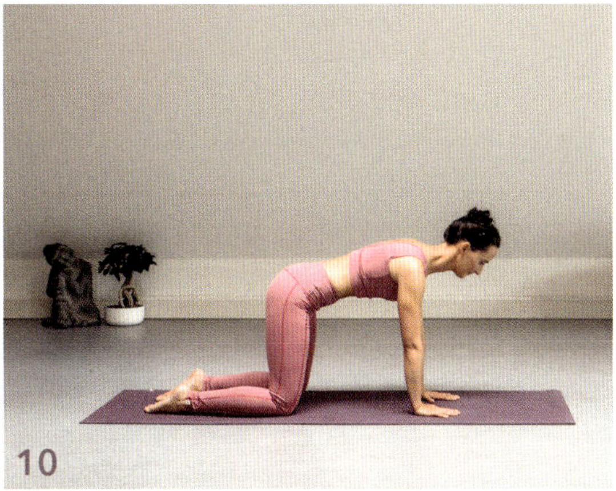

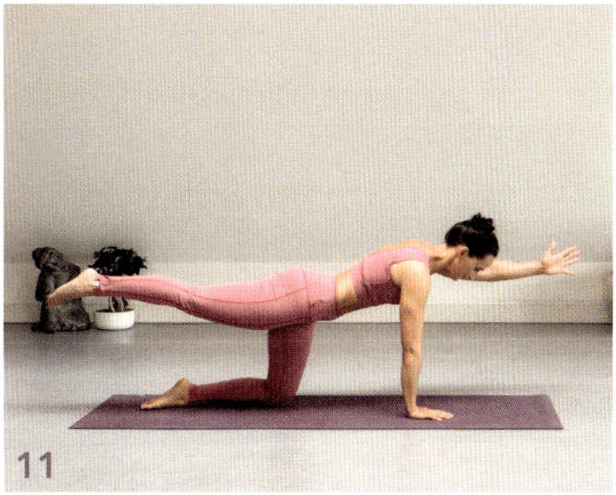

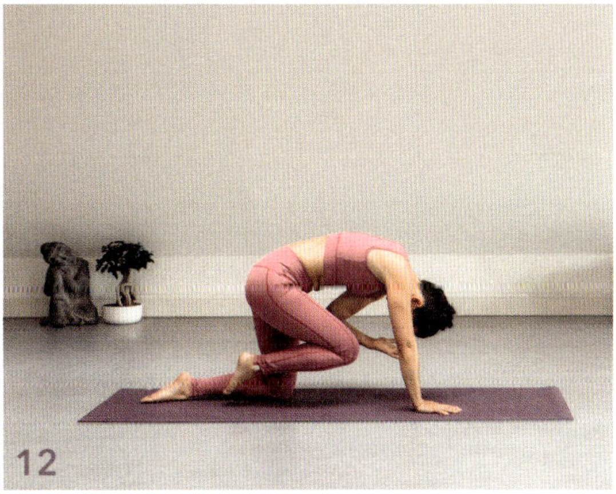

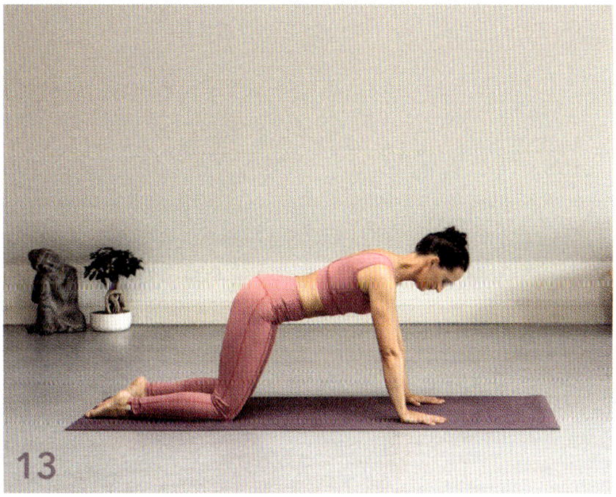

Milz, Magen und Bauchspeicheldrüse

14. Komme in die Robbe. Lasse dafür die Hüfte sinken, die Leisten werden gedehnt. Halte die Ellenbogen gestreckt, ziehe das Kinn leicht nach oben zum Himmel und spanne die Bauchmuskeln zum Schutz der Lendenwirbelsäule an. Ist der Druck auf den unteren Rücken dennoch sehr stark, öffne die Beine etwas weiter nach außen oder übe den Organgruß an dieser Stelle zunächst mit der sanfteren Kobra.

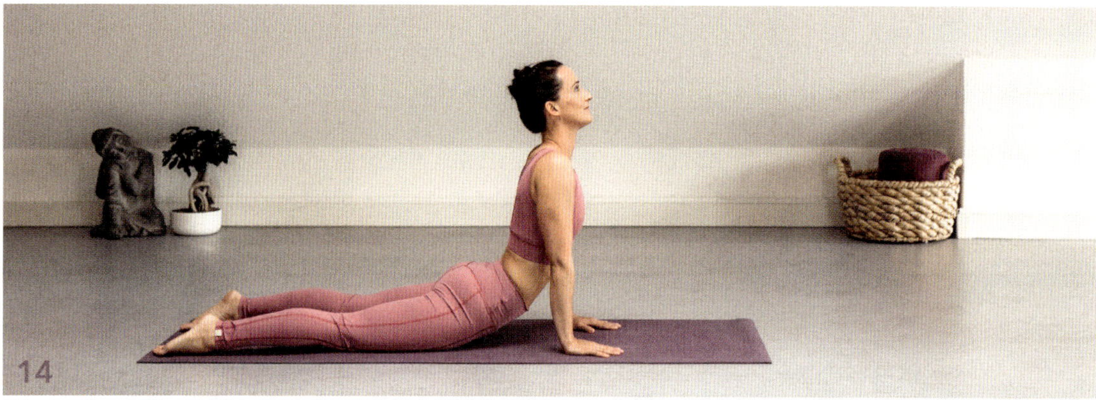
14

Blase

15. Setze die Zehenspitzen auf, drücke dich mit den Händen vom Boden weg, halte die Bauchmuskelspannung und komme in den herabschauenden Hund.
16. Führe das rechte Bein nach oben zum Himmel, drehe das Becken etwas mit auf.

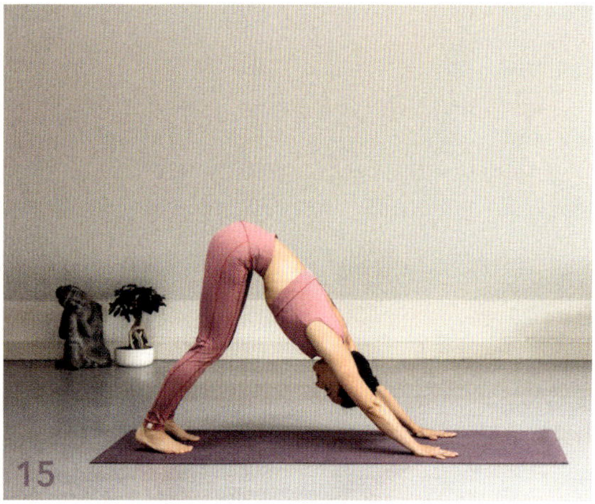
15

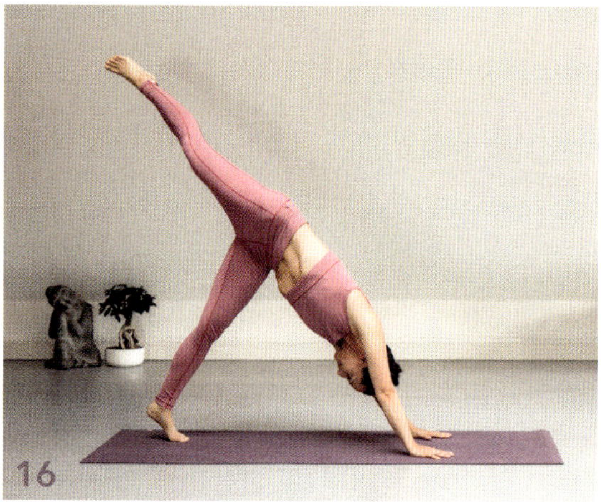
16

Lunge

17. Führe das obere Bein nach vorn zwischen die Hände und setze hier den rechten Fuß auf.

18. Löse die Hände vom Boden, achte auf dein Gleichgewicht und richte dich mit dem Oberkörper auf. Breite die Arme unter Schulterhöhe zu beiden Seiten aus, drehe die Handflächen und die Daumen nach außen und hinten. Strecke die Brust.

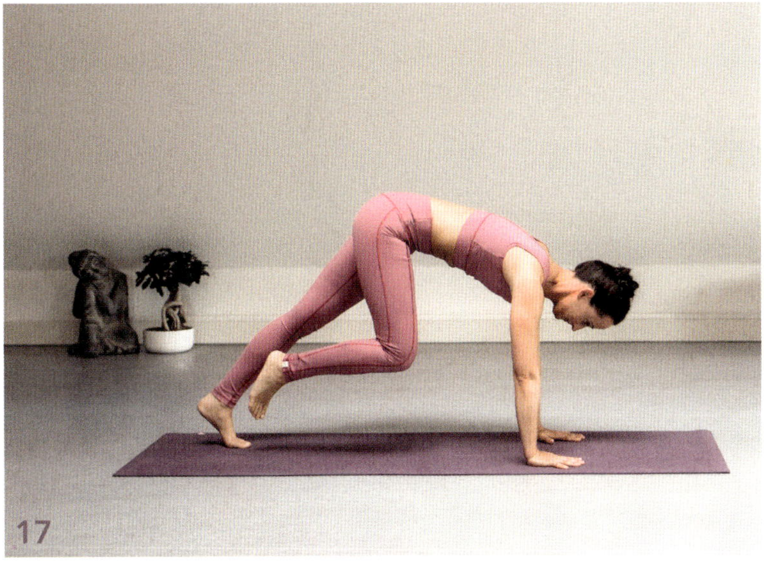

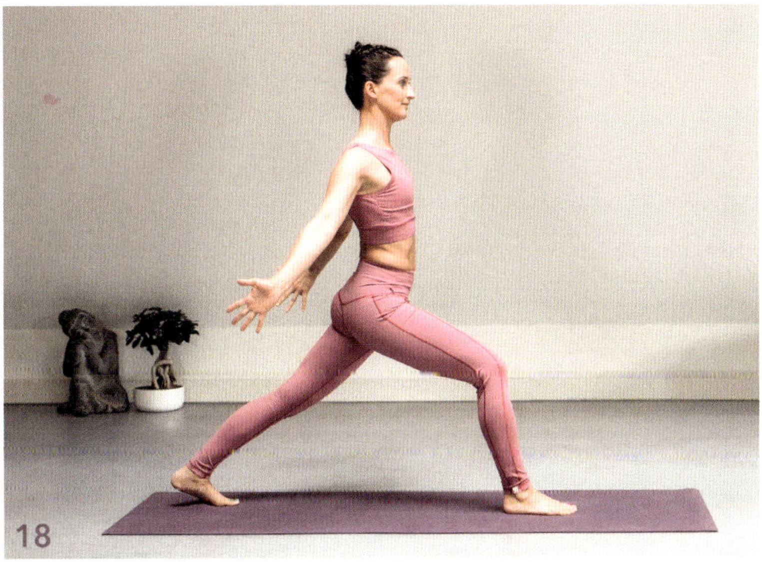

Nieren

19. Steige mit dem linken Bein einen Schritt nach vorn, und zwar so, dass es das rechte Bein vorn überkreuzt. Ist der Schritt zu schwierig, komme erst in den normalen Stand und überkreuze dann die Beine.

20. Lege die Hände aneinander, strecke die Arme nach oben über den Kopf aus und neige den Oberkörper nach links.

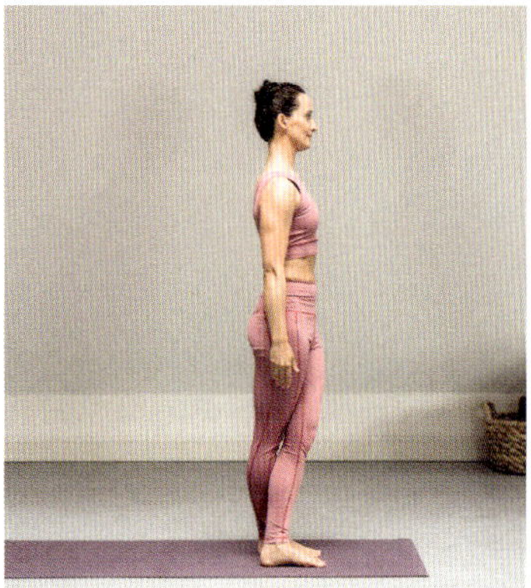

19

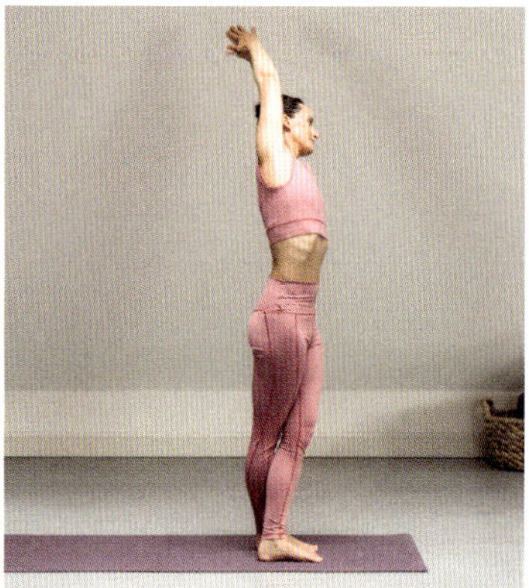

20

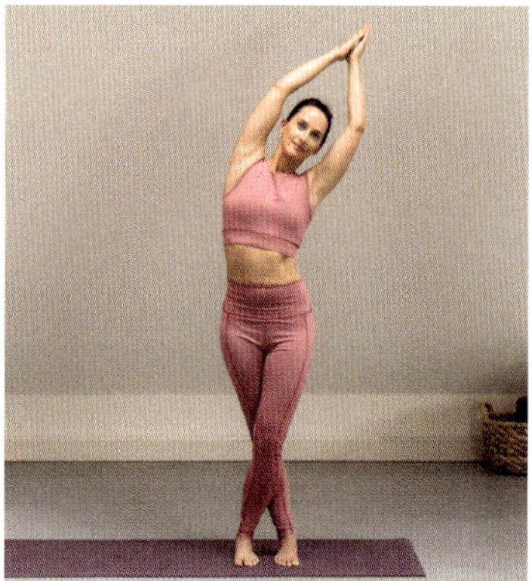

Vorderansicht

Abschluss

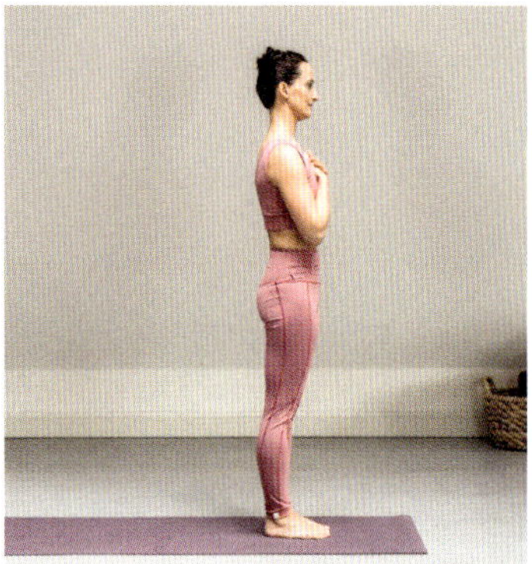

21

21. Stelle die Füße wieder parallel in den aufrechten Stand und lege die Hände auf dein Brustbein. Beginne den Organgruß dann von vorn und führe die Positionen, die zu einer Seite gehen, nun zur anderen Seite aus.

Nährende Asanas

Nährende Asanas geben den Organen Zeit, sich wieder mit allem, was sie brauchen, aufzufüllen: mit nährstoffreichem Blut, mit neuer Energie und mit wichtigen Flüssigkeiten. Die lang gehaltenen Positionen setzen Impulse im Meridiansystem, den Energiebahnen im Körper. Dort lösen sie in den Meridianen Blockaden und lassen die Energie wieder in die Organe fließen. Außerdem geben die Asanas dem vegetativen Nervensystem Zeit, sich regulativ einzuschalten und möglichst viel Stress abzubauen. Nährende Asanas …

- bringen im Körper alles wieder ins Fließen,
- helfen dabei, Blut aufzubauen und es mit vielen Nährbausteinen anzureichern,
- füllen die Energiespeicher der Organe wieder auf,
- lösen innere Anspannung und Unruhe auf,
- schaffen ein emotionales Gleichgewicht und ein Gefühl von Leichtigkeit.

Intensität: Die nährenden Asanas werden insgesamt länger und passiver gehalten, damit die heilenden Impulse auf die Meridiane, die Faszien und auf das vegetative Nervensystem wirken können. Plane pro Asana drei Minuten, gerne länger, ein. Gibt es einen Seitenwechsel, nimm dir pro Seite mindestens eineinhalb Minuten Zeit.

Hinweis: Wenn du spürst, dass sich Muskeln übermäßig anspannen oder angestrengt sind, unterpolstere die entsprechenden Körperteile so mit Hilfsmitteln, dass die Spannung abgemildert wird und der Körper eine passivere Haltung einnehmen kann. Für die Robbe und den Fisch brauchst du ein Bolster. Wenn du nach der jeweiligen Asana das Bedürfnis hast, dich kurz in der Rückenlage oder im Sitzen auszuruhen und in dich hineinzuspüren, gehe dem Gefühl unbedingt nach.

Gehirn: Der Gleichgewichtsbaum

Das Gehirn als oberste Steuerzentrale des Organsystems wird mit dem Gleichgewichtsbaum auf vielfältige Weise gefordert: Zunächst verbessert sich durch die Asana das Zusammenspiel beider Hirnhälften und die Prozesse im Organsystem laufen koordiniert ab. Darüber hinaus schult der Gleichgewichtsbaum das Gleichgewicht, wirkt als Sturzprophylaxe und fördert die Leistungs- und Konzentrationsfähigkeit des Gehirns.

Ganz wichtig: Sei hier nicht übermütig! Finde immer zunächst dein Gleichgewicht, bevor du die Übung komplett aufbaust. Anstatt ein Bein gleich gewinkelt an den Oberschenkel zu legen, kannst du selbstverständlich zunächst den Fuß auf den Zehenspitzen an das stehende Bein anlehnen. Wenn du dich erst mal auf das Unendlichkeitssymbol konzentrieren willst, kannst du es auch im festen Stand mit den Händen nachzeichnen.

1. Stelle dich auf dein rechtes Bein. Pendle dich in deinem Gleichgewicht ein. Baue die Übung erst weiter auf, wenn du dein Gleichgewicht gefunden hast. Lege den linken Fuß auf der rechten Knieinnenseite oder den Oberschenkel auf. Falte die Hände vor der Brust. Stelle dir das Unendlichkeitszeichen vor (wie eine große Acht), als wäre es aufrecht vor dir in der Luft aufgezeichnet.
2. Zeichne das Unendlichkeitssymbol mit deinen gefalteten Händen nach, sodass sich die Arme weit nach oben Richtung Himmel und bis tief zum Schoß bewegen.

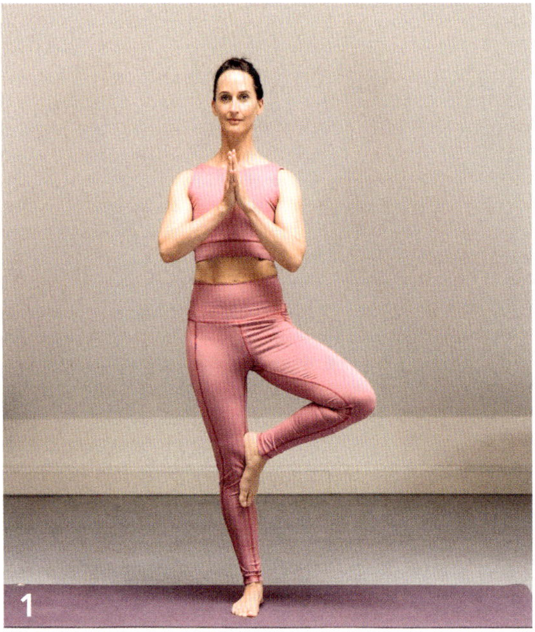

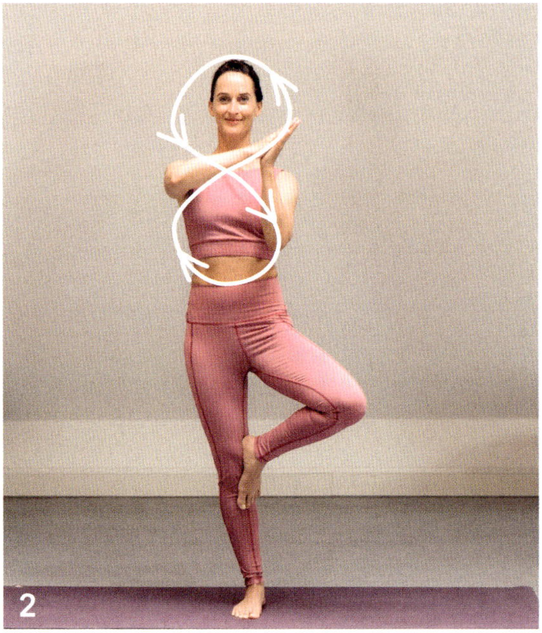

Schilddrüse: Der Fisch

Versuche, den Fisch für die Schilddrüse ohne Hilfsmittel durchzuführen, damit der Impuls noch besser bei der Schilddrüse ankommt und die Muskulatur im Brustraum angesprochen wird. Natürlich ist es immer erlaubt, sich ein Yogakissen unterzulegen oder als Alternative den Fisch für das Herz zu üben (Seite 82), wenn die Dehnbarkeit der angesprochenen Strukturen noch nicht vorhanden ist. Zusätzlich zu der Schilddrüse werden die vordere Halsfaszie, die hormonellen Regelkreise und das Konzeptionsgefäß, eine Energiebahn, die der Schilddrüse viel Energie liefert, angesprochen. Löse dich nach der Übung sanft aus der Dehnung: Rolle den Kopf ein, lasse die Arme und den Brustkorb zur Erde sinken und ziehe die Hände unter dem Gesäß hervor. Nimm dir kurz Zeit, um in der Rückenlage nachzuspüren. Viele finden es angenehm, als Ausgleich die Beine an den Bauch zu ziehen, sie zu umarmen und sich sanft hin- und herzuschaukeln.

1. Lege dich auf den Rücken, unter den du deine Arme schiebst. Platziere deine Hände so unter dem Gesäß, dass die Handflächen auf der Matte liegen und die Daumen zueinander zeigen. Schließe die Beine, die Zehen zeigen vom Körper weg.
2. Rolle das Kinn zum Brustbein ein, während du dich mit Kraft aus den Armen in eine Rückbeuge stemmst. Das Körpergewicht lastet dabei auf den Unterarmen. Lasse den Kopf in den Nacken sinken, sodass er kein Gewicht trägt und nur leicht auf der Matte aufliegt. Öffne den Mund, damit sich das Kiefergelenk entspannt.

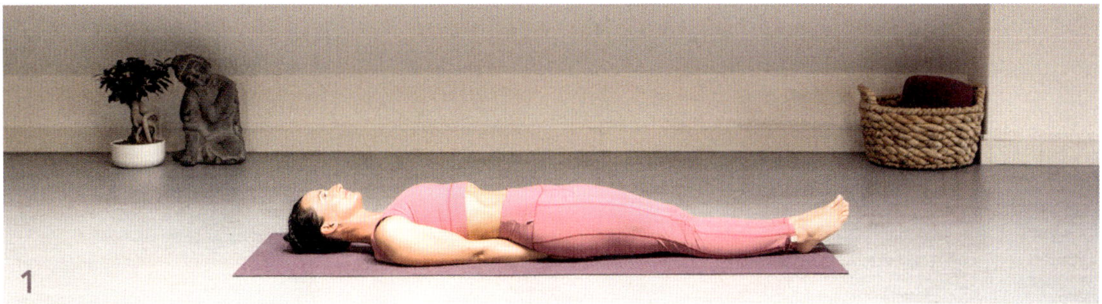
1

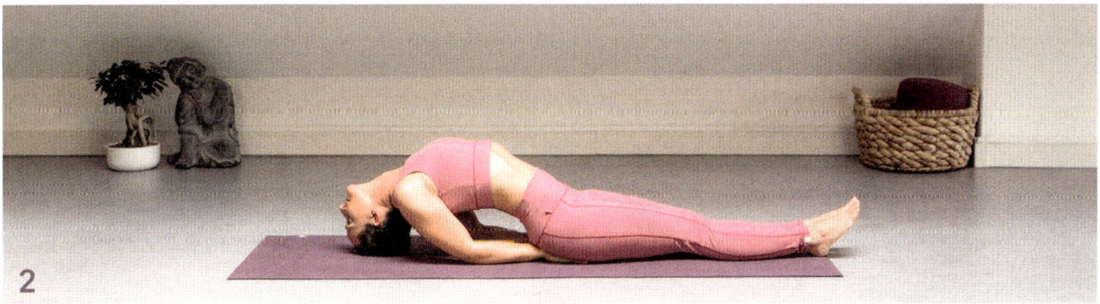
2

Herz: Der Fisch mit Bolster

Der Fisch mit Bolster öffnet das Herz und den Herz-Meridian. Die Asana weitet den Brustkorb noch etwas mehr als der Fisch für die Schilddrüse (siehe vorige Übung). Die Brustwirbelsäule wird passiv gehalten. Die tiefen Faszienschichten entfalten sich zusammen mit dem Herzbeutel. Kleinere Gewebeverklebungen können aufgelöst werden. Der leichte Druck des Bolsters wirkt dämpfend auf das vegetative Nervensystem (Sympathikusnerv) und baut das Herz belastenden Stress ab.

1. Lege das Bolster längs auf deine Matte und setze dich an den unteren Teil des Bolsters, der zum Mattenende zeigt. Stelle die Beine zunächst auf.
2. Lege den Oberkörper so auf dem Bolster ab, dass die Bolsterkante an der oberen Brustwirbelsäule abschließt. Strecke den Kopf so weit, dass der Hinterkopf auf der Erde aufliegen kann. Strecke die Beine dann lang aus und lege die Arme seitlich neben dem Körper ab. Die Handflächen zeigen nach oben.

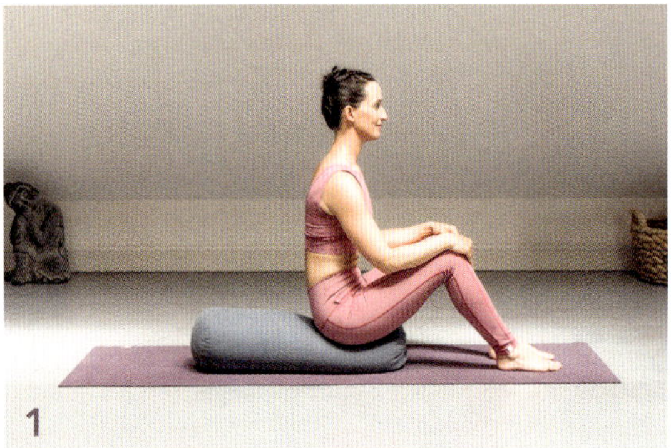

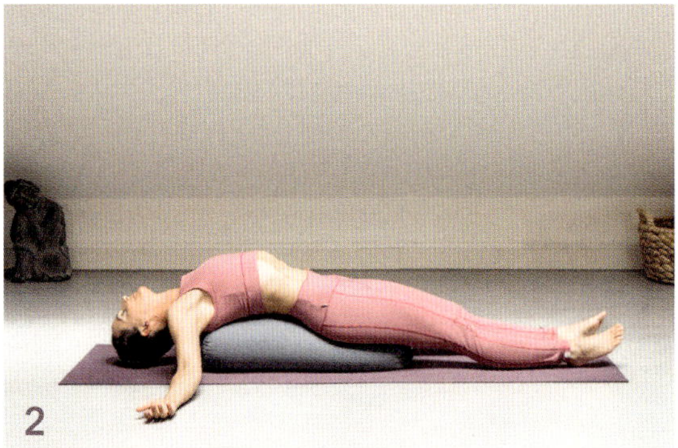

Hinweis: Da die Asana meist als sehr intensiv empfunden wird und viele Yogis Probleme haben, die Halswirbelsäule stärker zu strecken, möchte ich dir noch eine sanftere Alternative vorschlagen: Wenn du deinen Kopf mit einem dickeren Kissen unterlagerst, wird die Dehnung in der Halswirbelsäule wesentlich angenehmer. Zusätzlich kannst du auch hypermobile Kniekehlen mit Kissen oder Yogablöcken unterpolstern und auf diese Weise ein unangenehmes Durchhängen der Kniegelenke vermeiden.

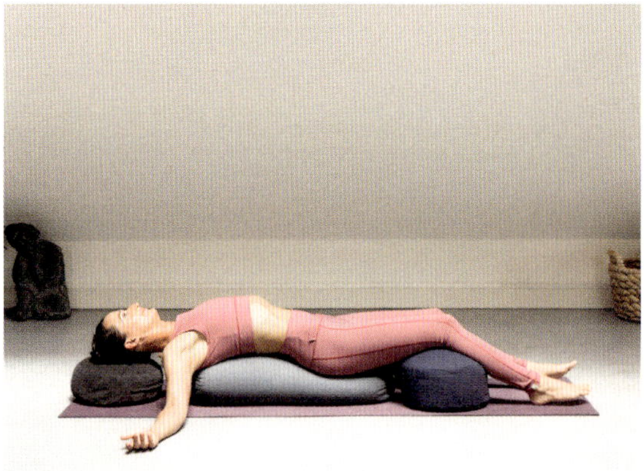

Lunge: Die Ölschiene

Die Asana mobilisiert intensiv den Brustkorb und die Schultergelenke. Sie dehnt und aktiviert den Lungen-Meridian und schenkt der Lunge somit Möglichkeiten, sich besser zu entfalten oder neue Atemräume freizugeben. Führe die Bewegung in einem langsamen Wechsel oder im Rhythmus deiner Atmung durch. Probiere aus, ob die Einatmung bei dir besser passt, wenn sich der Oberkörper eindreht oder wenn er sich öffnet. Beides ist völlig in Ordnung und wohltuend. Spüre in der Rückenlage nach, bevor du die Seite wechselst, und vergleiche beide Körperseiten miteinander.

1. Lege dich auf die rechte Körperseite und strecke den rechten unteren Arm vor dem Gesicht lang aus. Platziere den oberen Arm locker auf dem unteren Arm.
2. Rutsche mit der oberen Hand so weit wie möglich über den Unterarm oder darüber hinaus (wie bei einer Ölschiene). Der Oberkörper dreht sich dabei automatisch mit. Lasse diese Bewegung zu.
3. Dann rutsche mit der oberen Hand so weit wie möglich über den rechten Arm in Richtung der Schulter. Dabei dreht sich der gesamte Oberkörper und der Kopf nach links auf.
4. Wenn du die Bewegung einige Male zu beiden Richtungen wiederholt hast, lege den oberen linken Arm auf der linken Seite ab und lasse die linke Schulter auf die Matte sinken und spüre in die Dehnung der Lunge hinein.

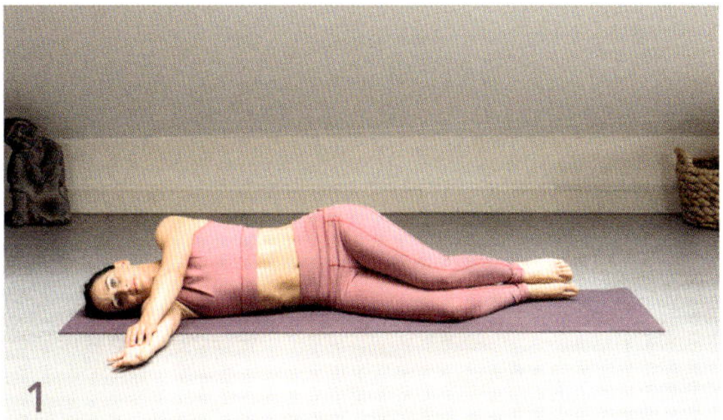

1

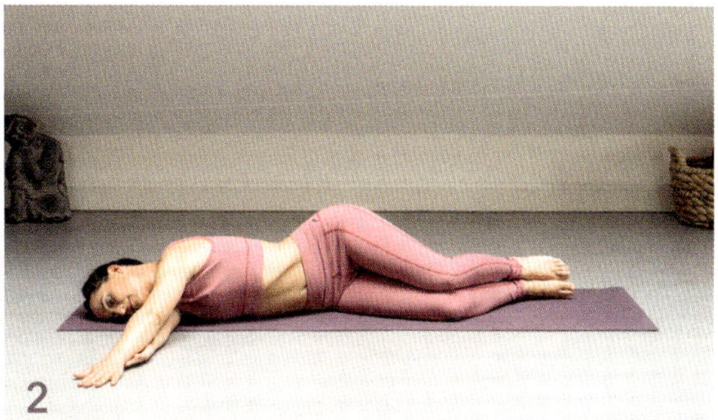

2

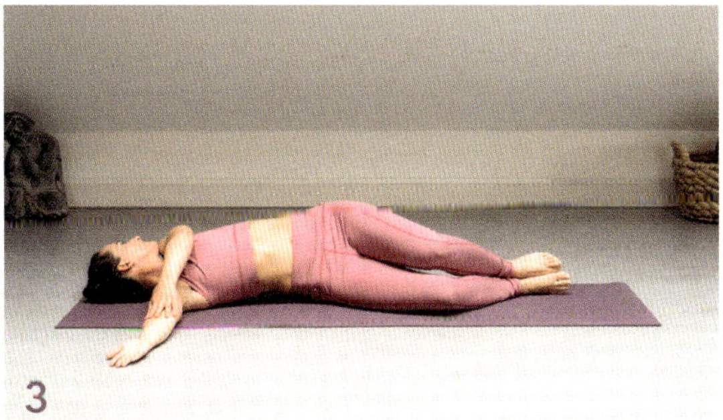

3

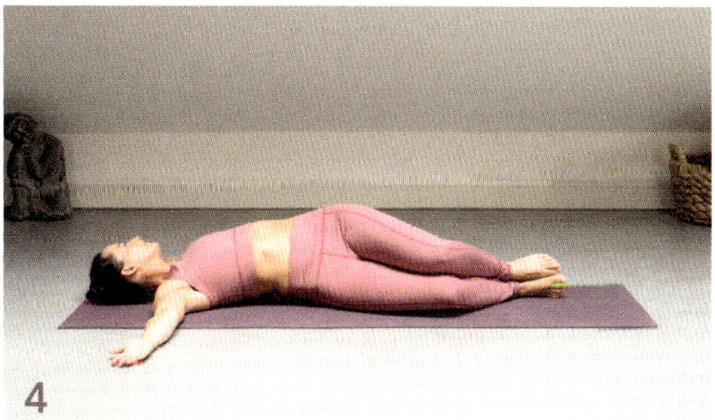

4

Leber und Gallenblase: Die Libelle mit Seitneigung

Obwohl die Leber und die Gallenblase im rechten Brustkorb eingebettet sind, führen wir die Übung beidseitig durch. Wir wollen nämlich nicht nur eine leichte Kompression auf die beiden Organe bewirken. Vielmehr geht es um die Meridiane, die der Leber und der Gallenblase bei dieser Asana Energie zuführen sollen, und diese sind spiegelbildlich auf beiden Körperseiten angelegt.

1. Setze dich mit weit gegrätschten Beinen auf die Matte und spüre eine deutliche Dehnung in den Beininnenseiten. Atme tief ein und strecke beide Arme nach oben zum Himmel. Halte die Handflächen mit schulterbreitem Abstand zueinander.
2. Mit der Ausatmung neige dich mit dem Oberkörper und den Armen nach rechts über das rechte Bein. Atme entspannt weiter und lasse dich, wann immer es dein Körper erlaubt, weiter Richtung Bein sinken. Mit einer Einatmung streckst du dich dann wieder nach oben zum Himmel und neigst dich ausatmend zur anderen Seite.

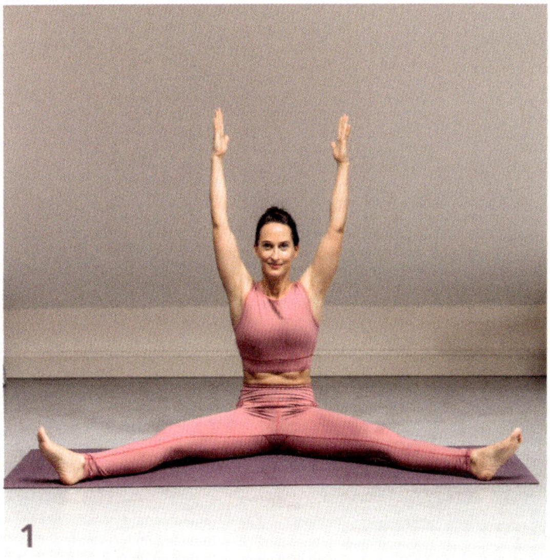
1

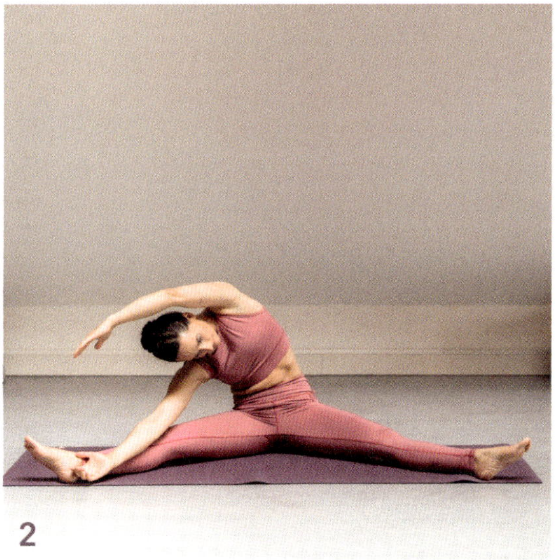
2

Milz, Magen und Bauchspeicheldrüse: Die Robbe mit Bolster

Diese Übung dehnt die gesamte Körpermitte und verbessert die Magen-Darm-Passage für den Nahrungsbrei. Sie dehnt den Milz- und den Magen-Meridian, aber auch den Herz-Meridian. So kann sich neben den Organen der Körpermitte auch das Herz von energetischen Blockaden befreien. Versuche, die Übung mit möglichst wenig aktiver Muskelarbeit auszuführen. Das heißt, der Oberkörper und der Kopf dürfen in der Position etwas einfallen, passiver sein und sich runden. Prüfe, wo du das Bolster positionieren möchtest. Es gibt zwei Möglichkeiten: stützend unter den Leisten oder komprimierend unter dem Rippenbogen. Ruhe dich nach dem Üben der Robbe am besten in der Bauchlage aus.

1. Lege dich auf den Bauch und platziere das Bolster entweder quer unter die Leisten oder weiter oben unter die Rippenbögen.
2. Stütze dich mit den Händen vor dem Bolster auf der Erde auf und drücke dann die Arme durch. Die Hände und die Schultern bilden ungefähr eine Linie. Richte den Oberkörper auf und strecke die gesamte Körpervorderseite. Lasse die Beine locker und mit etwas Abstand auf der Matte liegen. Versuche, möglichst wenig Muskelaktivität aufzubauen.

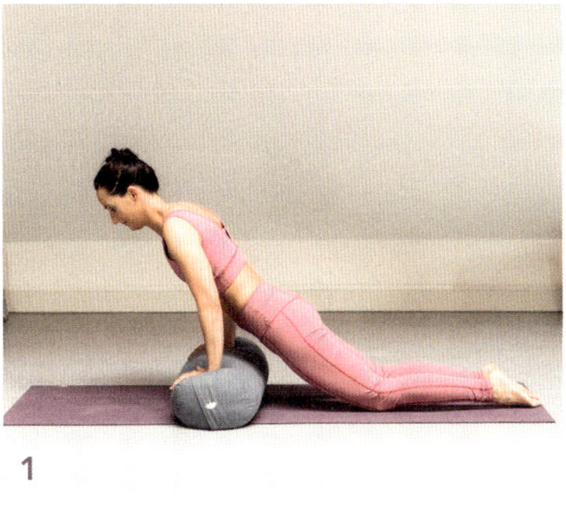

1

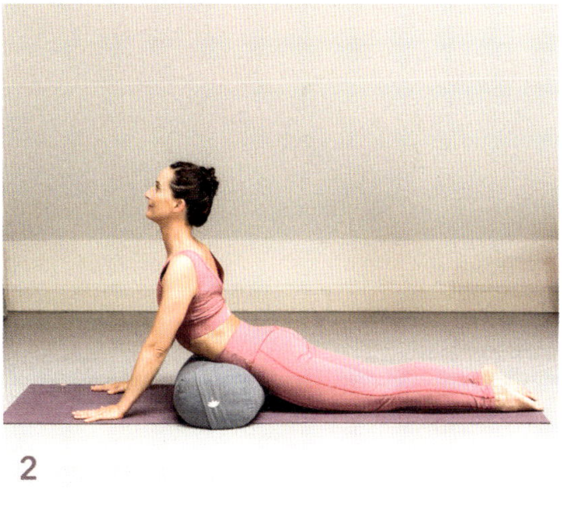

2

Dick- und Dünndarm: Das glückliche Baby

Das glückliche Baby lindert Druck im Bauchraum und sorgt für eine verbesserte Darmperistaltik. Zusätzlich dehnt es die Rückenfaszie, in die der Darm mit eingebettet ist. Das glückliche Baby aktiviert insbesondere die tiefen, inneren Verläufe des Dickdarm- und des Dünndarm-Meridians.

Für die Übung brauchst du ein Yoga-Bolster oder eine entsprechende Alternative. Lege dir in der Rückenlage das Bolster unter die Lendenwirbelsäule, sodass es gut stützt und der Oberkörper mitsamt dem Kopf bequem auf der Erde liegen kann.

1. Lege dich mit dem unteren Rücken auf ein Bolster, das du quer auf der Matte platziert hast, der Oberkörper mit Schultern und Hinterkopf liegt auf der Matte. Stelle die Füße auf.
2. Ziehe die Beine an den Bauch und greife die Füße von der Beininnenseite ausgehend. Drücke mit den Ellenbogen die Knie leicht nach außen. Atme entspannt in den Bauch. Wenn du möchtest, kannst du dich ein bisschen hin- und herschaukeln, bevor du die Asana auflöst.

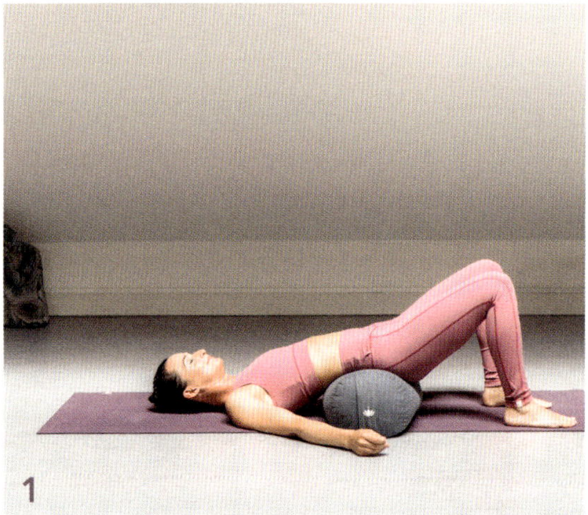

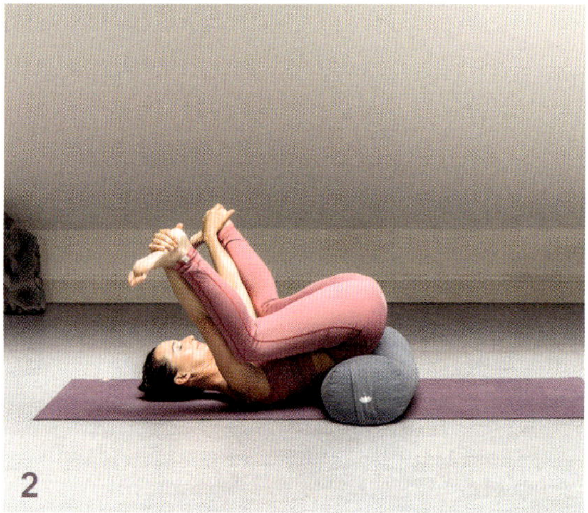

Nieren und Blase: Die Taube

In der Taube fühlen sich die beiden bohnenförmigen Nieren besonders wohl. Abwechselnd werden sie sanft gedrückt (die Seite mit angewinkeltem Bein) und achtsam mit der einbettenden Muskulatur und den Faszien gedehnt (die Seite mit dem langen Bein). Die Filterfunktion der Nieren verbessert sich und du verspürst mehr Energie für den Tag. Außerdem wird der Blasen-Meridian auf der Körperrückseite gedehnt, was die Nierentätigkeit unterstützt. Wenn die Nieren leistungsfähig sind und eine gute Filterkraft haben, spiegelt sich ihre Vitalität auf emotionaler Ebene wider: Der Geist ist frei von Ängsten und kann mit besorgniserregenden Situationen leichter umgehen.

1. Komme in den Vierfüßlerstand.
2. Ziehe das linke Knie zwischen die Hände und lege es dort auf der Erde ab, sodass es nach außen aufliegt und der Fuß zur rechten Hand zeigt. Strecke das rechte Bein lang nach hinten aus, lege den Fußrücken auf der Matte ab.
3. Lasse den gesamten Oberkörper achtsam über das angewinkelte Bein Richtung Boden sinken. Lege die Stirn auf, die Arme - entspannt am Kopf. Bleibe bis zu drei Minuten in der Haltung, ehe du die Seiten wechselst.

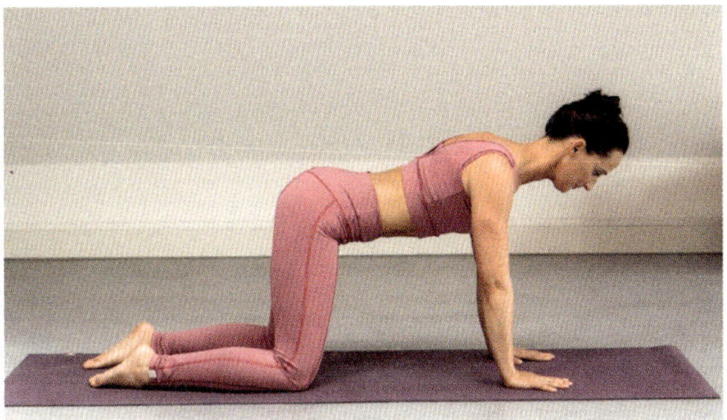

1

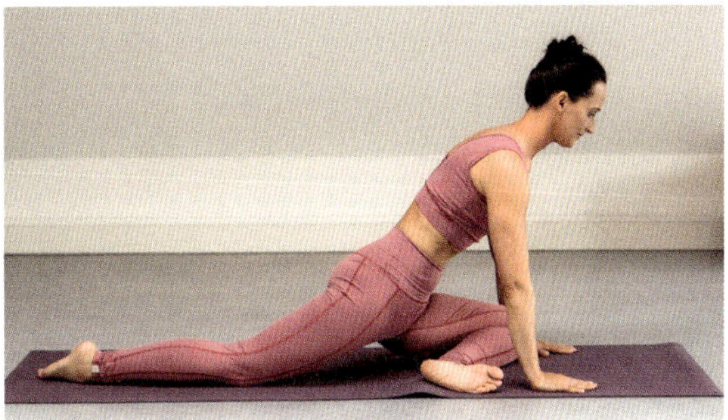

2

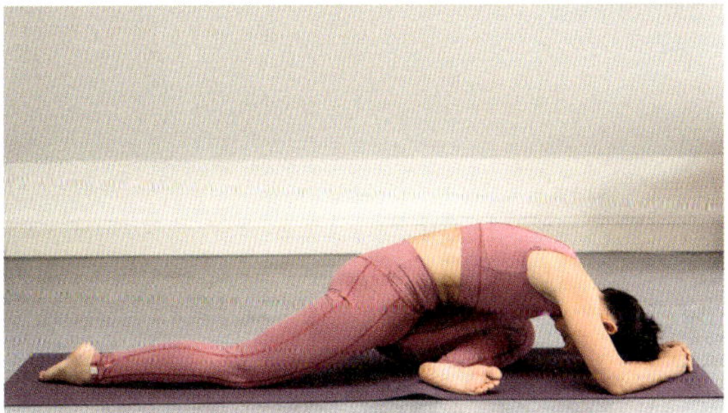

3

Regulierende Asanas

Regulierende Asanas greifen korrigierend in Heilungs- und Regenerationsprozesse ein und stellen die Homöostase des Körpers wieder her. Ihre Wirkung entfaltet sich insbesondere im vegetativen Nervensystem und in den Funktionskreisläufen der Hormone. Sie bereiten dich optimal für die nachfolgende Meditation vor. Außerdem bewirken die Asanas:

- Harmonie im Organsystem,
- Balance im vegetativen Nervensystem,
- Integration und Manifestation aller heilenden Impulse aus deinem Übungsprogramm,
- die Aktvierung von Selbstheilungskräften,
- emotionale Stabilität und Resilienz.

Intensität: Regulierende Asanas können grundsätzlich über eine längere Dauer praktiziert werden, denn der Körper braucht Zeit, die heilenden Impulse der Asanas aufzunehmen und in sein System zu integrieren. Erst dann können Selbstheilungskräfte zur Homöostase führen. Ich empfehle dir, sie jeweils drei Minuten lang zu üben. Wenn es bei der Asana einen Seitenwechsel gibt, nimm dir drei Minuten pro Seite Zeit. Führe bewegte Asanas langsam oder im Rhythmus der Atmung aus.

Hinweis: Versuche zu spüren, wo dir der Körper neue, unerschlossene Atemräume anbietet, und lenke die Atmung ganz bewusst dorthin. Für die folgenden Asanas brauchst du mehrere Hilfsmittel: einen Klotz, ein Bolster, die Bälle im Säckchen und eine gerollte Decke. Fühle dich auch bei den regulierenden Asanas frei, wann immer du willst, eine Pause zum Nachspüren einzulegen.

Gehirn: Am Ohr ziehen

Am Ohr sind zahlreiche Akupunkturpunkte lokalisiert, die den ganzen Körper regulieren und entspannen können. Außerdem verläuft der Vagusnerv unmittelbar am Ohr vorbei und reagiert auf die Impulse mit Stressabbau und Ruhemodus. Und was ist mit der Wärme, die du spürst? Das ganze Ohr wird stärker durchblutet und genährt. Dieser Effekt kann Tinnitus lindern, das Hörvermögen steigern und Schwindel auflösen.

1. Führe die Übung am besten im Sitzen aus und richte die Wirbelsäule dabei auf. Umfasse beide Ohrläppchen mit Daumen und Zeigefinger und streiche sie fünf Mal mit etwas Druck nach unten aus.
2. Verfahre in drei Bahnen auf gleiche Weise mit dem Ohrrand. Beginne mit dem Ausstreichen an der Ohrwurzel – dort, wo das Ohr befestigt ist – und streiche es nach außen über die Ränder aus. Ziehe dabei ein bisschen am Ohr.
3. Ganz zum Schluss streiche die Ohrspitze aus und fühle, wie das ganze Ohr angenehm warm wird.

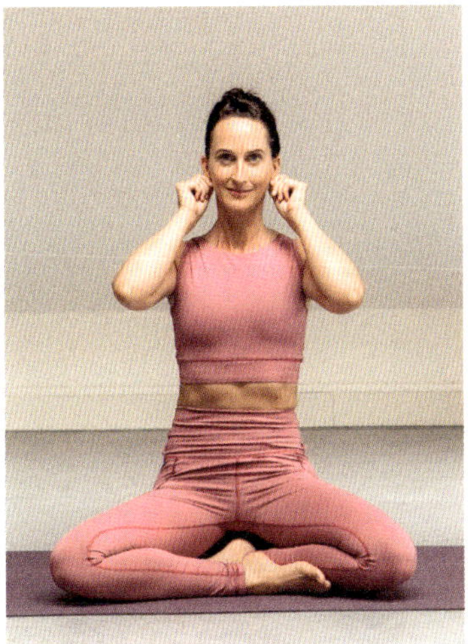

1

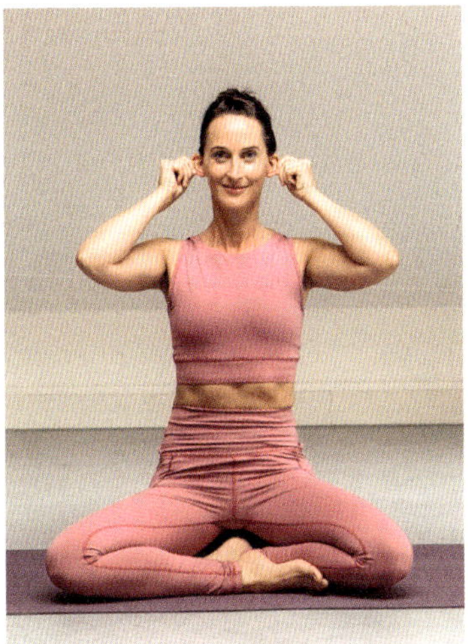

2

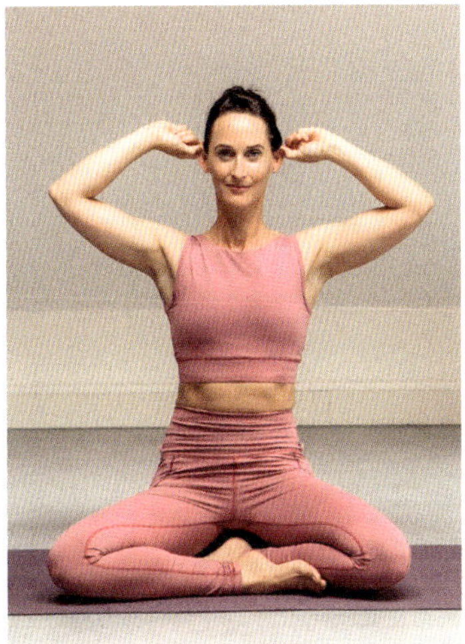

3

Schilddrüse: Die Brücke mit Klotz

Für diese Übung brauchst du einen stabilen Klotz. Entscheide ganz intuitiv, wie du den Klotz unter deinem Becken positionieren willst. Aufgestellt entfaltet er einen sanften Druck auf die Muskelansätze am Beckenkamm und bewirkt einen Stretch in der vorderen Faszienkette. Hochkant wirst du die Intensität der Übung deutlicher spüren. Die Verbindung von Schilddrüse und Geschlechtsorganen rückt stärker in den Fokus. Löse dich nach der Asana sanft aus der Haltung heraus und nimm dir in der Rückenlage Zeit zum Nachspüren. Viele Yogis haben zu diesem Zeitpunkt das Bedürfnis nach einer Gegenbewegung: Die meisten mögen es, die Beine kurz an den Bauch zu ziehen, sie zu umarmen und den Rücken zu runden.

1. Lege dich auf den Rücken, stelle die Füße beckenbreit auf.
2. Lege dir den Klotz aufgestellt (etwas sanfter) oder hochkant (intensiv) unter den Beckenkamm, sodass der Bereich bequem gestützt wird. Die Knie dürfen sich leicht voneinander entfernen. Lege die Hände seitlich neben den Körper und drehe die Handflächen nach oben. Rolle das Kinn leicht zum Brustbein ein, damit sich die Halswirbelsäule streckt und die Schilddrüse sanft gedrückt wird.
3. Ziehe nach der Übung den Klotz unter dem Becken hervor. Atme tief ein, halte den Atem ein paar Sekunden an und lege das Becken ausatmend wieder auf die Matte.

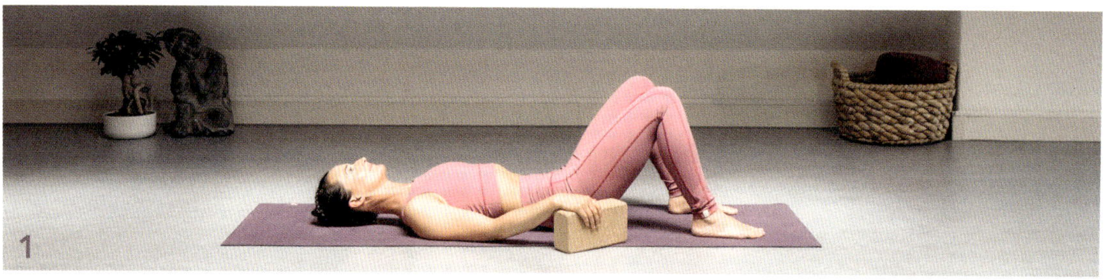
1

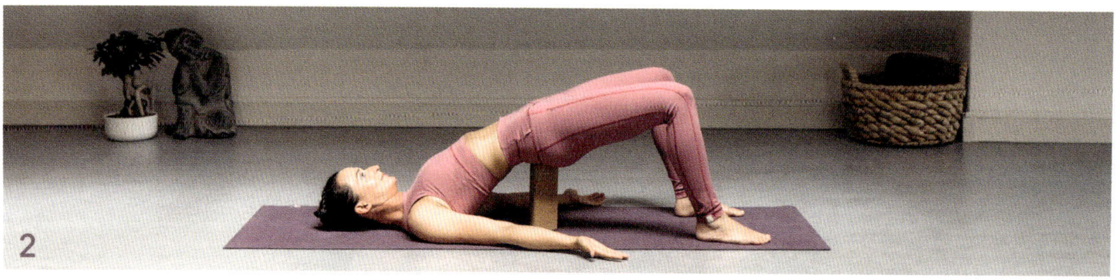
2

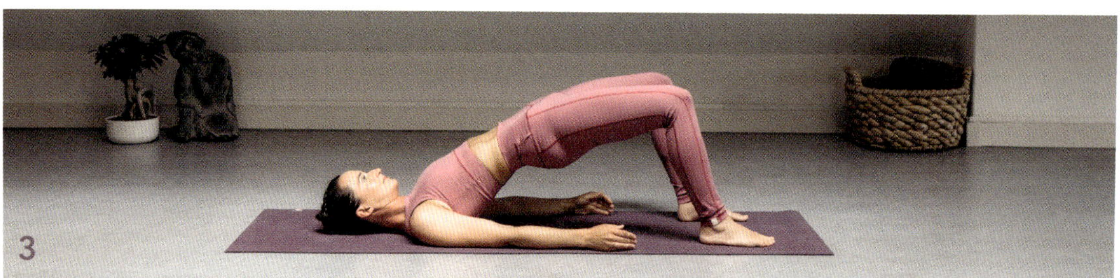
3

Herz: Das herzöffnende Kind

In der Asana spürst du einen deutlichen Stretch in den Achseln und eine sanfte Herzöffnung im Brustraum. Du schaffst dir Weite und Raum für dein Herz und öffnest es für deine eigenen Bedürfnisse und dein Verlangen. Nach der Übung bietet sich die Kind-Position (Seite 94) zum Nachspüren an, oder die Bauchlage.

1. Komme in den Vierfüßlerstand.
2. Rutsche mit den Händen weiter nach vorn und lege die Stirn auf der Erde ab. Hebe gleichzeitig das Gesäß etwas an. Bleibe für eine Minute in dieser Position.
3. Stelle dir in einem weiteren Schritt vor, dass du jeweils einen Ball unter den Achseln liegen hast. Stelle dir in der Ausatmung vor, die Achseln in die Bälle zu drücken. Löse mit der Einatmung die Spannung in den Achseln wieder. Führe das Anspannen und Entspannen für eine weitere Minute durch. Löse dich dann sanft aus der Position.

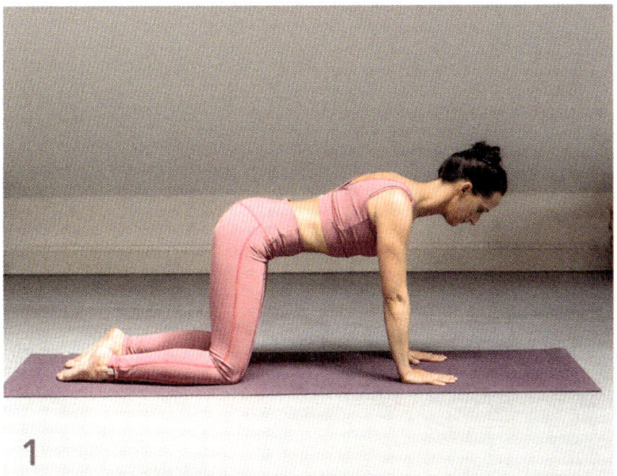

1

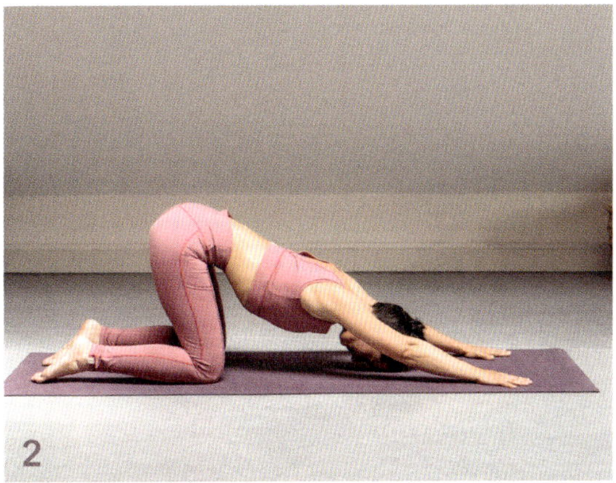

2

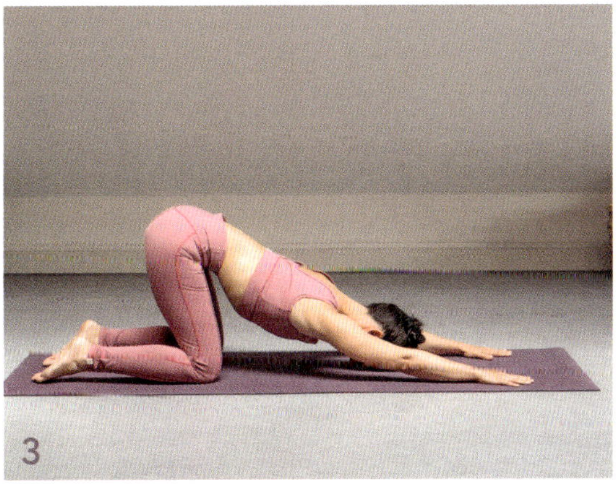

3

Lunge: Die Banane mit weitem Brustkorb

Mit der Banane entfalten sich neue Atemräume im Lungenbereich und der Brustkorb wird aufgedehnt. Der Lungen-Meridian wird mobilisiert. Gestaute Energie im Brustkorb, gefühlt als Brustenge oder Kribbeln in den Händen, kommt wieder ins Fließen. Zwischen dem Seitenwechsel tut es gut, kurz in der Rückenlage nachzuspüren und das Gefühl in beiden Körperseiten zu vergleichen.

1. Lege dich auf den Rücken. Lege dir eine gerollte Decke unter den Brustkorb, sodass die Schultern frei auf der Matte liegen, und breite die Arme zu beiden Seiten aus.
2. Wandere mit beiden Beinen so weit wie möglich nach rechts. Neige den Oberkörper ebenfalls zur rechten Seite und strecke die Arme über Kopf und etwas nach rechts. Die komplette linke Körperseite dehnt sich wie eine Banane. Lenke deine Atmung in die neu entstehenden Räume auf der linken Körperseite und wechsle danach die Seite.

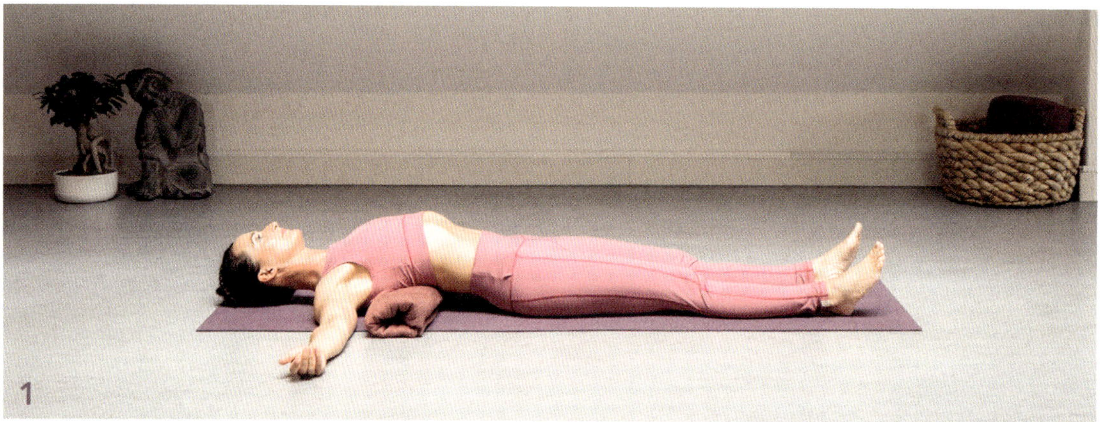

1

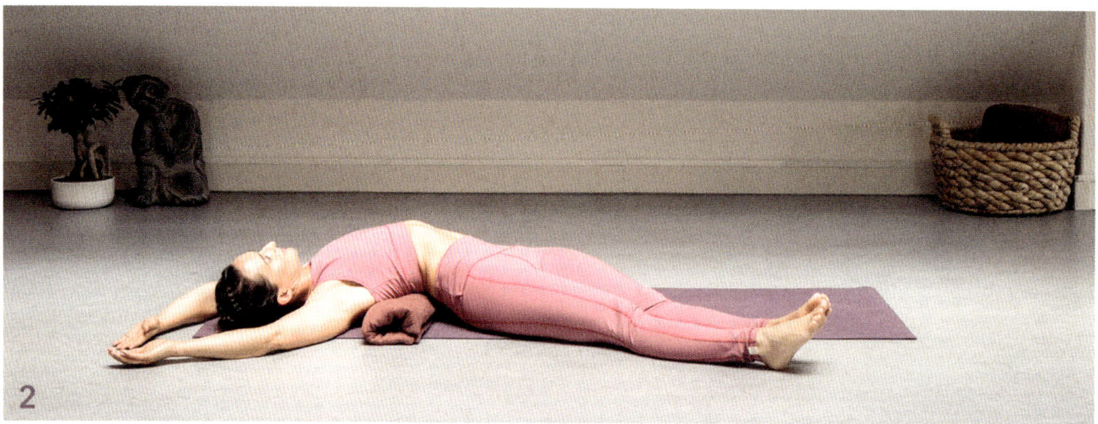

2

Leber und Gallenblase: Der Gallenblasentwist

Mit dem Twist löst du energetische Blockaden im Leber- und Gallenblasen-Meridian und die Energie kann besser zu diesen beiden Organen fließen. Übermäßiges Grübeln wird durchbrochen und die Fettverdauung verbessert. Da auch die Wirbelsäule umfassend mobilisiert wird, kann es in den Gelenken knacken. Sei dann nicht beunruhigt, es gehört zu der Übung dazu. Nimm dir in der Rückenlage Zeit zum Nachspüren, damit sich alle Wirbel wieder übereinanderstapeln können.

1. Lege dich auf den Rücken und stelle die Beine auf. Lege die Hände aneinander und strecke die Arme zum Himmel.
2. Lasse die Knie zur rechten Seite sinken und beide Arme nach links. Strecke den unteren Arm aus. Lasse die obere Hand dort auf dem unteren Arm aufliegen, wo sie sich entspannt ablegen kann. Drehe den Kopf nach rechts.
3. Wechsle über die Mitte zur anderen Seite. Die Knie sinken nach links, die Arme nach rechts und der Kopf dreht nach links. Wechsle in einem für dich angenehmen Tempo von einer Seite zur anderen.

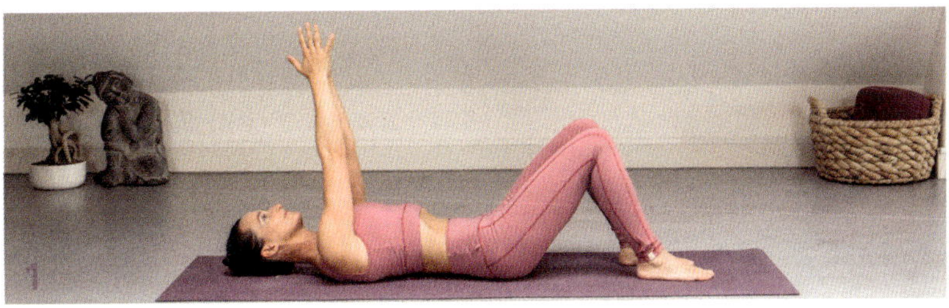

1

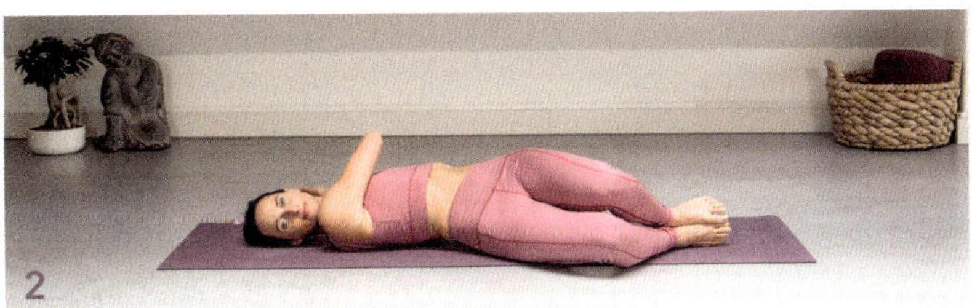

2

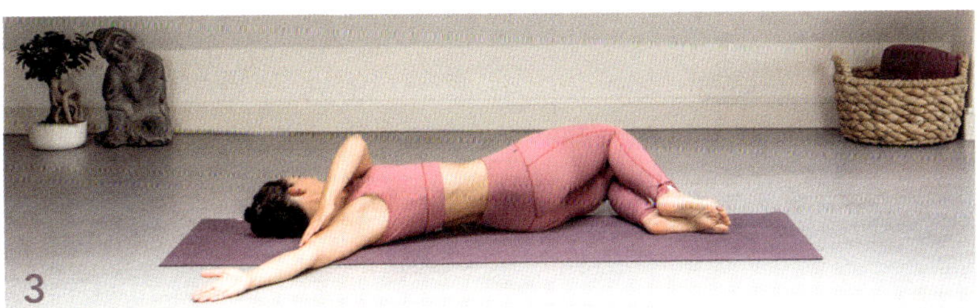

3

Milz, Magen und Bauchspeicheldrüse: Geborgenheit im Kind

Ich finde, es gibt keine schönere Asana als das Kind, in der tiefe Ruhe und Geborgenheit spürbar wird. Die Außenwelt verschwimmt und wird unbeschwert. Der kraftvolle, innere Kern des Selbst tritt in Erscheinung, wovon die oberen Bauchorgane nur profitieren können. Zusätzlich rundet sich die Wirbelsäule und der Darm entspannt sich. Achte in der Kind-Position immer darauf, dass der Bauch zwischen den Beinen Platz hat, damit der Atem tief in das Becken fließen kann.

1. Komme in den Vierfüßlerstand.
2. Schiebe das Gesäß nach hinten Richtung Boden, sodass es auf den Fersen landet. Lege die Stirn auf die Erde und positioniere die Arme locker seitlich neben dem Körper.

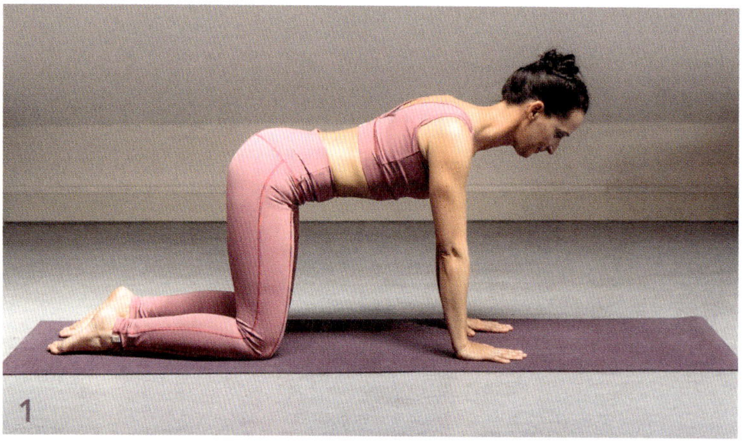
1

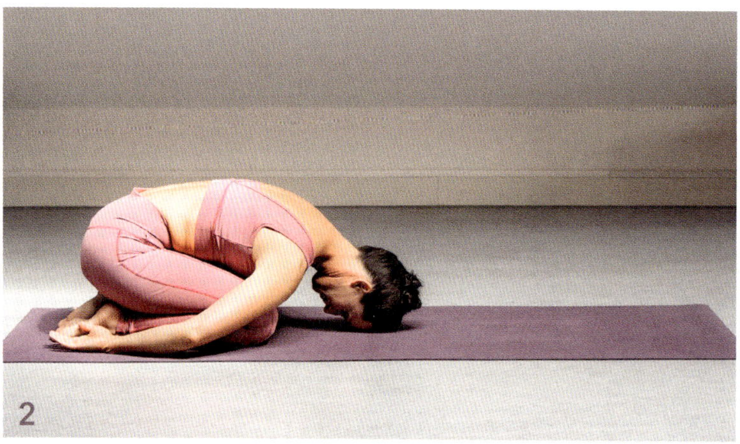
2

Dick- und Dünndarm: Nackenbälle und Beckenuhr

Jetzt fragst du dich vielleicht, warum du den Nacken mobilisieren sollst, wobei es in der Übung doch um den Darm geht. Am Übergang von Kopf und Nacken findet der Vagusnerv seine Austrittspunkte, der durch eine erhöhte Anspannung der Nackenmuskulatur oft unter Druck gerät. Der Vagusnerv muss gut funktionieren können, denn er sorgt für eine ausreichende Darmperistaltik und Aktivität im Verdauungssystem. Daher mobilisieren wir in der Übung nicht nur den Darm direkt, sondern nutzen auch die Funktionen des Vagusnervs, um das wichtige Bauchorgan zu regulieren. Für diese Übung brauchst du die Nackenbälle im Säckchen und einen Klotz.

1. Lege die Nackenbälle auf den Klotz und setze dich so davor, dass die Bälle, wenn du dich zurück auf den Rücken legst, unter dem Übergang von Halswirbelsäule zum Kopf platziert sind. Breite die Arme aus und drehe die Handflächen zum Himmel, sodass sich die Schultern gut öffnen können.
2. Nun stelle dir ein Uhrenziffernblatt vor, das auf deinem Bauch aufgezeichnet ist: Oben Richtung Zwerchfell ist die Zwölf und unten am Schambein die Sechs. Kippe nun das Becken in einem langsamen Rhythmus von der Zwölf auf die Sechs, immer im Wechsel. Durch die Beckenbewegung rollt der Kopf von einer leichten Beugung in die Streckung. Dabei spürst du, wie sich die kurzen Nackenmuskeln am Hinterkopf entspannen.

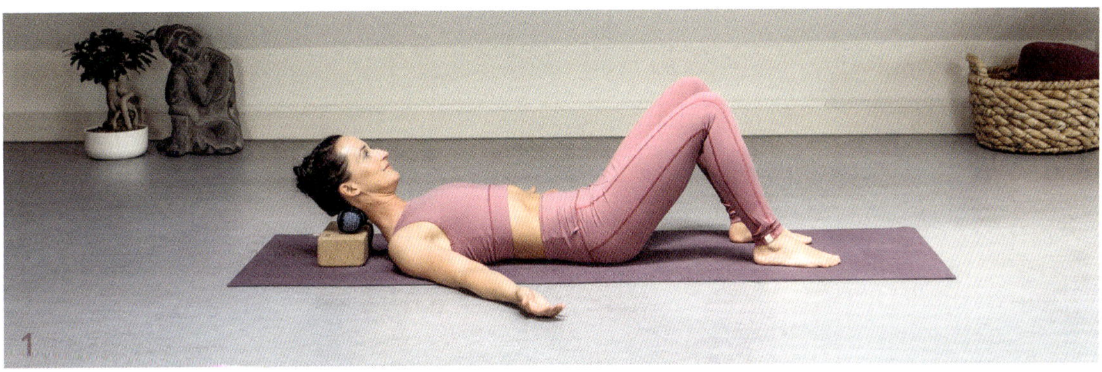

1

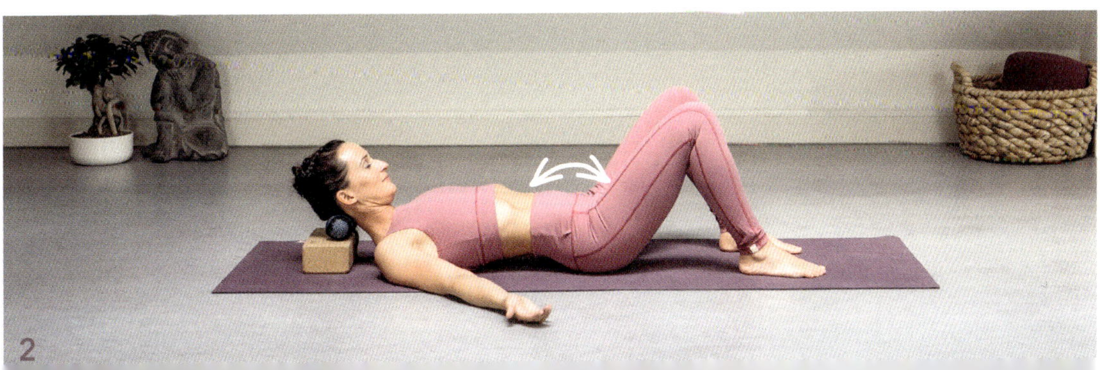

2

Nieren und Blase: Der liegende Baum

Die Nieren benutzen den großen Hüftbeugemuskel als Gleitlager. Während der Ein- und Ausatmung bewegen sie sich hoch und runter, immer entlang des Muskels. Ist der Muskel beispielsweise durch eine Vielsitzertätigkeit oder durch einen chronisch verstopften Darm dauerhaft angespannt, kann er auf die empfindlichen Nieren drücken und ihre Filterkraft einschränken. In dem liegenden Baum wird der große Hüftbeuger gedehnt und die Nieren von Druck befreit. Die Atmung kann sich vertiefen, die Nieren bewegen sich besser und ihre Leistungsfähigkeit bleibt erhalten.

1. Rolle dir eine Decke oder ein Handtuch zusammen und lege es in der Rückenlage mittig unter deinen Brustkorb.
2. Lege die rechte Fußsohle an die linke Oberschenkelinnenseite. Das rechte Knie sinkt automatisch zur Erde nach außen. Breite die Arme über Kopf auf der Erde aus. Fehlt dazu die Beweglichkeit in den Armen, lege sie etwas seitlicher auf.
3. Neige den Oberkörper und die Arme zum angewinkelten Knie hin und spüre, wie sich die gesamte linke Flanke aufdehnt. Versuche, in die lange Seite zu Atmen. Bleibe bis zu drei Minuten in der Position und wechsle dann die Seite.

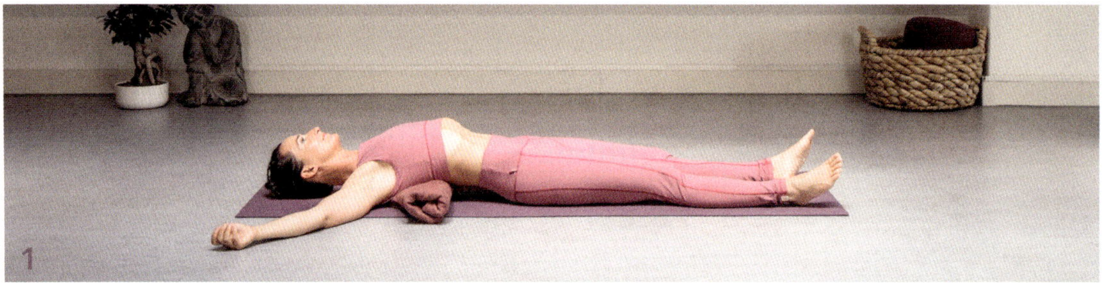

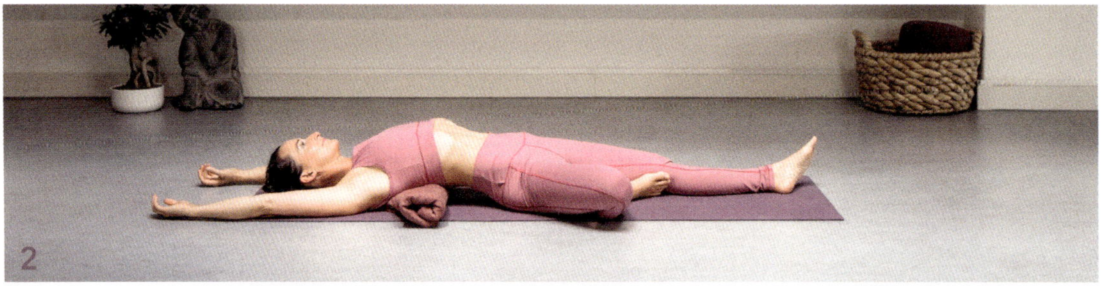

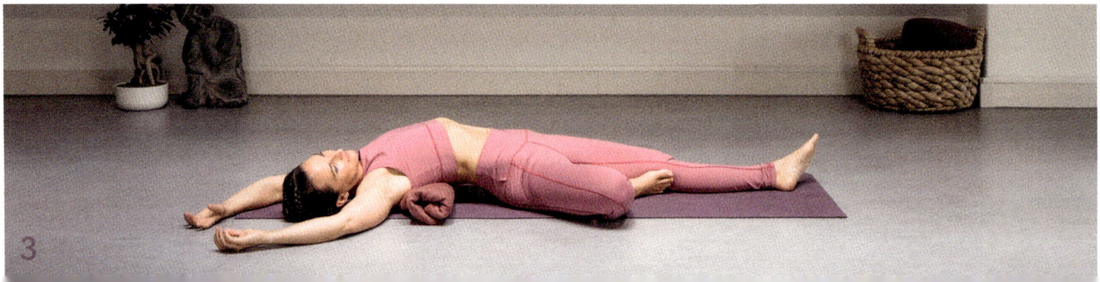

Heilsames Meditieren für Körper und Geist

Die Meditation gehört neben den Asanas und dem Pranayama zu den klassischen Säulen des Yogas. Traditionell sind die Yogahaltungen und die Atemtechniken Mittel, das Körper-Geist-System so weit auszugleichen, um am Ende der Yogapraxis leichter meditieren zu können. Meditation ist eine Übungspraxis zur Beruhigung des Geistes. Ursprünglich ist das Ziel der Meditation, bei voller Bewusstheit in einen Zustand der vollkommenden Gedankenleere und der Erleuchtung zu gelangen.

Das Meditieren als Abschluss in deinem Organprogramm soll die aus den Übungen erworbenen Energien kanalisieren und die Kommunikation zwischen dir, deinem Körper und deinem Geist vertiefen. Der krönende Abschluss jeder Meditation ist das *Shavasana*, die entspannte Rückenlage oder auch Totenhaltung genannt. Hierbei ist der Körper unbewegt und das Nervensystem befreit sich von einflutenden Sinnesreizen. Es macht nichts, wenn du dabei einschläfst. Nimm dir für die Meditation und das *Shavasana* insgesamt zehn bis fünfzehn Minuten Zeit.

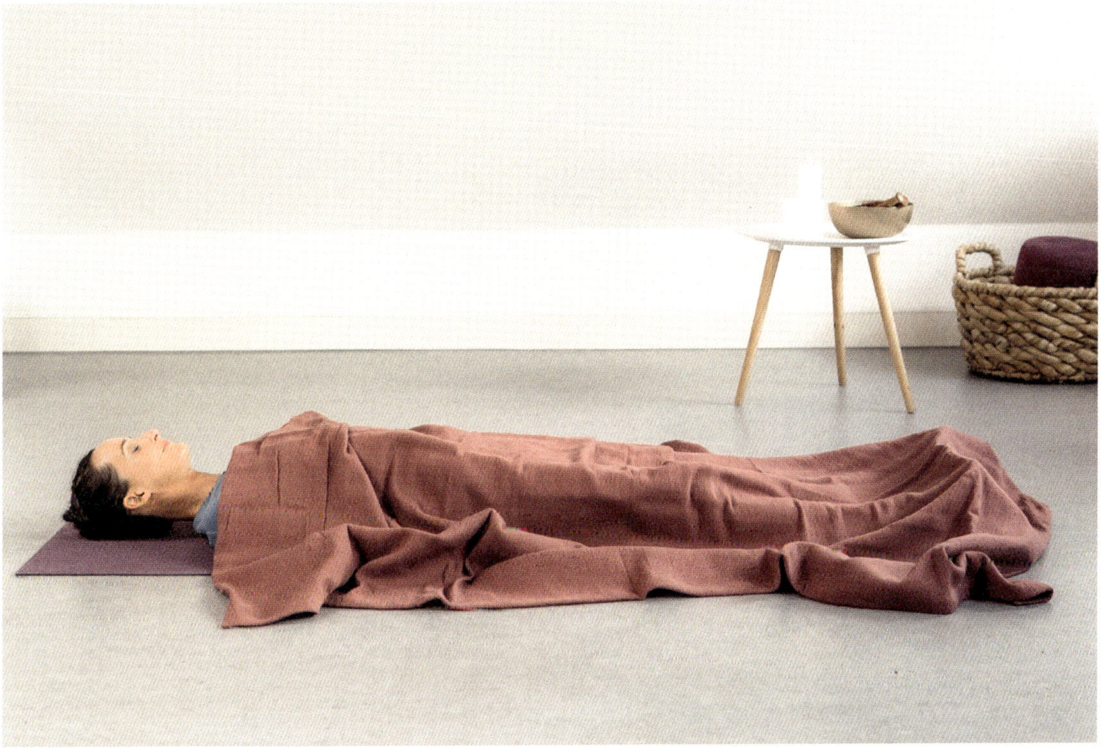

Zeitgemäß meditieren

Immer mehr Menschen – und vielleicht gehörst du selbst dazu – sehnen sich nach Entspannungstechniken wie der Meditation, um aus der belastenden Alltagroutine herauszutreten. Den meisten ist es wichtig, dass Meditation nicht zu einem zusätzlichen Stressfaktor wird und wenig Zeit in Anspruch nimmt. Viele Yogis wünschen sich, mit der Meditation wieder in einen engeren Kontakt mit sich selbst treten zu können und die Selbstwahrnehmung zu schärfen. Andere wollen mit dem Meditieren Entspannungsfähigkeit erlernen und mehr Widerstandskraft gegenüber Stresssituationen aufbauen. Das sind die Wünsche und Ansprüche der heutigen Gesellschaft und die Meditation kann wunderbar darauf eingehen, ohne ihre Wurzeln zu verleugnen. Meditation wird eher als ein Mittel zur Entspannung und zum Stressabbau gesehen, statt als ein Werkzeug, mit dem man zur Erleuchtung gelangen kann. Das ist völlig in Ordnung, denn in der heutigen Zeit ist Stress einer der großen Risikofaktoren für die Entstehung schwerwiegender Erkrankungen wie Krebs, Demenz oder Herz-Kreislauf-Erkrankungen. In Zeiten des Wandels gehen Yoga und Meditation mit und passen sich den Bedürfnissen der Menschen an, auch ganz persönlich an die eines jeden Individuums. Diese Eigenschaft macht Yoga mit Meditation und Pranayama zu einem zeitlosen und wertvollen Selbstheilungstool.

In diesem Buch möchte ich dir Meditationstechniken an die Hand geben, mit denen du das Alltagsleben in ruhige, ausgeglichene Bahnen lenken und eine Basis für die Heilung deiner Organe schaffen kannst. Grundsätzlich gebe ich dir zu jeder Meditation Richtlinien für die Dauer. Entscheide immer selbst, ob du länger oder kürzer meditieren möchtest, und höre auf deine eigenen intuitiven Impulse.

Wenn es dir schwerfällt, dich aus dem hektischen Alltag sofort in die Ruhe der Meditation einzufühlen, helfen kleine Rituale, wie beispielsweise eine Kerze anzuzünden und sie für eine kurze Zeit zu betrachten. Viele Yogis schalten entspannende, leise Musik für die Meditation ein und können sich mit den ruhigen Klängen runterfahren. Andere meditieren gerne mit Malas, traditionellen Gebetsketten aus Holz- oder Steinperlen. Mehr Infos zur Anwendung von Malas findest du ab Seite 113. Beliebt ist es auch, Edelsteine in der Hand zu halten, die einerseits überschüssige und negative Energie ableiten und andererseits etwas zum »Festhalten« bieten. Sie vermitteln das Gefühl, nicht gleich komplett loslassen zu müssen, und geben Halt. Ein klarer Bergkristall oder ein schöner Rosenquarz eignen sich gut für Meditationen. Ab Seite 213 findest du eine Empfehlung, wo du Steine mit Om-Faktor für deine Meditation bestellen kannst.

Ausgangsstellung und Hilfsmittel

Meditation bedeutet im engeren Sinn: Du setzt dich ruhig hin, richtest die Wirbelsäule auf und legst die Hände im Chin Mudra locker auf den Oberschenkeln ab. Schließe die Augen, damit du dich jetzt ganz auf dich selbst konzentrieren kannst, und klinke dich damit vom Alltag aus.

Sitzpositionen gibt es zahlreiche. In diesem Buch zeige ich dir meistens den einfachen Schneidersitz. Alternativ kannst du auch knien oder dich auf einen Stuhl setzen. Für das entspannte Aufrichten der Wirbelsäule sind ein Yogakissen oder ein Block oft hilfreich. Setze dich dann nur auf den vorderen Teil des Kissens oder des Blocks, damit sich das Kreuzbein aktiv aufrichten muss. Sitzt du mit dem ganzen Gesäß auf dem Hilfsmittel, rundet sich der Rücken eher und die Wirbelsäule fällt ein. Wenn du das Meditieren zur Routine machen möchtest, ist es auch eine Überlegung wert, ob du dir ein Meditationsbänkchen anschaffst. Darauf ist längeres Sitzen bequem möglich.

Einige Meditationen in diesem Buch können als Alternative zum Sitzen auch in der Rückenlage geübt werden. Vielleicht fällt es dir leichter, in der Rückenlage in dich hineinzuspüren und Körperzeichen zu erkennen. Nach Möglichkeit solltest du in der Rückenlage flach und entspannt auf der Matte liegen, die Arme bequem neben dem Körper ausbreiten und die Beine leicht spreizen, sodass die Hüftgelenke nach außen rollen. Fühlst du dich flach liegend angespannt, dann unterstütze dich mit geeigneten Hilfsmitteln. Ein Kissen unter dem Kopf und eine gerollte Decke unter den Kniekehlen entspannt die Rückenlage sofort. Wenn du deine Meditation beendet hast, lege dich noch einige Minuten in *Shavasana*, damit sich das Nervensystem von einflutenden Sinnesreizen vollständig befreien kann.

Chin Mudra

Das Chin Mudra kann als Zusatz oder als Verstärker für die Meditation genutzt werden. Es ist eine Geste für das Bewusstsein und befähigt dich, empfänglicher und ruhiger zu werden, damit sich deine Wahrnehmung schärft.

Nimm deine Hand und lasse den Daumen und die Kuppe des Zeigefingers einander so berühren, dass aus beiden Fingern ein Kreis entsteht. Die drei übrigen Finger sind ausgestreckt und berühren sich. Forme die Geste auch mit der anderen Hand. Zum Meditieren legst du beide Hände im Chin Mudra so auf den Oberschenkeln ab, dass die Handflächen nach oben zeigen.

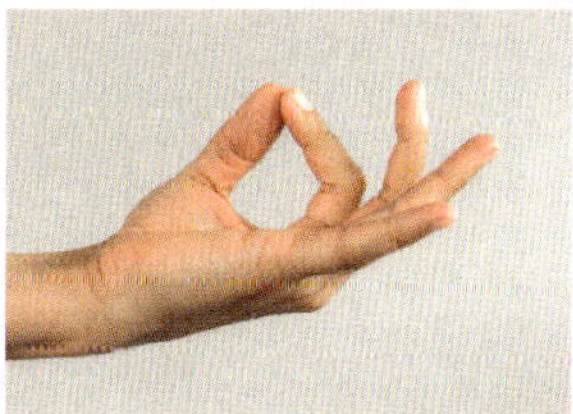

Kapitel 3

Yoga-Flows zur Entgiftung, Regulierung und Vitalisierung der Organe

Wenn die Organe entlastet sind, dann ordnen sich auch all unsere Emotionen und die Geistesfertigkeiten und der Körper gelangt in den Heilungsmodus. Acht Yogasequenzen sorgen zusammen mit naturheilkundlichen Selbstbehandlungen für rundum gesunde Organe.

Organe selbst behandeln und stärken

Es bringt Spaß, sich um die Organgesundheit zu kümmern, denn *Yoga für die Organe* beinhaltet, dass sich ungesunde Lebensgewohnheiten aufspüren lassen und sich die Haltung im Alltag grundsätzlich verändert. Automatisch sorgst du für bewegte Pausen im Homeoffice oder du achtest mehr darauf, was in deinem Einkaufswagen landet, weil du eine wertschätzende Haltung gegenüber deinem Körper und seinen Bedürfnissen eingenommen hast.

Im ersten Kapitel des Buches auf Seite 19 hast du mit der Gesichtsdiagnose eine Methode kennengelernt, mit der du organische Belastungen auf deiner Gesichtshaut erkennst. An dieser Stelle möchte ich dir ein weiteres, einfaches Diagnosetool aus der chinesischen Medizin vorstellen, mit dem du anhand des Bauchnabels feststellst, welches Organ überlastet sein könnte.

Die Bauchnabeldiagnose

Hast du dir eigentlich schon mal ganz bewusst deinen Bauchnabel angesehen? Ich gehe davon aus, dass sich die wenigsten Menschen mit ihrem Bauchnabel beschäftigen. Dabei ist er, laut der chinesischen Medizin, die erste Narbe in unserem Leben und ein sensibler Bereich an unserem Körper. Darüber hinaus ist er als zentraler Punkt im Bauchraum vielen Spannungen ausgesetzt, die über Faszien oder Organe entstehen. Interessanterweise lässt sich der Bauchnabel deswegen auch in die Diagnose mit einbeziehen, will man Spannungen in den Organen aufdecken.

Schaue dir den Bauchnabel am besten im Stehen vor dem Spiegel an. Achte darauf, dass du gerade in den Spiegel guckst und der Körper aufgerichtet bleibt, sonst wird dein Befund verfälscht. Wirken alle Organe harmonisch und gesundheitsfördernd im Organsystem zusammen, sieht der Bauchnabel rund, zentriert und symmetrisch aus. Er fühlt sich fest, aber elastisch an und - ganz wichtig - er ist unempfindlich, wenn er berührt wird. Ein Blick auf den Bauchnabel verrät viel über angespannte Bauchorgane, denn ein überlastetes Organ übt Druck oder Zug auf den Bauchnabel aus und verzieht ihn in die Richtung des angespannten Organs. Mit dem Sichtbefund gewinnst du eine erste Idee, welches Organ eventuell Unterstützung braucht. Hast du einen bestimmten Verdacht, welches Organ überlastet sein könnte, dann rate ich dir dazu, deinen Verdacht mit dem Befund aus der Gesichtsdiagnose abzugleichen. Weisen beide Befunde der Bauchnabel- und Gesichtsdiagnose auf ein bestimmtes Organ hin, kannst du die entsprechenden Erstsymptome des Organs in den Organporträts nachlesen. Passen sie zu deinem Befinden, lässt sich das betroffene Organ nun ganz spezifisch mit *Yoga für die Organe* und den Tipps aus der Naturheilkunde stärken.

Die unten stehende Abbildung hilft dir, Spannungen im Bauchraum zu erkennen und sie einem entsprechenden Organ zuzuordnen. Ist der Bauchnabel beispielsweise nach rechts oben verzogen, könnte die Leber überlastet sein.

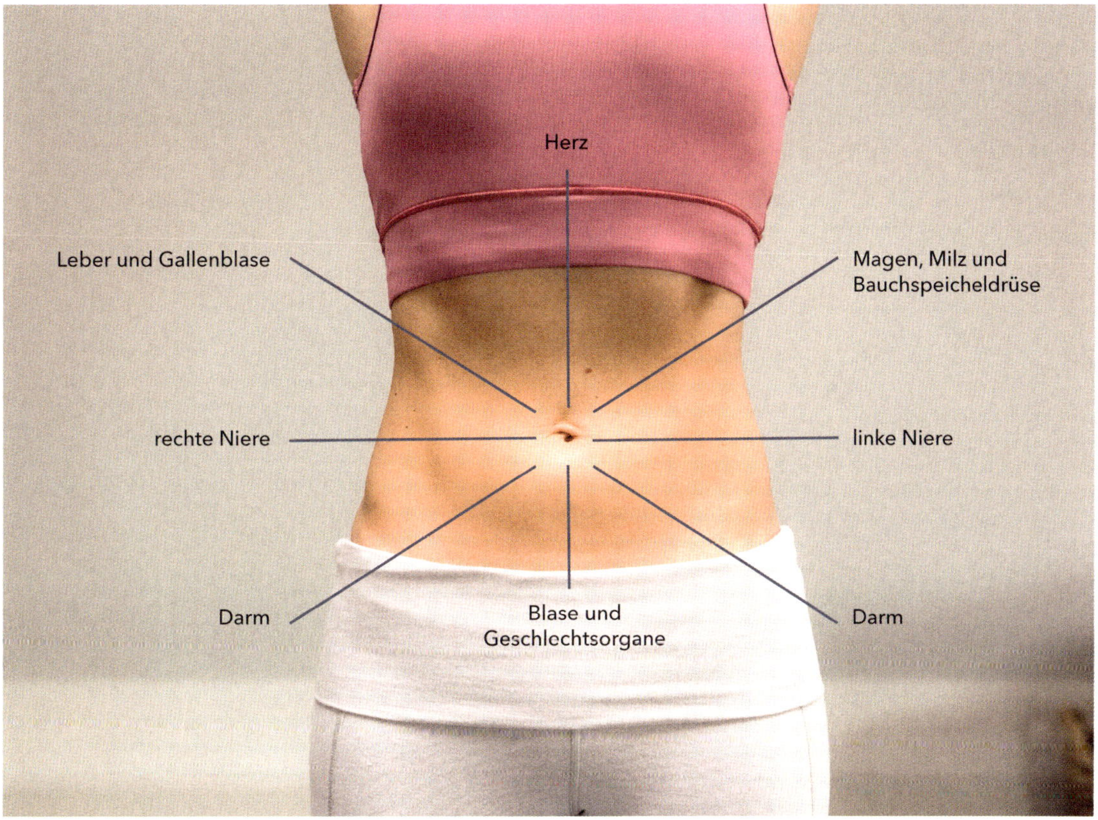

Ein Blick auf den Bauchnabel verrät viel über mögliche Anspannungen der Organe.

Was erwartet dich in den Organporträts?

In den folgenden Organporträts erhältst du neben einer vollständigen Yogasequenz umfassende und tiefergreifende Informationen zu den Organen. Du erfährst etwa, wie die Organe anatomisch aufgebaut sein müssen, um bestimmte körperliche Leistungen zu vollbringen. Mit diesem Wissen kannst du in den Asanas besser nachspüren, was sie für das einzelne Organ bewirken und wie sich Beschwerden durch die Ausführungsweise der Asanas lindern lassen.

Darüber hinaus erhältst du Einblicke in die traditionelle Philosophie der chinesischen Medizin, in der jedem Organ mit Ausnahme des Gehirns – bestimmte Emotionen zugeordnet sind. Mit dem tiefergreifenden Wissen über die Anatomie der Organe und über ihre Geistesfähigkeiten wird dir immer klarer, weshalb der Mensch als Einheit von Körper, Geist und Seele gesehen werden muss, um gesund zu bleiben.

Das Gehirn ist so komplex, dass ich in seinem Organporträt die Kategorie über seine Gefühlsentwicklung und Geistesfähigkeiten außen vor lasse. Ich werde nur auf den Bereich seiner Anatomie eingehen, der für die inneren Organe besonders wichtig ist. Wenn du dich näher mit dem Gehirn und seinen vielfältigen Aufgaben beschäftigen möchtest, findest du in meinen Empfehlungen am Ende des Buches entsprechende Literaturtipps.

Jetzt wünsche ich dir ganz viel Spaß beim Üben der Yogasequenzen und viele neue Erkenntnisse über deine wunderbaren Organe! Lasse es dir beim Üben immer gut gehen, nimm eine gelassene Haltung gegenüber Veränderungen ein. Dann befreien sich Körper, Geist und Seele von all ihrem Ballast und du findest Frieden in dir selbst.

Das Gehirn

Die Schaltzentrale der Organe

Das Gehirn kann als Steuerzentrale für den Körper bezeichnet werden. Es liegt schützend unter dem Schädel, der sich aus 15 Gesichts- und sieben Knochen für den Hirnschädel zusammensetzt. Das gallertartige Gehirn sieht wie eine halbe Walnuss aus und wiegt etwa eineinhalb Kilogramm. Anatomisch lässt es sich in verschiedene Bereiche aufteilen, die auch unterschiedliche Aufgaben übernehmen. Ganz grob besteht es aus dem Großhirn, dem Zwischenhirn, dem Mittelhirn, der Brücke, dem verlängerten Mark, dem Hirnstamm und dem Kleinhirn, die durch über 100 Milliarden Neuronen miteinander vernetzt sind. Über die vielschichtigen Verknüpfungen ist das Gehirn an allen Körperfunktionen beteiligt. Das erfordert viel Energie! Es beansprucht ungefähr 25 bis 30 Prozent des Stoffwechsels für sich und verbraucht eine Menge Sauerstoff und Glukose. Das Gehirn regeneriert sich überwiegend in der Nacht in den Tiefschlafphasen. Wer also Stress abbauen möchte und sein Gehirn prophylaktisch vor Nervenerkrankungen schützen will, sollte auf ausreichenden, erholsamen Schlaf achten! Durch die Vielzahl seiner verantwortungsvollen Aufgaben, die es zu erledigen gilt, wird das Gehirn durch Multitasking im Alltag leicht überfordert. Am besten kann es arbeiten, wenn es sich einer Aufgabe nach der anderen widmen und im gegenwertigen Moment verweilen kann.

Vitalzeichen

Ein gesundes Gehirn zeigt sich durch seinen klaren, geordneten Geist und durch Widerstandskraft in herausfordernden Zeiten. In stressigen Situationen arbeiten Sympathikus und Parasympathikus Hand in Hand und passen die Körperfunktionen an entsprechende Situationen an. Menschen mit einem gesunden Gehirn können fruchtbare Dialoge führen, Kritik konstruktiv annehmen und sich lange auf eine Sache konzentrieren. Außerdem können sie in der Regel gut schlafen und den Stress des Tages vollständig abbauen. Körper, Geist und Seele bilden ein gesundes, holistisches System.

Erste Warnhinweise auf einen Blick:

- Konzentrationsverlust
- Gefühle wie »Watte oder Nebel im Kopf«
- fixierte Gedanken oder Ideen
- Wortfindungsstörungen, Gedächtnislücken, Vergesslichkeit
- erhöhtes Stressempfinden und Reizbarkeit
- Sehstörungen, Hörminderung Gleichgewichtsprobleme
- Schmerzen und Spannungsgefühl im Kopf
- Einschränkung der Drehbewegung im Hals
- vegetative Symptome wie Herzrasen, Verdauungsprobleme, nervöses Augenzucken, innere Unruhe und ähnliches
- Missempfindungen (auch Wärme- und Kältempfinden)
- sogenannte Tics (kurze Ausfallerscheinungen)
- Lethargie und Antriebsschwäche

Anatomie und Aufbau

Das Gehirn ist ein so komplexes Organ, dass es an dieser Stelle den Rahmen sprengen würde, wenn ich auf all seine faszinierenden Strukturen eingehen würde. Ich reduziere mich deshalb auf den Anteil des Gehirns, der speziell die inneren Organe mit Nervenimpulsen versorgt und die Arbeitsweisen des Organsystems koordiniert.

Nahezu alles, was wir bewusst erleben oder was wir bewusst steuern können, etwa das Bein oder den Arm bewegen, wird von dem somatischen – den Körper betreffenden – Nervensystem gesteuert. Darüber hinaus gibt es noch das vegetative Nervensystem, auch autonomes Nervensystem genannt. Es steuert alle unwillkürlichen Körperfunktionen, wie etwa den Blutdruck, Verdauungsvorgänge, die Atmung oder die Freisetzung von Hormonen. Das autonome Nervensystem wird in den Sympathikus und den Parasympathikus weiter differenziert.

Sympathikus und Parasympathikus

Gemeinsam übernehmen die beiden Nervenstränge die Steuerung des Organsystems. Während der Sympathikus überwiegend aktivierend und energiemobilisierend wirkt, arbeitet der Parasympathikus beruhigend und sorgt für energiesparendes Verhalten. Der Parasympathikus wird von einem Hirnnerv unterstützt, dem Vagusnerv. Er bildet den Hauptstrang, über den der Parasympathikus seine Zielorgane ansteuert.

Der Sympathikus und der Parasympathikus unterscheiden sich ein wenig in ihrem Aufbau: Nervenfasern des Sympathikus treten aus dem Rückenmark an der Wirbelsäule aus und werden sofort im sympathischen Grenzstrang zu den Zielorganen verschaltet. Die Umschaltung der Nervenfasern des Parasympathikus erfolgt direkt an den Ganglien – kleinen Nervengruppen – des Zielorgans.

Auch wenn beide Anteile des vegetativen Nervensystems scheinbar gegensätzlich arbeiten, wird ihre Aktivität immer fein justiert. Unter Stressbedingungen wird der Parasympathikus genauso angesteuert wie der Sympathikus. So befinden sich ihre Aktivitäten immer im Gleichgewicht. Alle Informationen über den Zustand der inneren Organe werden vom vegetativen Nervensystem an das Gehirn übermittelt. Auf diese Weise kann das innere Körpermilieu reguliert werden, und die Organfunktionen passen sich an wechselnde Bedingungen an.

Das enterische Nervensystem im Darm

Üblicherweise verläuft die Versorgung der inneren Organe über die Nerven nach einem standardisierten Schema ab: Indem der Sympathikus und der Parasympathikus die Aktivität des Nervengeflechts verändern, das sich jeweils um die einzelnen inneren Organe schmiegt, können sie gemeinsam das Organ steuern.

Die Versorgung des Darms bildet jedoch eine Ausnahme und ist momentan Gegenstand vieler Forschungen in der Wissenschaft. Der Darm trägt ein enterisches Nervensystem in sich, das aus zwei Hauptnervengeflechten gebildet wird, dem Auerbach- und dem Meissner-Plexus. Der Auerbach-Plexus liegt zwischen den Muskelschichten des Darms, der Meissner-Plexus in der Darmwand. Beide Nervengeflechte stehen in enger Verbindung miteinander und steuern die Darmperistaltik. Über diese Nervenverbindung kontrolliert das enterische Nervensystem

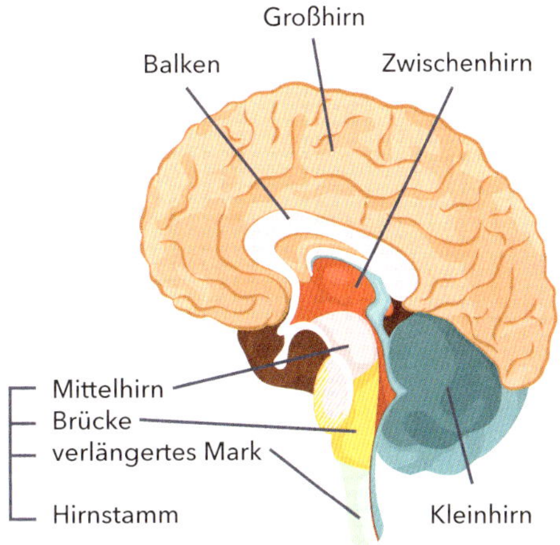

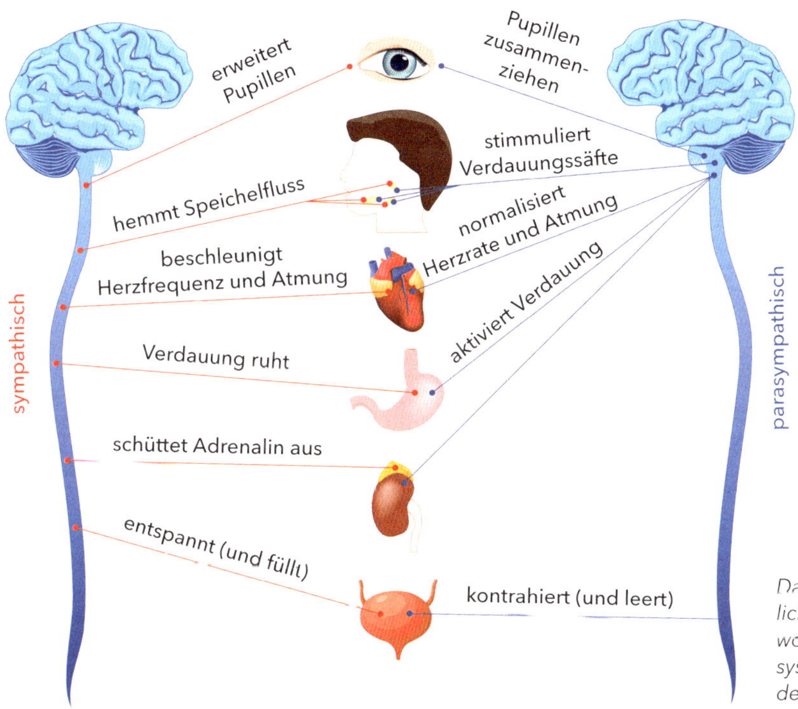

Das Gehirn steuert alle körperlichen und geistigen Funktionen, wobei das vegetative Nervensystem für die Nervenversorgung der inneren Organe zuständig ist.

die Aktivität des Darms und sendet über das Rückenmark Informationen über den Zustand der Verdauungsorgane an das Gehirn. Es bemerkt Bauchschmerzen, Darmbewegungen, Völlegefühl und macht es uns bewusst.

Der reibungslose Ablauf der Verdauung, die Ausschüttung der Verdauungssäfte und die Durchblutung im Magen-Darm-Trakt werden ebenfalls über das enterische Nervensystem koordiniert. Es ist demnach ein selbstständig arbeitendes Nervensystem im Darm, welches aber mit dem vegetativen Nervensystem zusammenarbeitet.

Pranayama: Nadi Shodhana

Die folgende traditionelle Atemtechnik ist leicht auszuführen und synchronisiert die Gehirnhälften. *Nadi Shodhana* bedeutet übersetzt »Reinigung« *(Shodhana)* der feinstofflichen Energiekanäle *(Nadis)* und ist im traditionellen Hatha Yoga eine der wichtigsten Pranayamas. Sie aktiviert das *Prana* (Lebensenergie) und reinigt das gesamte Energiesystem im Körper. Im Besonderen profitieren die oberen Kopfchakras von dem aktivierten Energiestrom: Das Gehirn wird genährt und ausgeglichen, Stauungen in den Nasennebenhöhlen werden aufgelöst und die Konzentration steigert sich.

Nebenhöhlen sind die Resonanzkörper im Kopf und erzeugen wichtige Schwingungen für das Gehirn und die schützenden Schädelknochen. Deswegen hast du nach dem Üben von *Nadi Shodhana* vielleicht das Gefühl, besser sehen zu können oder eine vollere Stimmfarbe zu haben.

Es gibt für *Nadi Shodhana* verschiedene Überlieferungen in der Ausführungsweise. Ich zeige dir in diesem Buch die Ausführung in der Vier-Finger-Haltung und in einem einfachen Atemrhythmus, damit die Nasennebenhöhlen stärker angesprochen werden und die Atemtechnik für jeden leicht auszuführen ist.

Anfängern empfehle ich *Nadi Shodhana* mit 20 Atemzügen zu üben und sich dann weiter zu steigern. Wenn du schon mehr Erfahrungen im Pranayama sammeln konntest, kannst du die Wechselatmung fünf Minuten und länger üben. Nimm dir im Anschluss wieder Zeit, im Sitzen in die Wirkung hineinzuspüren. Schließe dabei die Augen und lege beide Hände im Chin Mudra (Zeigefinger und Daumenkuppe berühren sich, Seite 99) entspannt auf die Oberschenkel.

Nadi Shodhana (Wechselatmung)

1. Sitze ruhig und mit aufgerichteter Wirbelsäule. Fällt dir die Aufrichtung schwer, nimm dir ein Hilfsmittel (Stuhl, Block, Kissen) dazu. Lasse die linke Hand locker auf dem Oberschenkel liegen. Verschließe mit dem rechten Daumen das rechte Nasenloch, platziere dabei Zeige- und Mittelfinger zwischen den Augenbrauen auf der Stirn. Atme vier Sekunden durch das linke Nasenloch ein.
2. Schließe dann zusätzlich mit dem rechten Ringfinger das linke Nasenloch zu und halte die Luft für acht Sekunden an.
3. Nimm den rechten Daumen vom Nasenloch, öffne es und atme acht Sekunden wieder aus. Dann atme rechts wieder für vier Sekunden ein, Nase zuhalten, links wieder ausatmen.

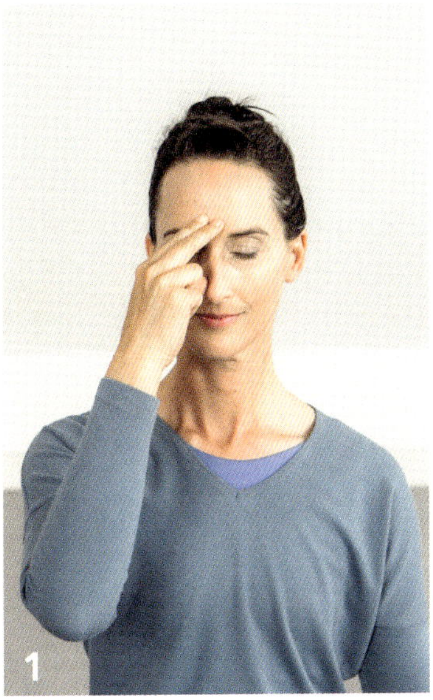

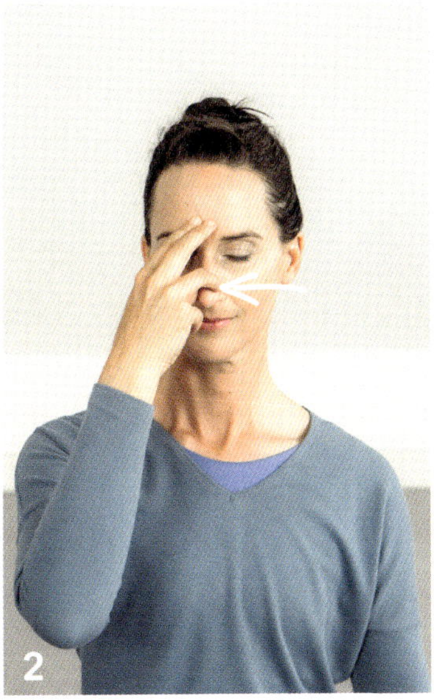

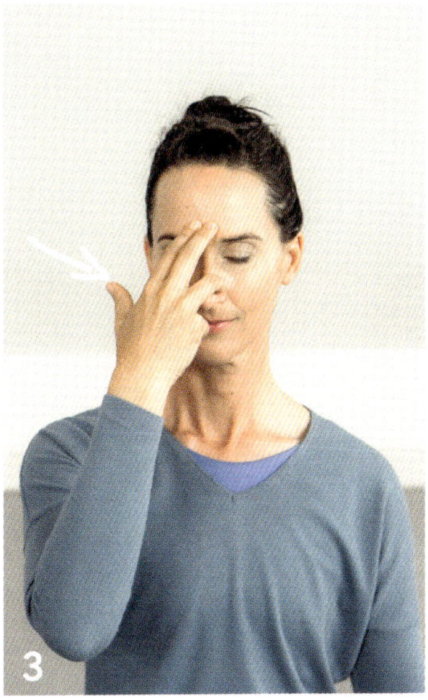

Übungsflow für das Gehirn

Das Gehirn wird durch verschiedene Körperstrukturen bestmöglich vor schädigenden inneren und äußeren Einflüssen beschützt. Das Übungsprogramm für das Gehirn widmet sich im Besonderen diesen Strukturen: den Schädelknochen, der großen Schädelfaszie *(Falx cerebrie)* und dem Liquorsystem (Hirnwasser). Es bezieht dazu alle Gewebe mit ein, die das Gehirn indirekt einengen könnten, wie beispielsweise verspannte Nackenmuskeln. Es setzt auch beruhigende Nervenimpulse, damit das Gehirn selbst im Dauerstress Möglichkeiten zum Erholen findet.

Das Gehirn regeneriert sich hauptsächlich nachts. Wenn du die Yogasequenz abends übst, leitest du schon vor dem Schlafen den Ruhemodus ein und unterstützt das Gehirn bei seinen Reparaturarbeiten. Übe den Organgruß bewusst langsam und halte in jeder Position kurz inne. Das Gehirn liebt One Tasking, also sich auf eine Sache konzentrieren zu können, und möchte sich in dem Flow jeweils voll und ganz auf eine Asana einlassen. Du wirst spüren, wie sich der »Monkey Mind« mit fortlaufendem Organgruß auflöst und sich Ruhe im Kopf einstellt – die beste Voraussetzung für tiefen, regenerierenden Schlaf.

Das Übungsprogramm für das Gehirn lässt dich achtsamer im gegenwärtigen Moment ankommen. Das ist für das Gehirn enorm wichtig, denn Multitasking, wie wir es aus dem Alltag kennen, schadet dem Gehirn auf Dauer und verursacht Erkrankungen wie Burn-out, Tinnitus oder sogar einen Schlaganfall. Die folgende Yogasequenz reguliert das vegetative Nervensystem und sorgt für tiefen, festen Schlaf, in dem sich das Gehirn erholen kann. Das Gehirn wird mit Nährbausteinen versorgt, Entgiftungsprozesse werden angeregt. Ein Gefühl von Druck, Nebel oder Watte im Kopf oder Kopfschmerzen lösen sich sanft auf. Und zu guter Letzt schulst du mit dem Programm deinen Gleichgewichtssinn, was dich vor Stürzen schützen kann.

Nimm dir für das gesamte Programm mindestens 40 Minuten Zeit, gerne länger. Achte in diesem Programm betont darauf, ohne Ablenkungen zu üben, und passe die Intensität, wenn nötig, an deine augenblicklichen Bedürfnisse an.

Alle fünf Übungen auf einen Blick

1. Halswirbelsäule und Augen (Seite 54)
2. Eine Drainage für die Schädelknochen (Seite 64)
3. Organgruß (Seite 72)
4. Der Gleichgewichtsbaum (Seite 80)
5. Am Ohr ziehen (Seite 89)

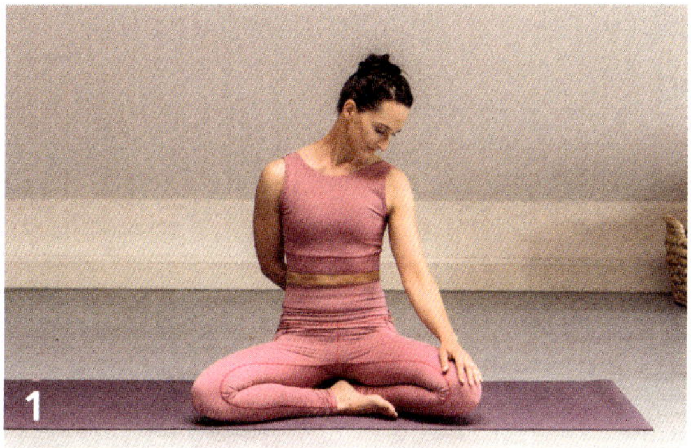

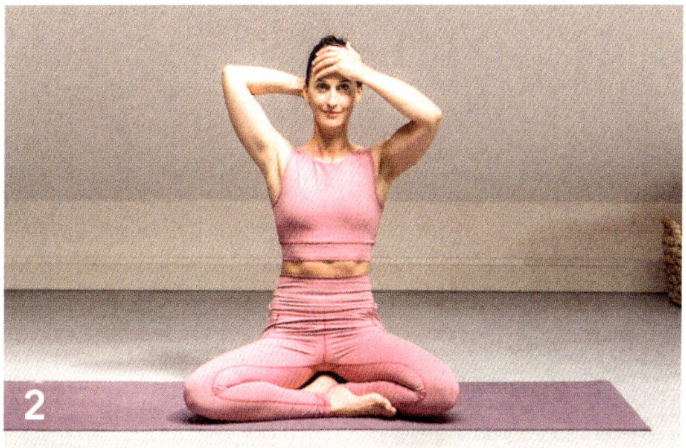

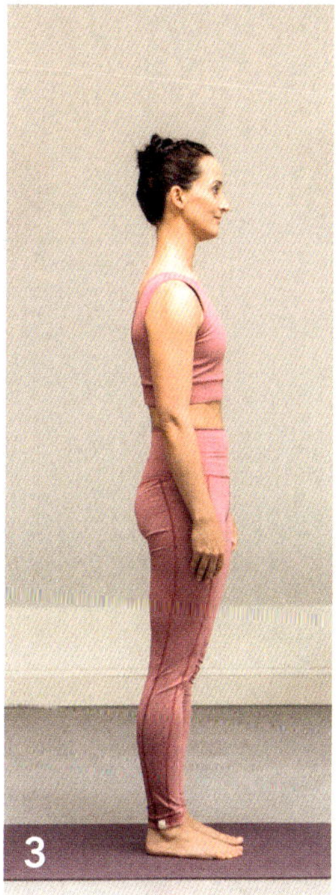

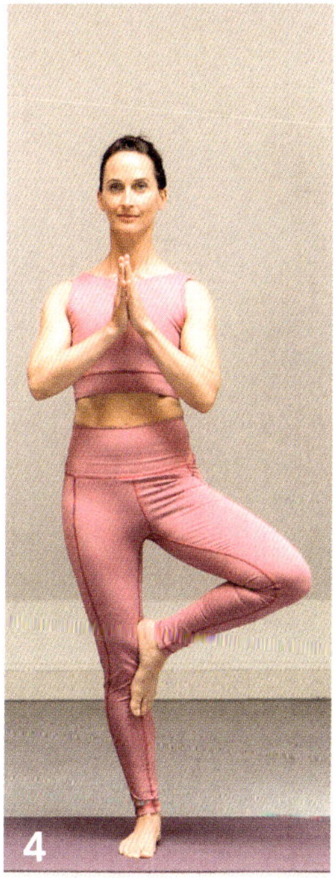

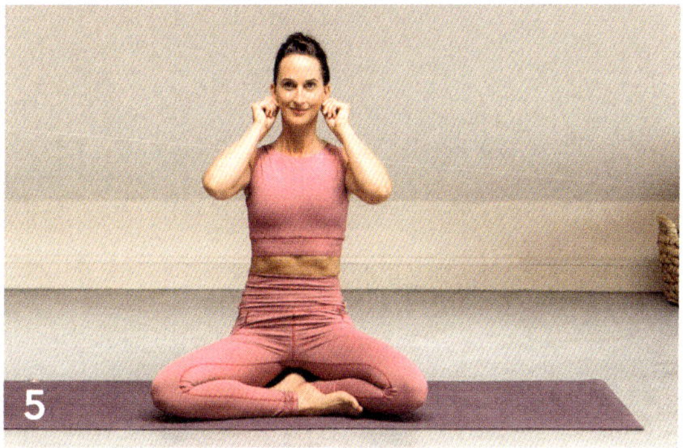

Heilsame Meditation für das Gehirn

Das Gehirn ist ganz besonders dankbar, wenn du deinen Yoga-Flow mit einer Meditation abschließt. Die vielen Reize des modernen Alltags sorgen für permanenten Stress im Gehirn. Ständig muss es die wichtigen Informationen von den überflüssigen Reizen unterscheiden und sorgsam herausfiltern. Da kommt es ihm gelegen, wenn du mit der Scheibenwischer-Meditation die Gedanken und Reize in ruhige und ausgeglichene Bahnen lenken kannst. Der Scheibenwischer entfaltet seine volle Wirksamkeit am Morgen. Er klärt das Bewusstsein und stärkt die Konzentrationsfähigkeit.

Übe die Bewegung mit den Händen erst mal »trocken«, bis du sie gut koordinieren kannst. Hast du die Bewegung drauf, fokussiere dich auf die Handflächen und beginne mit der eigentlichen Meditation. Für Anfänger ist die Meditationsweise eine kleine Herausforderung. Es reicht zu Beginn, drei bis fünf Minuten zu meditieren. Fortgeschrittene können sich an die Zehn-Minuten-Marke herantasten. Die Atmung bleibt während der gesamten Zeit lang und tief.

Der Scheibenwischer

Komme in eine bequeme, aufgerichtete Sitzhaltung, zum Beispiel in den Schneidersitz. Überkreuze deine Unterarme vor dem Gesicht, egal wie rum. Die Handflächen weisen zu dir und du schaust mit offenen Augen in deine Hände.

Bewege beide Hände erst nach innen und mit einer kreisähnlichen Bewegung weiter nach außen. Dabei lösen sich die Unterarme aus der Überkreuzung. Die Hände bewegen sich immer wieder aufeinander zu und voneinander weg. Einmal ist die linke Hand vorn, einmal ist die rechte Hand vorn. Die Ellenbogen bleiben dabei mehr oder weniger fixiert. Wenn du die Bewegung verinnerlicht hast, steigere das Tempo und bleibe mit deinem Blick auf die Hände fokussiert.

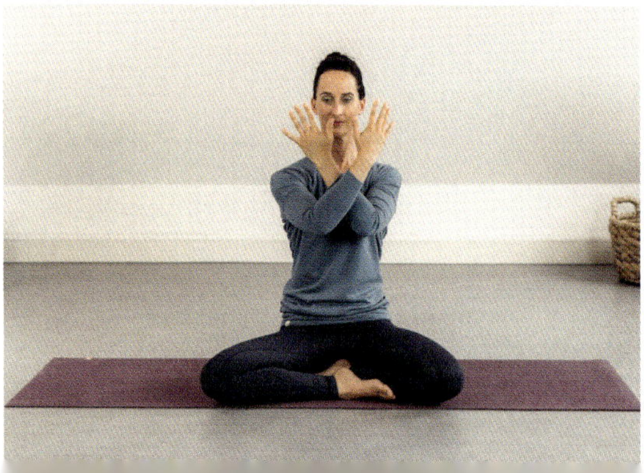

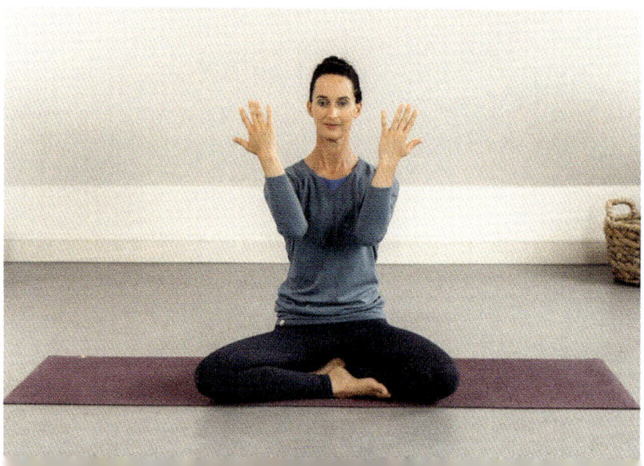

MEDITATIVE MANTRAS UND MALAS

Das Gehirn ist sicherlich das Organ, das die meisten Reize sortieren, filtern und weiterleiten muss. Es verarbeitet täglich bis zu 400 Milliarden Bit an Informationen, davon bewusst sind uns ungefähr 2000 Bit. Kein Wunder, dass es den meisten von uns schwerfällt, sich aus dem Alltag mit all seinen einströmenden Impulsen zu lösen und mal wirklich zur Ruhe zu kommen. Wenn wir die Zeit finden zu pausieren oder zu meditieren, fällt es oftmals schwer, die Gedanken abzuschalten. Der Geist bleibt abgelenkt und wandert zwischen Vergangenheit und Zukunft hin und her, ohne dass er in der Gegenwart stoppt und innehält.

Doch wie kann es besser gelingen, sich schneller von den Alltagsgedanken zu lösen und Stille im Kopf zu erfahren? Welche Hilfsmittel gibt es, damit es möglich wird, das Meditieren zu erlernen und es als wertvolles Entspannungstool für das Gehirn zu nutzen?

Malas als Meditationskränze

Viele Yogis benutzen als Meditations-Accessoire *Mala*-Ketten. Das sind Gebetsketten, deren Bedeutung ihren Ursprung im asiatischen Raum haben. Im Sanskrit, der alten indischen Gelehrtensprache, bedeutet *Mala* auch »Meditationskranz«. Malas begleiten die Meditation und die Reise durch das Innere. Die Ketten bestehen aus 108 Perlen. 108 deshalb, weil die Zahl im Yoga als heilig gilt. Sie ist das Symbol dafür, dass alles eins ist. Die Eins symbolisiert die Einheit von allem, die Null steht für die Formlosigkeit und die Acht ist das Symbol für die Unendlichkeit. Mit der Auswahl der Perlen kann man weitere energetische Akzente setzen. Für Anfänger eignen sich Holzperlen aus Palo Santo oder Sandelholz sehr gut, da sie griffiger in der Hand liegen und sich leicht führen lassen. Für die innere Reinigung sind Perlen aus Edelsteinen wunderbar geeignet. Bergkristall, Amethyst und Rosenquarz strahlen zum Beispiel viel Harmonie aus. Kommt der Geist während der Meditation nur schwer zur Ruhe, helfen Perlen aus Dumortierit oder Magnesit.

Jede Mala hat außerdem eine Guru-Perle. Diese ist meist besonders schön verziert oder besteht aus einer Quaste. Die Guru-Perle bündelt die Energie aller anderen Perlen und erinnert daran, dass alles miteinander verbunden ist. Außerdem markiert sie den Anfangs- und Endpunkt der Meditation, denn die Mala hat auch noch einen ganz praktischen Wert: Sie dient als Zählhilfe.

Mit einer Mala meditieren

Wenn du zu denjenigen zählst, die schlecht abschalten können, versuche dich in der Meditation mit einer Mala, denn eine Mala ist ein großartiges Hilfsmittel für die Meditation. Dabei liegt die Gebetskette beim Meditieren entweder in deinen Händen oder sie liegt um deinen Hals. Man lässt die Perlen der Kette durch seine Finger gleiten, hält bei jeder einzelnen Perle inne und formuliert ein Mantra oder atmet einfach nur. Durch den Fokus auf die Perlen fällt es leichter, bei der Meditation zu bleiben und nicht permanent abzuschweifen oder sich in Gedanken zu verlieren. Man kann besser vom Alltag abschalten und sich auf die Entspannung einlassen.

Beginne die Mala-Meditation immer bei der Guru-Perle. Halte sie als Anfangspunkt deiner Meditation locker in der einen Hand. Mit der anderen Hand fasst du immer eine Perle, verweilst dort kurz und gehst dann über zur nächsten Perle. Es spielt keine Rolle, ob du deine Perlen im Uhrzeigersinn oder gegen ihn befühlst. Fahre so fort, bis du auf der anderen Seite der Guru-Perle, dem Endpunkt der Meditation, angekommen bist.

Noch mehr Spaß bringt die Mala-Meditation, wenn du zu den Perlen ein Mantra oder eine Affirmation rezitierst. In der indischen Lehre heißt es weiter, wenn ein Mantra oder eine Affirmation mit der magischen Zahl - 108-mal - wiederholt wird, dass es sich erst dann im Unterbewusstsein manifestieren und seine volle Wirkung entfalten kann. Je nach Mantra oder Affirmation lassen sich bremsende Glaubenssätze auflösen oder positive Energien in die Welt tragen. Die Mantras schenken auch Beistand und Kraft in herausfordernden Situationen.

Zwei kurze, aber überaus wirksame Mantras

Gerade als Anfänger ist es leichter, wenn du dir für deine Mala-Meditation ein kurzes Mantra oder einen kurzen Glaubenssatz aussuchst, denn dann ist deine Meditation insgesamt kürzer und dauert nur etwa zehn bis fünfzehn Minuten. Je länger das Mantra, desto länger dauert das Meditieren.

Om: Das *Om* wird in Yogastudios sehr oft rezitiert. Es ist ein universelles Mantra und verkörpert die drei Bewusstseinszustände Wachheit, Traumzustand und Tiefschlaf. Es bedeutet auch ewige, universelle Schwingung oder steht für den Klang, der Körper, Geist und Seele zur Harmonie führt. Es wirkt bejahend und ist wie eine allumfassende Segnung. Wenn du das *Om* als Mantra wählst, sagst du es jedes Mal, wenn du eine der 108 Perlen in der Hand hältst. Stelle dir vor, dass sich jede der Perlen mit universeller Energie füllt und das Schwingungsmuster deines Körpers annimmt. Du kannst deine Mala auch nach der Meditation weitertragen, insbesondere wenn du dich nach universeller Unterstützung und Urvertrauen sehnst.

Lokah Samastah Sukhino Bhavantu: Dieser wunderschöne Segensspruch bedeutet übersetzt, dass alle Wesen Glück und Harmonie erfahren sollen und dass du mit deinem Tun dazu beitragen mögest. Es ist ein Mantra des Wohlwollens, man wünscht Frieden und Wohlergehen für alle Wesen auf der Welt. Es eignet sich, falls du dir oft Sorgen um andere machst, dich häufiger Schuldgefühle plagen, du in einem therapeutischen Beruf arbeitest oder wenn du durch schlechte Nachrichten aufgewühlt bist und dir Frieden oder Verbundenheit wünschst. Genau wie bei dem Mantra *Om*, sprichst du das *Lokah Samastah Sukhino Bhavanto* jedes Mal, wenn du eine neue Perle in der Hand befühlst. Deine Meditation dauert dann etwas länger. Die Mala ist nach der Meditation mit Gedanken des Friedens und Wohlergehen aufgeladen. Du kannst sie immer dann im Alltag weitertragen, wenn du dich nach Frieden, Glück und Harmonie sehnst.

Affirmationen: In der letzten Zeit haben sich hierzulande immer mehr die Affirmationen durchgesetzt. Affirmationen sind positiv formulierte, kurze Sätze oder Aussagen, die dem Unterbewusstsein durch häufiges Wiederholen eine neue Orientierung, eine klare Richtung oder ein Ziel geben sollen. Sie sollen Denkmuster auflösen und positive Gedanken ins Unterbewusstsein pflanzen. Kurze Affirmationssätze sind etwa:

- Ich bin stark.
- Ich glaube an meine Fähigkeiten.
- Ich bin gesund.
- Ich entspanne mich.
- Ich bin mit dem Universum verbunden.

Affirmationen eignen sich für Mala-Meditationen genauso gut wie Mantras. Überlege dir einen kurzen Glaubenssatz, den du durch die Meditation in deinem Unterbewusstsein manifestieren willst, und sage ihn dir mit jeder Perle, die du durch deine Hand gleiten lässt, laut oder im Stillen auf.

Selbstverständlich kannst du deine Mala-Perlen auch mit eigenen Wünschen und Energien aufladen und in jede Perle eine Kraft, einen Gedanken oder einen Traum hineingeben. Eine Mala wirkt besonders stark, wenn sie mit eigenen Wünschen aufgeladen wird, denn sie verbinden sich dann mit den Energien aus deinen Körpermustern.

Auch solch eine Mala kannst du unabhängig von deiner Meditation im Alltag weitertragen. Sie hilft, deine eigene Persönlichkeit und dein ganzes Potenzial zu entfalten. Außerdem erinnert sie dich immer an deine Wünsche und an deine Träume.

Eine Mala-Kette kannst du fertig kaufen oder dir mit einem passenden Set selbst knüpfen. Wenn du sie selbst knüpfst, solltest du sie nicht verleihen, sondern ausschließlich selbst tragen, denn sie ist mit deinen Energien und Erfahrungen gespickt und für dich hoch wirkungsvoll! Wo du schöne Mala-Ketten oder tolle DIY-Sets kaufen kannst, erfährst du in meiner Empfehlungsliste am Ende des Buches.

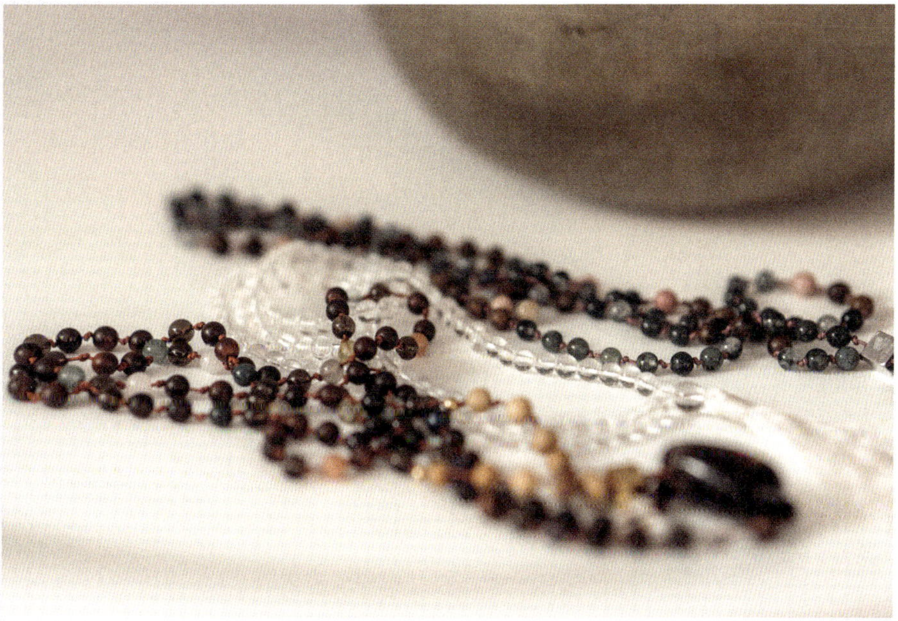

Die Schilddrüse

Balance für Körper und Seele

Unter allen Organen in unserem Körper gibt es eines, das mehr als alle anderen Organe über unsere Leistungsfähigkeit, Vitalität und über das Energielevel bestimmen kann: die schmetterlingsförmige Schilddrüse. Sie ist zwar ein kleines, aber gut durchblutetes Organ, das an der Halsvorderseite unter dem Kehlkopf zu ertasten ist. Die Schilddrüse wird über die Hirnanhangsdrüse (Hypophyse) stimuliert und belebt mit ihren Hormonen T3 *(Trijodthyronin)* und T4 *(Thyroxin)* den ganzen Körper und seine Stoffwechselprozesse. Für ihre vielfältigen Aufgaben braucht sie vor allem Jod, Selen und Eisen. Nicht so gut kommt sie mit Schwermetallen aus dem Nahrungsangebot zurecht: Die schädlichen Metalle lagern sich schnell in ihren Zellen ein.

Die meisten Schilddrüsenerkrankungen wie eine Über- oder Unterfunktion entstehen sekundär durch Disbalancen in den Hormonregelkreisen, durch Überlastung anderer Organe, wie zum Beispiel der Leber und Gallenblase, oder durch bestimmte Nährstoffdefizite, die Umbauprozesse der Hormone beeinflussen.

Bei einer Schilddrüsenüberfunktion sind die Stoffwechselprozesse erhöht. Es kommt zu Gewichtsabnahme, vermehrtem Schwitzen, schnellem Puls und zu innerer Unruhe mit Schlafstörungen. Häufig werden die Symptome durch entzündliche Prozesse begleitet. Eine Schilddrüsenunterfunktion wirkt sich gegenteilig aus: Übergewicht, Haarausfall, dauerhafte Müdigkeit und Empfindlichkeit gegenüber Kälte sind die empfundenen Symptome. Dem Körper fehlt Energie für die Stoffwechselprozesse. Und nicht nur das. Bei einer Schilddrüsenunterfunktion stumpfen häufiger die emotionalen Empfindungen ab. Der Betroffene kämpft mit depressiven Zügen.

Vitalzeichen

Ist die Schilddrüse rundum gesund, strotzt der Körper vor Kraft und Vitalität. Die Stimme ist klar und deutlich. Dank der Hormonbalance wirken Menschen mit vitaler Schilddrüse jünger, als sie eigentlich sind. Sie sind erfolgreich, begehrenswert und haben eine ausgereifte Persönlichkeit.

Erste Warnhinweise auf einen Blick:

- Räuspergefühl oder Kloßgefühl im Hals
- heisere, schwache Stimme
- schnelle Gewichtszunahme oder -abnahme
- Reizbarkeit
- Müdigkeit, Erschöpfung
- Schwellung am Hals
- erhöhtes Wärme- oder Kälteempfinden

Anatomie und Aufbau

Die Schilddrüse besteht aus einem rechten und einem linken Schilddrüsenlappen, die in der Größe variieren können und in einem Ultraschall meist eckig aussehen. Die beiden Drüsenlappen werden mittig von dem bindegewebigen Isthmus, eine Art Gewebebrücke, verbunden. Mehrere Bindegewebsstraßen unterteilen die Schilddrüsenlappen weiter in kleine Läppchen. Jedes Läppchen besteht aus Follikeln, in dessen Zellen die beiden Schilddrüsenhormone T3 und T4 gebildet werden. Beide Hormone helfen unter anderem mit, Stresssituationen zu bewältigen. Für den Aufbau dieser beiden Hormone braucht die Schilddrüse Jod.

Zwischen den Follikeln gibt es noch einen anderen Zelltypus, die sogenannten C-Zellen, die ein weiteres Hormon bilden, nämlich Kalzitonin für stabile Knochen.

Die gesamte Schilddrüse ist von einer inneren und von einer äußeren Kapsel umgeben, die sie von der umgebenden Muskulatur abgrenzt. Dazwischen liegen größere Blutgefäße. Hinter der Schilddrüse liegt die Nebenschilddrüse, deren Lappen meist nur so groß wie Reiskörner sind. Sie bildet Parathormon, das zusammen mit dem Kalzitonin den Knochenstoffwechsel beeinflusst.

Obwohl die Schilddrüse mit etwa 18 bis 25 Gramm klein erscheint, ist der Körper ohne sie nicht lebensfähig. Denn mit ihren Hormonen hält sie den Körper nicht nur warm und feucht. Sie ist an den meisten Stoffwechselprozessen beteiligt, bestimmt das Herz-Kreislauf-Geschehen mit, beeinflusst Wachstum und Fortpflanzung und kontrolliert den Energieverbrauch.

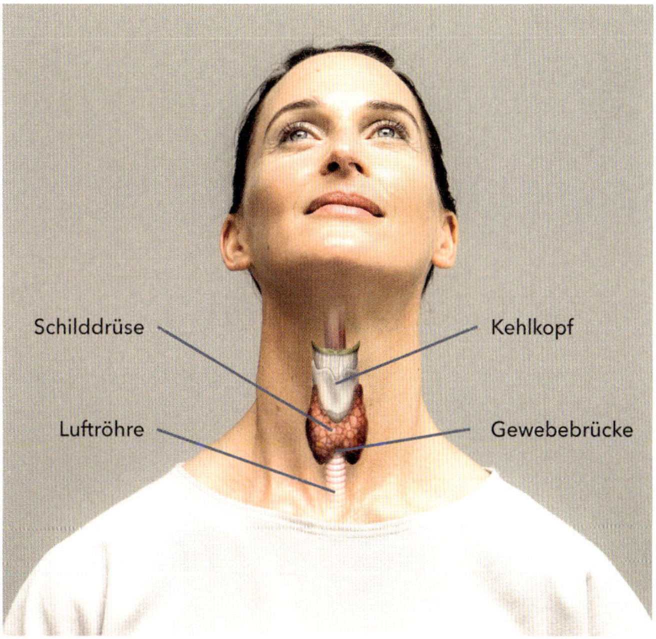

Die Schilddrüse ist ein schmetterlingsförmiges Organ im Hals, das gut selbst ertastet werden kann.

Hormonelle Regelkreisläufe der Schilddrüse

Man könnte die Schilddrüse als Gaspedal für den Körper und vor allem für den Stoffwechsel ansehen. Von ihrer Funktion hängt es ab, ob der Körper und die Seele übertourig oder untertourig ausgerichtet sind. Damit ist gemeint, dass, wenn die Schilddrüse zu viele Schilddrüsenhormone produziert, die meisten Stoffwechselprozesse hochfahren und der Geist eher fahrig und getrieben wirkt. Der Körper und das Gemüt erhitzen leichter und die Organe sind anfälliger für Entzündungen oder autoimmune Reaktionen. Kann die Schilddrüse nur wenig Hormone produzieren, kehren sich diese Reaktionen um: Die Stoffwechselvorgänge werden gebremst, der Geist wird träge und stumpf. Der Körper kühlt leichter aus und die Seele grenzt sich von der Außenwelt ab.

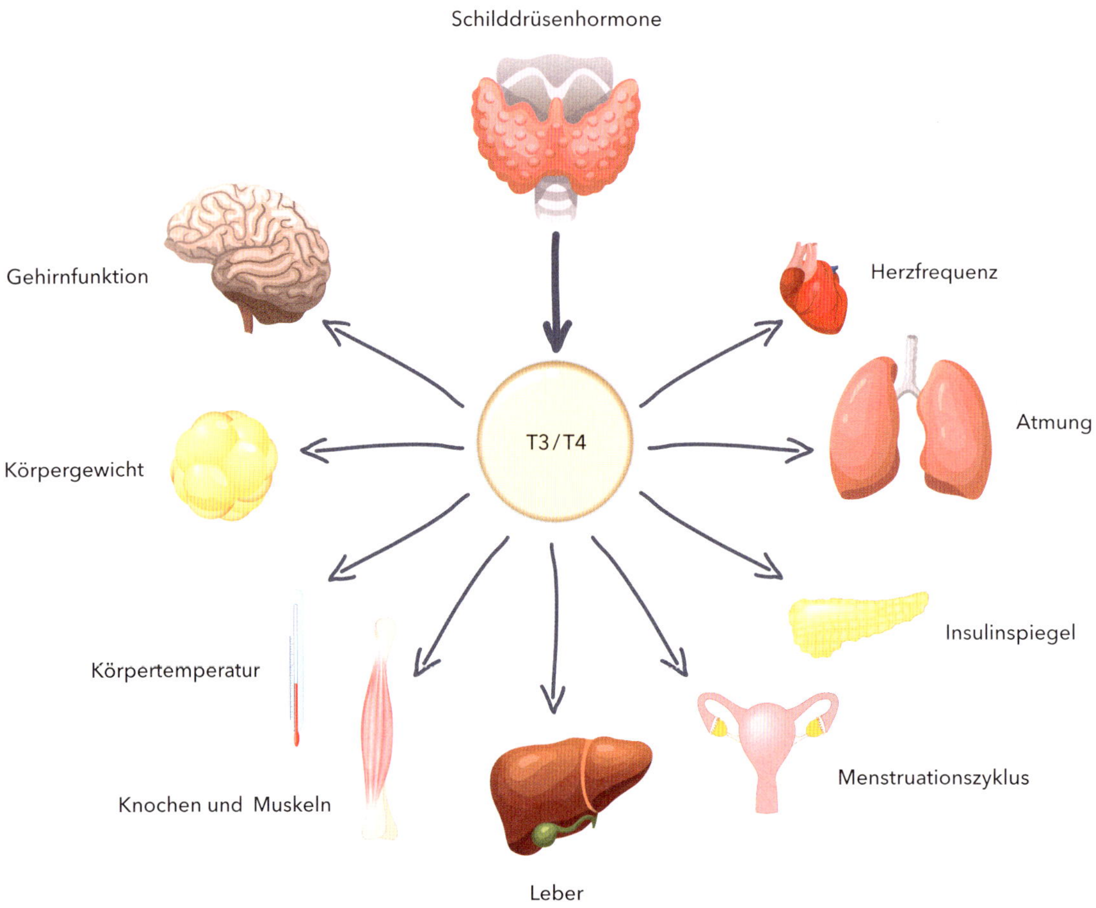

Die Schilddrüsenhormone sind entscheidend dafür, wie gut Stoffwechselprozesse in den Organen funktionieren.

Doch bevor die Schilddrüse Hormone produziert, muss sich der Hypothalamus einschalten, die Schaltzentrale des Körpers, die im Zwischenhirn sitzt. Der Hypothalamus reguliert alle wesentlichen endokrinen und vegetativen Vorgänge und steuert zum Beispiel die Atmung, den Kreislauf und die Körpertemperatur. Außerdem setzt er sogenannte Releasing-Hormone frei und sendet sie an seine untergeordnete Zentrale, die Hypophyse. Die etwa haselnussgroße Drüse liegt geschützt in einer Vertiefung des Schädelknochens auf Höhe der Augen und produziert, aktiviert von den Releasing-Hormonen des Hypothalamus, das Steuerhormon TSH (die Thyreoidea stimulierendes Hormon). Die Hypophyse sorgt dafür, dass die Schilddrüse mit dem TSH eigene Hormone aufbauen kann, nämlich das T3 und das T4. Dazu braucht die Schilddrüse zusätzlich Jod und die Mithilfe der Leber, denn in ihr kann ebenfalls T4 in die aktive Form T3 umgewandelt werden. T3 und T4 werden dann an Eiweißmoleküle gebunden, mit denen sie zu den Zielorganen, wie beispielsweise der Leber oder den Nieren, gelangen. In den Zielorganen setzen sie verschiedenste Stoffwechselprozesse in Gang und generieren den benötigten Energieumsatz. Außerdem wird der Körper erwärmt, kann wachsen und sich stetig weiterentwickeln.

Die Zielorgane – etwa die Geschlechtsorgane oder die Leber –, die von T3 und T4 angesprochen werden, geben dem Hypothalamus über eine Feedbackschleife eine Rückmeldung. Sind bei ihnen zu wenig Schilddrüsenhormone angekommen, dann wird die Hypophyse angeregt, mehr TSH zur Aktivierung der Schilddrüsenhormone zu produzieren.

Die Schilddrüse nutzt die hormonellen Regelkreise zur Herstellung einer Balance zwischen den Drüsen und ihren Zielorganen. Sie weiß, dass eine einzige Störquelle in dem sensiblen Netzwerk ausreicht, um die komplizierten Stoffwechselvorgänge im Körper oder den Seelenhaushalt durcheinanderzubringen.

Untersuchung beim Arzt oder Heilpraktiker

Da die Schilddrüse in viele Regelkreise eingebunden und von mehreren Organen abhängig ist, sollte bei Verdacht einer Erkrankung der Schilddrüse eine ganzheitliche Untersuchung und Behandlung eingeleitet werden. Dazu zählt beispielsweise eine Überprüfung des Blutes mit Nährstoff- und Hormonanalyse und Leberwerten. Die Schilddrüse sollte abgetastet und mittels Ultraschall überprüft werden. Im Ultraschallbild sieht eine gesunde Schilddrüse etwas eckig aus. Beide Schilddrüsenlappen sind in etwa gleich groß und bestehen aus gesundem, durchblutetem Gewebe. Dazu sollte der individuelle Jodbedarf ermittelt werden. Frage deinen Arzt auch nach Selbstbehandlungsmöglichkeiten oder unterstützenden Mikronährstoffen.

Wachstum und (seelische) Reifung

Die hormonellen Zusammenhänge sind auf der medizinischen Ebene noch lange nicht alle geklärt. Sicher ist jedoch, dass die Schilddrüse neben vielem anderen die Psyche und das Seelenleben beeinflusst. Mit ihren Hormonen ermöglicht sie die Reifung und das Wachsen der eigenen Persönlichkeit, ein riesiges Geschenk für den weiteren Lebensweg! Die wichtigste Phase für die Ausreifung der Seele ist die Kindheit, genauer die Jahre zwischen dem neunten und dem zwölften Lebensjahr. In diesem Lebensabschnitt probieren sich Kinder gerne aus, testen ihre Möglichkeiten und Grenzen oder knüpfen erste festere Freundschaften. Jetzt ist es wichtig, dass ein Kind Anerkennung bekommt, in stabilen Familienverhältnissen aufwachsen darf und sich die Seele in einem sicheren Umfeld entwickelt.

Anmut und Schönheit

Einen Menschen mit einer vitalen Schilddrüse erkennt man an seinem zarten, natürlichen Wesen und seinen anmutigen Bewegungen. Er hat eine aufrechte Körperhaltung und wirkt mitunter sehr begehrenswert. Das ist hauptsächlich dem ausgewogenen Hormonspiegel zu verdanken, dem die verjüngenden Effekte zuzuschreiben sind.

Anmutige und schöne Menschen ziehen das Umfeld in ihren Bann. Ebendies macht sie zu selbstbewussten und erfolgreichen Persönlichkeiten. Sie haben tiefes Vertrauen zu sich selbst und zu ihrem Körper. Deswegen können sie leicht Verbindungen knüpfen und mit der Natur in Frieden leben.

Überfordert sein und sich vom Leben abwenden

Ich-Stärke, Ausstrahlung, Leuchtkraft oder Leben, Wachstum, Reifung und Entwicklung – all das sind Attribute einer gesunden Schilddrüse. Und genau diese gehen dem Betroffenen verloren, wenn das kleine Organ aus seiner Balance gerät.

Einige Geistaspekte und Emotionen führen allerdings, wenn sie im Übermaß vorhanden sind, zur Schwächung der Schilddrüse und kehren ihre lebensbejahenden Attribute um. Dazu zählt etwa der Perfektionismus, eigentlich eine positive Eigenschaft, die dem Menschen ermöglicht, eine Handlung fehlerfrei und vollkommen abzuschließen. Doch Perfektionisten haben hohe Standards, hohe Ziele und hohe Anforderungen an sich selbst. Das macht sie zwar zu erfolgreichen Menschen, sie stehen sich mit ihren auferlegten Ansprüchen jedoch oftmals selbst im Weg. Dann sind sie gefährdet, sich selbst zu überschätzen und sich zu überfordern. Anstatt ihre große Stärke, wichtige Details perfekt aufeinander abzustimmen, auszuleben, verlieren sie sich in ihrem Beruf und im Alltag in Details. Mitunter führt die Situation in eine depressive Krise, denn perfektionistisch veranlagte Menschen sind meist sehr feinfühlig. Das Gefühl, versagt zu haben oder den Anforderungen nicht gerecht zu werden, lässt sie sehr stark leiden. Als Reaktion ziehen sie sich aus dem Umfeld zurück und kapseln sich in eine eigene Welt ein, in der ihr scheinbares »Versagen« für sie selbst und andere verborgen bleibt. An diesem Punkt angelangt, können sie weder um Hilfe bitten noch angebotene Hilfe annehmen. Deswegen wird die Distanzierung zum Umfeld nach außen hin meist als Gefühlskälte wahrgenommen, wodurch sich viele – und leider einst gute – Verbindungen auflösen.

Verbinde dich neu mit dem Leben

Wenn aus jener Situation nun die Kraft erwachsen könnte, sich der Schilddrüse liebevoll zuzuwenden und sie zu stärken, würde sie die Energie aufbringen, den Betroffenen aus seinem Loch herauszuholen. Eine Möglichkeit sind die Selbstbehandlungsgriffe für die Schilddrüse, die du ab Seite 127 nachlesen kannst. Wenn du zu den Perfektionisten mit labiler Stimmung zählst, nutze deine einstige Stärke, den Blick auf Details zu richten. Schließe Frieden mit der Fähigkeit, die dich eventuell erst in deine Lage gebracht hat. Jetzt kann sie dir nützlich sein, aus deinem Loch herauszukriechen und wieder Anschluss an das Leben und seine Beziehungen zu finden. Der folgende Tipp unterstützt dich selbst dann, wenn du dich depressiv fühlst und dir der Antrieb fehlt.

Gehe hinaus in die Natur. Suche beispielsweise einen schönen, grünen Wald auf und verliere dich in seinen Details. Schaue dir die Linien auf einem herabgefallenen Blatt an, die kleinen Zellen oder braune Flecken auf der Blattoberfläche. Sammle einen Käfer auf, fühle die Schritte auf deiner Hand, den Fußabdruck, den der Käfer auf der Haut hinterlässt, oder beschäftige dich mit der Maserung seines Panzers. Was hältst du davon, die Schuhe auszuziehen und barfuß den Waldboden zu spüren? Was liegt alles auf dem Boden?

Die meisten Menschen, die sich eingekapselt haben, finden leichter einen Zugang zu der Natur als zu anderen Menschen. Trainiere im Wald, denn ehe du dichs versiehst, hast du dich dort schon wieder mit dem Leben verbunden. Das Erlebte gewinnt an Bedeutung für dich und die Natur hilft dir, dich mit kleinen Schritten zurück ins Leben zu kämpfen.

Pranayama: Ujjayi

Ujjayi bedeutet übersetzt »siegreich« (*jaya* = »Sieg«) und ist genau wie die Wechselatmung eine der wichtigsten Pranayamas im Hatha Yoga. Bei dieser Atemtechnik entsteht durch den Verschluss der Stimmritzen zwischen den Stimmbändern ein rauschendes Atemgeräusch. Die Atmung wird bewusst verlangsamt und beruhigt das vegetative Nervensystem. Prana, das durch *Ujjayi* ins Fließen kommt, wärmt, harmonisiert, beruhigt und energetisiert insbesondere die Organe im Oberkörper. Mit dieser Atemübung kannst du all deine Energieakkus wieder aufladen.

Ich habe die *Ujjayi*-Atmung speziell zur Stärkung der Schilddrüse ausgewählt, denn sie bedient sowohl die körperlichen als auch die geistig-seelischen Mängel bei einer Schilddrüsenschwäche. Auf körperlicher Ebene bringt die *Ujjayi*-Atmung die Zellen des Schilddrüsengewebes durch die Atemweise ins Schwingen. So lassen sich Verklebungen innerhalb der Zellverbände lösen. Außerdem wird die Schilddrüse besser durchblutet. Mit frischen Nährbausteinen kann sie leichter regenerieren. Die siegreiche Atmung bewirkt aber auch viel im Seelenleben eines schilddrüsengeschwächten Yogis: Durch die Atemweise wächst das Selbstvertrauen und der Antrieb, neue Lebensziele zu definieren.

In der Praxis habe ich die *Ujjayi*-Atmung sowohl bei Patienten mit Schilddrüsenunterfunktionen als auch bei Patienten mit Schilddrüsenüberfunktionen mit Erfolg angeordnet. Da die *Ujjayi*-Atmung erwärmend ist, aber keine Hitze erzeugt, kann sie prinzipiell bei einer Schilddrüsenentzündung und auch bei einer Überfunktion angewandt werden. Bist du davon betroffen, taste dich besonders achtsam an das Pranayama heran. Fühle genau, wie es auf deine Schilddrüse wirkt. Geht es dir nach dem Üben gut, passt die *Ujjayi*-Atmung für dich und du kannst sie ohne Bedenken üben. Erzeugt die *Ujjayi*-Atmung bei dir eher Unwohlsein oder eine Schwellung im Halsbereich, verzichte auf sie und konzentriere dich stattdessen auf deinen normalen Atemfluss. Nimm dir für das Üben wieder entsprechende Hilfsmittel, falls dir das Aufrichten im Sitzen schwerfällt.

Die Ujjayi-Atmung – siegreich werden

Sitze aufrecht im Schneidersitz oder in einer alternativen Sitzvariante. Lege beide Hände entspannt im Chin Mudra auf die Oberschenkel. Schließe die Augen. Atme tief und vollständig ein, halte die Atemluft einen intuitiven Moment an. Atme durch die Nase so aus, dass hinten in der Kehle ein deutliches Rauschen zu hören und ein sanftes Vibrieren zu spüren ist.

Hinweis: Stelle dir bei der Ausatmung vor, du würdest gegen einen imaginären Spiegel hauchen. Der Mund bleibt dazu geschlossen. Wenn du das Vibrieren der *Ujjayi*-Atmung in der Schilddrüse nachvollziehen möchtest, lege kurz die Finger um die Schilddrüse vorn am Hals. Unter den Fingerbeeren spürst du dann eine ganz zarte Schwingung. Das Rauschen entsteht durch die Verengung der Stimmritzen und hört sich wie Meeresrauschen an. Es ist deutlich zu hören.

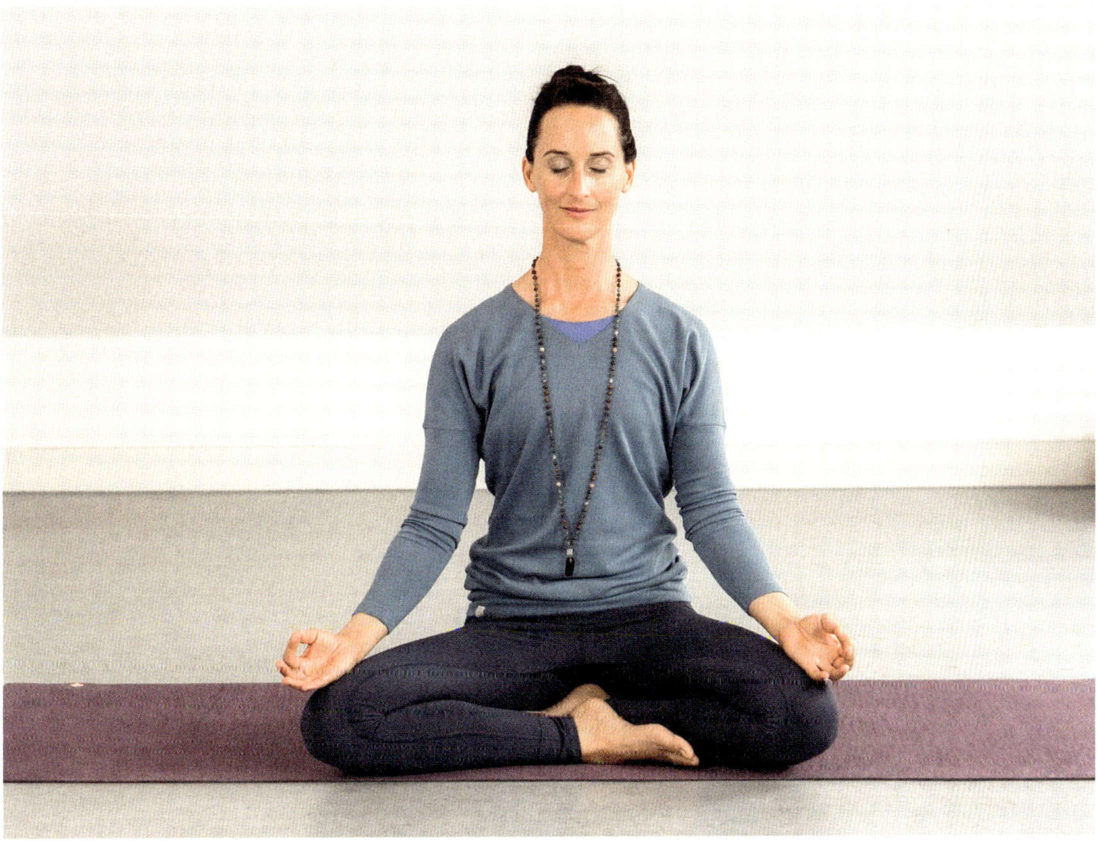

Übungsflow für die Schilddrüse

Die Schilddrüse liebt es, wenn sie sich im vorderen Hals unabhängig von anderen Körperstrukturen frei bewegen kann. Das ist gar nicht so selbstverständlich, denn verspannte Muskeln, ein blockierter Halswirbel oder ein luxiertes Kiefergelenk können unangenehm an der Schilddrüse ziehen und sie in die Fehlfunktion leiten. Das folgende Übungsprogramm verschafft der Schilddrüse durch Entlastung verbundener Körperstrukturen mehr Bewegungsspielraum. Somit wird weder an ihr gedrückt noch wird unangenehm an ihr gezogen. Dazu gibt es Asanas, die auf die Schilddrüse direkt einwirken oder ihre hormonellen Regelkreisläufe positiv beeinflussen und das Gefühl von Verbundenheit stärken.

Übe den Organgruß mindestens einmal zu jeder Seite und setze den Schwerpunkt auf die zweite Position, Hände auf dem Brustbein. Schenke dir Zeit beim Atmen in den vorderen Halsbereich. Wenn du magst, stelle dir vor, wie du die Schilddrüse mit jedem Atemzug erfrischst und mobilisierst.

Bei schweren und akuten Schilddrüsenerkrankungen bespreche dich mit deinem Arzt, ob du das Übungsprogramm ausführen darfst. Bei allen anderen Schilddrüsenerkrankungen, wie etwa einer Unterfunktion, gilt wieder: Taste dich langsam an die Übungen an und drossele die Intensität in Asanas wie »Goldener Twist« und »Fisch«. Dein komplettes Programm nimmt ungefähr 45 Minuten in Anspruch. Lege dir einen stabilen Klotz oder ein dickes Buch für die Asana »Die Brücke« bereit.

Alle fünf Übungen auf einen Blick

1. Himmel und Erde verbinden (Seite 55)
2. Der goldene Twist (Seite 65)
3. Organgruß (Seite 72)
4. Der Fisch (Seite 81)
5. Die Brücke mit Klotz (Seite 90)

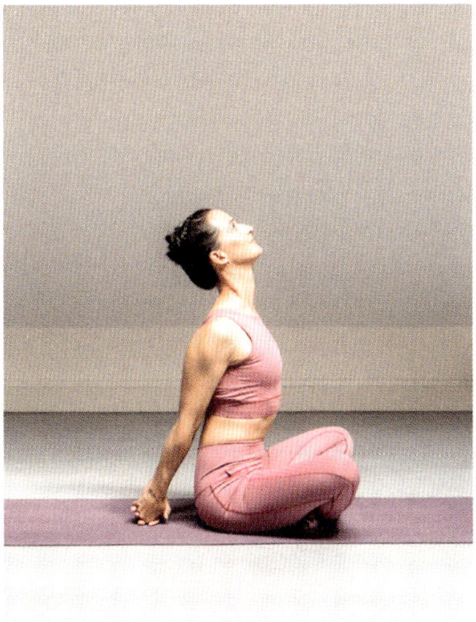

1

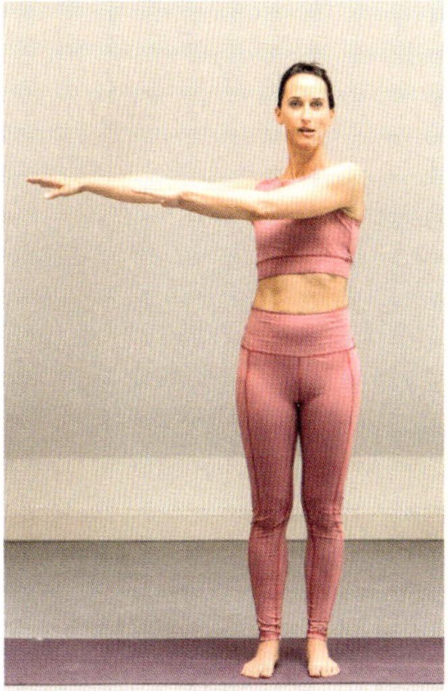

2

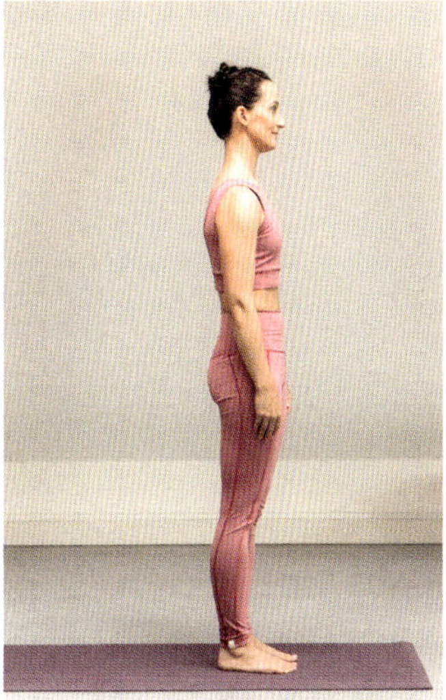

3

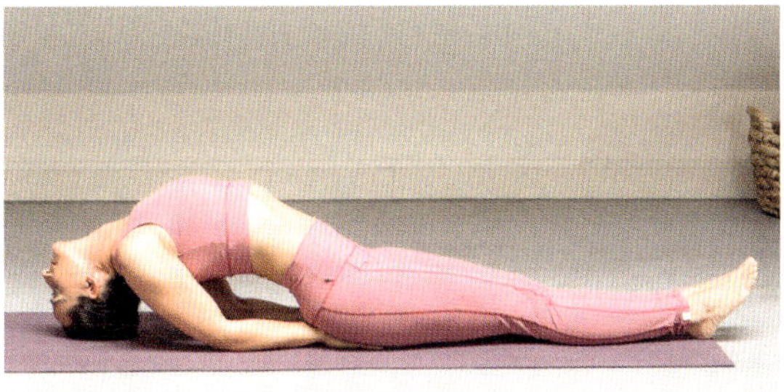

4

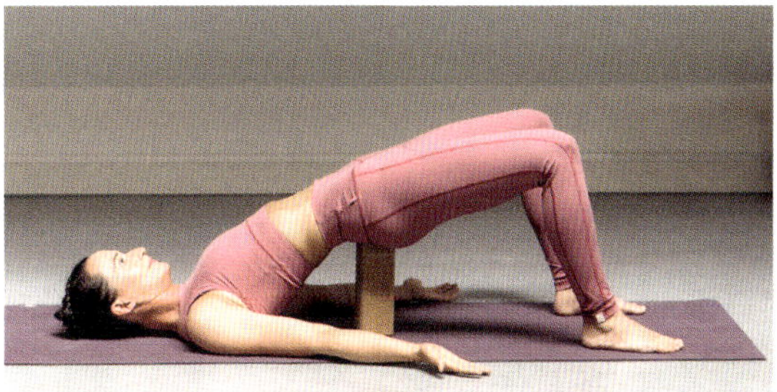

5

Heilende Meditation für die Schilddrüse

Die Schilddrüse lässt sich gerne auf eine Meditation ein, die ihr hilft, alte Muster zu durchbrechen. Kann sie sich von belastenden Mustern befreien, gewinnt sie neues Urvertrauen und geht aus der Meditation gestärkt hervor.

Während der Meditation nutzen wir das Mantra *Sa Ta Na Ma*. Es bedeutet übersetzt »Geburt, Leben, Tod und Wiedergeburt« und symbolisiert den ewigen Kreislauf des Lebens mit seinen ständigen Erneuerungen.

In der Meditation kombinierst du das Mantra mit bestimmten Fingerhaltungen. Danach wirst du spüren, wie du bereit bist, neue, unbekannte Wege zu gehen, weil sich bremsende Muster aufgelöst haben. Übe die Meditation ungefähr zehn Minuten in Stille und ohne abgelenkt zu sein.

Durchbreche alte Muster!

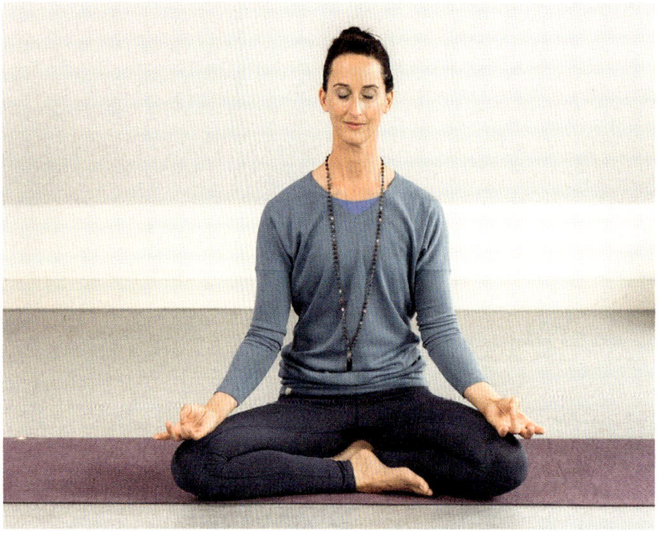

Komme in einen aufrechten Sitz und schließe die Augen. Stimme dich ein und lege die Hände auf den Oberschenkeln ab.

Mit der Silbe »Sa« berühren sich Daumen und Zeigefinger beider Hände, bei »Ta« Daumen und Mittelfinger, bei »Na« Daumen und Ringfinger und bei »Ma« Daumen und Kleinfinger. Man kann die Fingerübung auch nacheinander jeweils nur mit einer Hand ausführen. In dem Fall wechseln sich die Hände immer ab.

SELBSTFÜRSORGE FÜR DIE SCHILDDRÜSE

Zugegeben, man weiß meistens sehr wenig über die Schilddrüse. Wer beschäftigt sich schon direkt mit dem Organ im Hals? Meistens sind es doch die Nackenmuskeln oder verschobene Wirbel in der Halswirbelsäule, die den Alltag einschränken. Um die Schilddrüse sorgen wir uns erst, wenn der Hals vorn anschwillt oder die Stimme leise und stumpf wird. Müdigkeit, depressive Verstimmung und fehlender Antrieb verbinden die wenigsten mit der Schilddrüse.

Die kleine Schilddrüse ist zäh und versucht mit aller Kraft, die Körperfunktionen am Laufen zu halten. Selbst wenn es ihr schon über einen längeren Zeitraum nicht so gut geht, produziert sie ihre Hormone weiter. Erst wenn sie wirklich nicht mehr kann, schickt sie deutliche Signale, die nicht zu ignorieren sind: Sie entzündet sich, bildet Zysten aus oder deutet mit einer sichtbaren Halsschwellung an, wie schlecht es ihr geht.

Doch wäre es nicht sinnvoller, ihr schon zu einem früheren Zeitpunkt Zuwendung zu schenken? Dann wenn sie sich mit einem heilenden Impuls noch selbst regulieren kann? Zu diesem Zweck sind die fünf Griffe zur Selbstbehandlung gedacht. Ich zeige sie dir gleich ausführlich, damit du sie leicht nachmachen kannst.

Fünf Behandlungsgriffe für die Selbstanwendung

Du kannst die Schilddrüse mit fünf Handgriffen selbst unterstützen und ganz allgemein stärken. Die Griffe dienen als Prophylaxe und als Schutz vor Schilddrüsenerkrankungen mit schweren Verläufen.

Du kannst die Griffe der Reihenfolge nach in deinen Übungsflow einbauen und damit eine umfassende Tiefenwirkung auf die Schilddrüse bewirken. Bei Zeitmangel ist es selbstverständlich auch möglich, nur ein oder zwei Griffe auszuwählen, die gut zu den aktuellen Beschwerden passen. Dann darfst du Linderung akuter Symptome erwarten. Baue die Selbstbehandlungsgriffe vorzugsweise vor Pranayama oder vor der Meditation ein und achte auf eine gerade, ungezwungene Haltung. Am Ende des Kapitels zeige ich dir als kleinen Bonus noch einen entzündungshemmenden Wickel aus nährstoffreichem Heilmoor, den deine Schilddrüse lieben wird!

Den Mundboden lockern

Mit dem Mundboden ist die Unterseite des Kinns gemeint. Hier verlaufen viele kleinere Muskeln, die häufig verspannt sind. Über fasziale Verbindungen üben sie Druck auf die Schilddrüse vorn im Hals aus. Werden die Muskeln am Mundboden gelockert, klart die Stimme auf und die Schilddrüse wird besser durchblutet.

1. Hebe das Kinn leicht an und ertaste mit den Fingern den weichen Mundboden zwischen dem Unterkieferknochen. Tauche mit den Fingerbeeren in das Muskelgewebe ein und beginne, es mit etwas Druck kreisend zu massieren. Schnell wirst du Stellen finden, wo du die Massage intensiver spürst. Dort verbleibe etwas länger, bis sich die Spannung löst.
2. Danach streiche den Mundboden noch mit flächigen Fingern von der Kinnspitze bis über den Halsansatz aus. Insgesamt dauert die Massage ungefähr drei Minuten. Mobilisiere als Nächstes die Lymphe im Halsbereich.

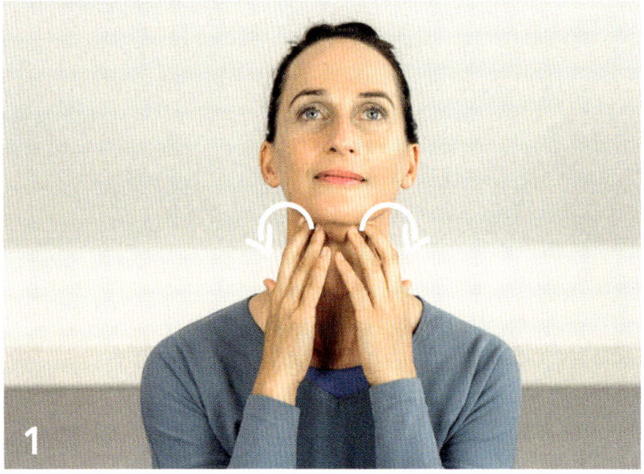

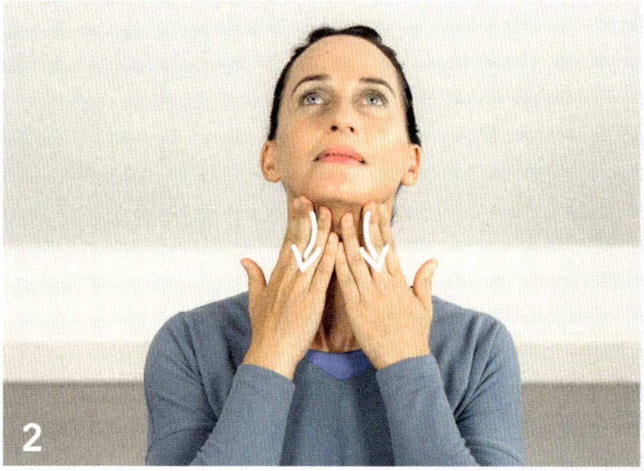

Die Lymphe mobilisieren

Wenn die Schilddrüse überbeansprucht oder entzündet ist, dann entsteht in der Halsregion eine Lymphlast. Ist diese sehr hoch, wirkt der Hals geschwollen und die Schilddrüse wird schlechter mit Blut versorgt. Das heißt, sie kann nicht so gut heilen, ihre Selbstheilungsfähigkeit ist eingeschränkt. Mit den folgenden Griffen mobilisierst du die Lymphe, damit sie schneller aus der Halsregion abfließen kann.

1. Lege deine Hände flächig um den Hals. Verschiebe die Haut darunter in einer kreisförmigen Bewegung nach hinten-unten. Wiederhole den Griff an dieser Stelle fünfmal. Setze dann noch einmal darunter an und kreise auf gleiche Weise an dieser Stelle. Der Rhythmus und die Bewegung sind langsam und sehr sanft, denn die Lymphbahnen liegen am Hals gleich unter der Haut.
2. Da die Lymphe am Hals durch die Venenwinkel über den Schlüsselbeinen abfließt, müssen auch diese kreisend stimuliert werden. Dort, wo das Brustbein rechts und links neben dem

vorderen Hals auf die Schlüsselbeine trifft, findest du über den Schlüsselbeinknochen jeweils eine Kuhle. Lege dort in die Halsgruben deine Finger hinein und beginne diese Stelle mit sieben Kreisen von innen nach außen zu massieren.

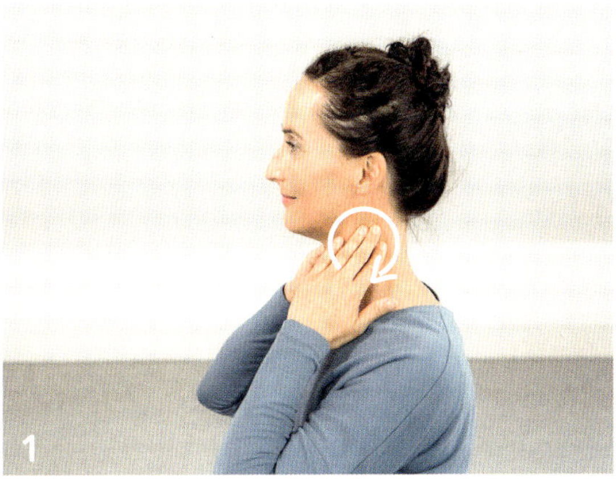

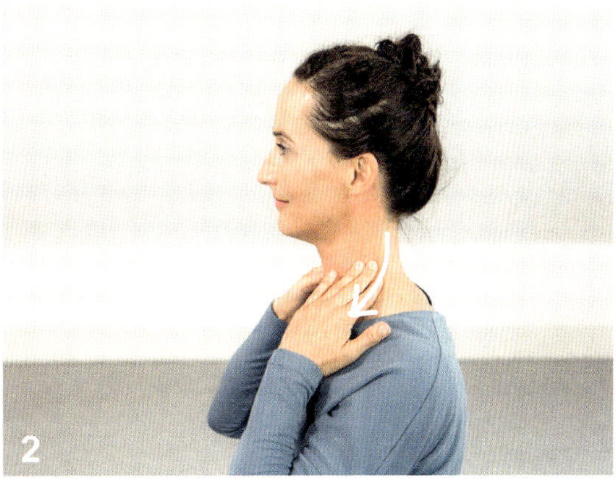

Druck von der Schilddrüse nehmen

Die vordere Halsfaszie verläuft, grob gesagt, vom Kinn aus über den Hals und mündet in den großen Brustmuskel. Durch langes Sitzen oder durch eine krumme Körperhaltung verklebt sie und verursacht mitunter Druck auf die Schilddrüse. Bewegungseinschränkungen und Durchblutungsstörungen innerhalb der Schilddrüse sind die Folge. Deshalb solltest du bei der Selbstbehandlung der Schilddrüse Verklebungen in der vorderen Halsfaszie unbedingt auflösen. Mit dem folgenden Griff gelingt dir das ganz leicht.

Lege im Sitzen beide Hände mit etwas Druck auf das Brustbein und ziehe das Brustbein mit der Haut einige Millimeter nach unten Richtung Schoß.

Gleichzeitig öffne leicht den Mund und schaue mit dem Kopf nach oben. Dabei spürst du, wie sich die Halsvorderseite dehnt. Atme fünf tiefe Atemzüge in die Dehnung hinein. Dann löse dich sanft und langsam aus der Haltung.

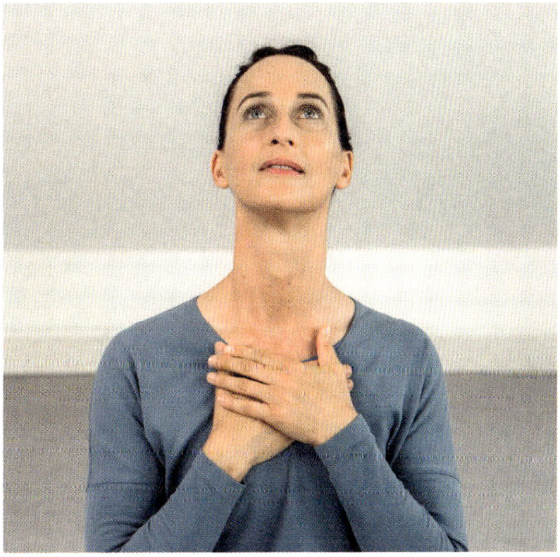

Den Kiefer entspannen

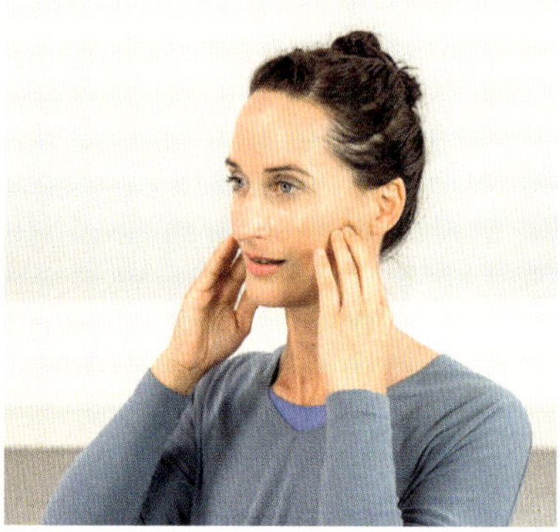

Die Funktion der Schilddrüse ist abhängig von einem entspannten Kiefer. Der Mund sollte sich mit Leichtigkeit etwa fünf Zentimeter öffnen und wieder schließen lassen. Bei den meisten Menschen ist der Kiefer stressbedingt angespannt, denn Stress wird häufig durch Zähneknirschen über die starken Kiefermuskeln abgebaut. Die Anspannung überträgt sich von den Kiefermuskeln über Faszien auf die Schilddrüse. Wenn du den kräftigen Masseter-Muskel lockerst, entspannt sich auch die Schilddrüse.

Lege die Hände auf beide Wangen. Kaue ein paarmal, um den Masseter auf beiden Gesichtsseiten zu spüren. Dort, wo du die Kaubewegung deutlich spürst, findest du den Masseter.

Öffne den Mund etwas, um den Unterkiefer zu entspannen. Dann kreise mit beiden Händen etwas stärker auf den Muskelbäuchen, bis du eine deutliche Entlastung spürst. Danach tut es gut, den Kiefer einige Male hin- und herzuschieben.

Das obere Kopfgelenk und seine Muskeln lockern

Die Schilddrüse kann durch einen verschobenen Atlaswirbel oder durch eine Blockade des oberen Kopfgelenks eingeschränkt werden. Meistens verändert sich die Position der Halswirbel durch eine zu feste Muskelspannung an den Ansätzen des Warzenfortsatzes unter dem Ohr (*Processus mastoideus*, kurz Mastoid) oder an den Knöcheln des Hinterhaupts (*Os occipitale*, kurz Occiput). Mit diesem Griff entspannst du die Muskelansätze. Häufig korrigieren sich die Wirbel anschließend von selbst.

1. Setze deine Finger beidseits in den Zwischenraum von Warzenfortsatz und Hinterhaupt an und massiere die Ansätze kräftig durch, bis du eine Lockerung verspürst.
2. Anschließend streiche von dort die Muskeln – die großen Kopfwender – kräftig aus, die sich am seitlichen Hals bis zu den Schlüsselbeingruben ziehen.

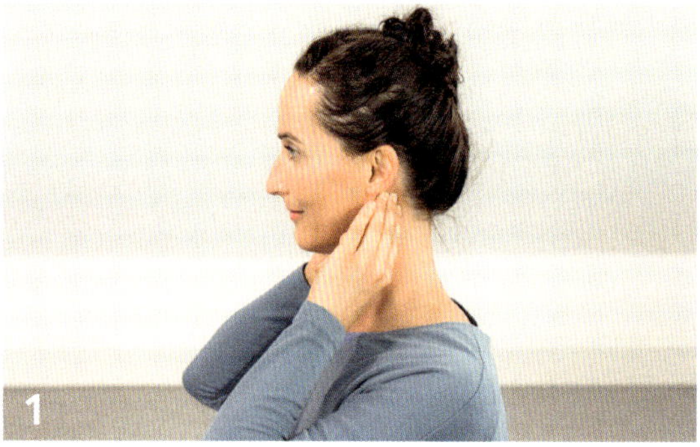

1

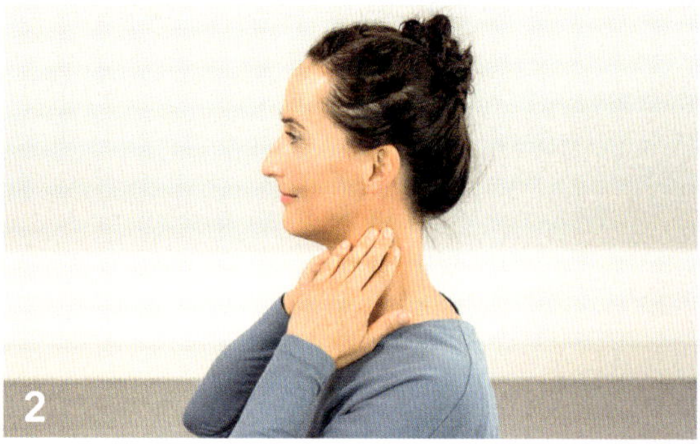

2

Den Ansatz unter dem Schlüsselbein massieren

Unter den Schlüsselbeinen finden sich wichtige Meridianbahnen, Anteile der großen, vorderen Halsfaszie und Muskelansätze, die bei Anspannung die Beweglichkeit der Schilddrüse einschränken. Mit dem nächsten Selbstbehandlungsgriff lockerst du diesen Bereich. Wahrscheinlich spürst du auch gleich, wie mehr Energie fließt und die Hautfläche besser durchblutet wird. Wenn sich die Schilddrüse wieder unabhängig von verklebten Faszien und verspannten Muskeln bewegen kann, findet sie Entlastung und regeneriert sich.

Lege die Finger beider Hände unter die äußeren Enden der Schlüsselbeine bei den Schultern. Mit einer kreisenden Bewegung der Finger massierst du den ersten Abschnitt am unteren Ende der Schlüsselbeine kräftig aus. Bleibe auf der Stelle, bis sie sich spürbar lockert. Dann massiere den nächsten Punkt daneben. Suche dir insgesamt drei bis vier Punkte unter den Schlüsselbeinen und beende die Massage mit einem Punkt am Anfang der Schlüsselbeine, dort, wo die Schlüsselbeine auf das Brustbein treffen.

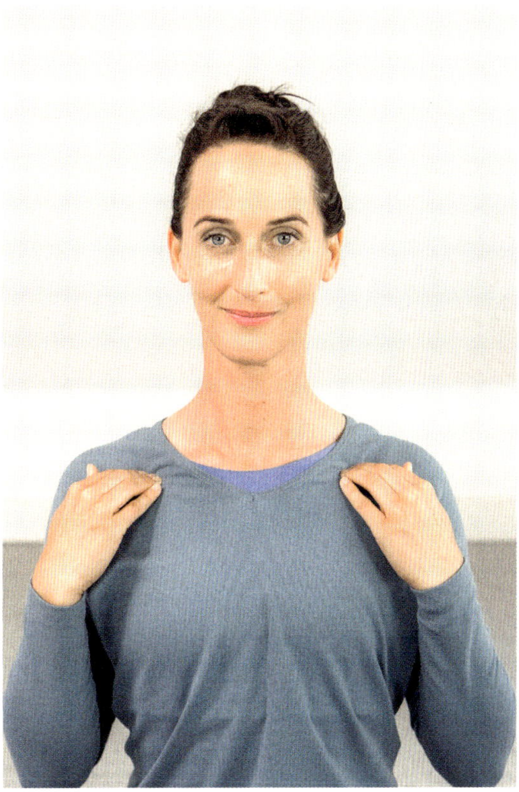

Ein Wickel aus Heilerde

Über Jahrtausende standen dem Menschen für die Linderung seiner Beschwerden nur natürliche Wirkstoffe zur Verfügung. Einer davon ist bis heute in Gebrauch: die Heilerde. Sie entsteht durch das Vermahlen von eiszeitlichem, getrocknetem Löß und kommt ohne Zusätze aus. Heilerde ist reich an Mineralstoffen wie Kupfer, Mangan, Nickel, Selen, Magnesium, Zink, Eisen und vielen mehr. Die perfekte Zusammensetzung ihrer Inhaltsstoffe bindet Bakterien, Gallensäure und Giftstoffe. Sie baut freie Radikale ab und schützt vor zellschädigendem, oxidativem Stress. Das reine Naturmittel ist frei von Nebenwirkungen und lässt sich gut für einen entzündungshemmenden Wickel für die Schilddrüse verwenden. Alles, was du dafür benötigst, ist hautfeine Heilerde als Pulver oder Paste, ein feuchtes Baumwolltuch und einen Schal zum Fixieren. Empfehlungen für Heilerde findest du in den weiterführenden Empfehlungen ab Seite 214.

So wickelst du

Für den Zweck einer allgemeinen Schilddrüsenstärkung oder bei chronischen Entzündungen der Schilddrüse empfiehlt es sich, einen warmen Wickel anzulegen.

Befreie den Hals von störenden Kleidungsstoffen. Mixe sieben Teile Heilerdepulver mit zwei Teilen Wasser oder Öl zu einer Paste an. Noch praktischer ist es, eine fertige Paste zu benutzen, die es ebenfalls zu kaufen gibt. Als Öl empfehle ich dir ein naturbelassenes Lavendelöl. Trage die Paste fingerdick auf die komplette Halsvorderseite und über der Schilddrüse auf. Tauche das Baumwoll- oder Leinentuch in warmes Wasser, wringe es aus und wickele es locker um den Hals. Lege einen Schal über das Wickeltuch, verknote oder fixiere ihn mit großen Sicherheitsnadeln.

Tipp: Statt eines Schals verwende ich Bio-Heilwolle. Sie erzeugt eine angenehme, natürliche Tiefenwärme und pflegt die Haut mit natürlichen Fetten. Erst wenn der Wickel vollständig durchgetrocknet ist, was bis zu zwei Stunden dauern kann, nimmst du den Wickel ab. Reinige den Hals mit warmem Wasser. Abschließend kannst du den Hals mit Lavendelöl massieren und einige der Selbstbehandlungsgriffe anwenden.

Heilerdewickel dürfen auch bei einer akut entzündeten Schilddrüse aufgetragen werden. Er wirkt entzündungshemmend und bindet Flüssigkeit, die sich im Halsbereich festgesetzt hat. Während die Heilerde antrocknet, entsteht durch den Wickel eine sanfte Saugwirkung, die den Stoffwechsel der Schilddrüse und ihre Durchblutung anregt. Dadurch wird die Entzündung abgebaut.

Der Heilwickel sollte bei einer entzündeten Schilddrüse als Wickel mit kühlenden Eigenschaften angelegt werden. Verwende dann statt Lavendelöl besser Sanddornöl und tränke das Auflagetuch statt in warmem besser in kaltem Wasser und wringe es dann aus. Durch den Wickel erwärmt sich die Haut um die Schilddrüse herum nur ganz allmählich und schonend. Bevor die Wärmeentwicklung zu stark wird, nimmst du den Wickel wieder ab. Das ist meistens der Fall, bevor die Heilerde richtig antrocknet. Wische abschließend die Heilerde vom Hals und massiere ihn noch mit einer Extraportion Sanddornöl. Dazu eignet sich etwa ein sanfter Griff wie unter »Lymphe mobilisieren« auf Seite 128 beschrieben.

Das Herz

Der Motor des Lebens

Das Herz liegt etwas links der Mitte im Brustraum unter den Rippen und ist von einem Herzbeutel, dem Perikard, umgeben. Es schlägt ungefähr 100 000-mal am Tag und sorgt als zentrale Pumpe für einen steten Fluss in den Blutkreislauf. Wenn du deine Hände links des Brustbeins auflegst, kannst du den Herzschlag fühlen. Das Herz des Menschen beginnt ab der dritten Schwangerschaftswoche zu schlagen. Ein echtes Wunder, wenn man bedenkt, dass zu diesem Zeitpunkt das Herz zunächst nur ein Zellhaufen ist, der plötzlich anfängt zu pulsieren. Wenn es aufhört zu schlagen, werden alle Körperfunktionen beendet und der Mensch stirbt.

Vitalzeichen

Einen herzgesunden Menschen erkennt man sofort an seiner positiven Ausstrahlung: Er hat ein wunderbares Leuchten und einen schimmernden Glanz in den Augen und ein Lachen, das noch richtig echt aus dem Herzen kommt! Seine Atmung bewegt sich frei und unbefangen und kann sich spielend leicht entfalten. Ruht das Herz in sich und ist in Balance, entsteht eine gesunde Selbstliebe sowie Mitgefühl für andere Geschöpfe.

Erste Warnhinweise auf einen Blick:

- von der Norm abweichender Blutdruck
- schnell aus der Puste sein
- blasse Gesichtsfarbe
- Druck im linken Brustkorb, im linken Arm oder im Kiefergelenk
- regelmäßig unruhiger, unterbrochener Schlaf
- emotionales Ungleichgewicht

Anatomie und Aufbau

Das menschliche Herz ist ein Hohlorgan und sorgt als Pumpstation im Kreislaufsystem für den lebensnotwendigen Blutfluss im Körper. Durch den Herzschlag wird das Blut durch die Gefäße gepumpt und gelangt, mit Sauerstoff angereichert, zu den Körperzellen und zu den Organen. Die Hauptaufgabe des Herzens ist die Versorgung des ganzen Körpers mit lebensspendendem Sauerstoff.

Um diese wichtige Aufgabe zu erfüllen, ist das Herz raffiniert konstruiert. Es wird durch ein Septum – eine Wand – in zwei Herzhälften unterteilt. Jede Hälfte hat einen Vorhof und eine Kammer, die durch Klappen voneinander getrennt sind. In dem rechten Vorhof sammelt sich das sauerstoffarme Blut aus dem Körper, das durch die rechte Herzkammer in den Lungenkreislauf geleitet wird. Dort wird es mit dem eingeatmeten Sauerstoff angereichert, von dem linken Vorhof aufgenommen und in die linke Herzkammer geschickt. Dann öffnen sich die Aortenklappen und das frische Blut fließt in den Körperkreislauf zu den Organen und Zellen.

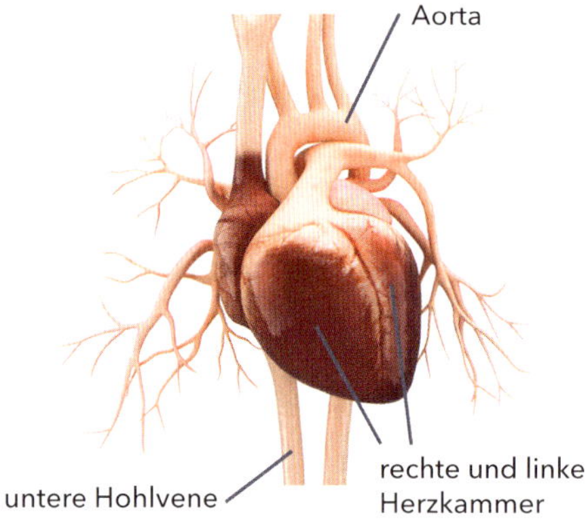

Das Herz ist das Zentrum des Blutkreislaufs und schlägt bis zu 100 000-mal am Tag.

Die Herzklappen

Damit das Blut auf seinem Weg durch das Herz in die richtige Richtung fließt, benötigt es vier Herzklappen-Paare, die sich wie Türen öffnen und schließen. Die Herzklappen verhindern, dass sich sauerstoffarmes mit sauerstoffreichem Blut vermischt oder das Blut zurück in die Vorhöfe fließt. Sie funktionieren wie Ventile und lassen das Blut nur in eine Richtung fließen. Damit die Herzklappen für den Blutstrom kein Hindernis sind, müssen sie geschmeidig auf- und zugehen. Ansonsten können Verwirbelungen im Blut entstehen und sich kleine Blutgerinnsel bilden, die für das Herz gefährlich wären.

Was passiert bei einem Herzschlag?

Befasst man sich im Yoga mit dem Herzen, ist es spannend, sich auf den Herzschlag zu konzentrieren und ihn bewusst zu spüren. Bei einem gesunden Erwachsenen schlägt das

Herz in Ruhe etwa 60- bis 80-mal pro Minute. In jeder Minute wird die gesamte Blutmenge durch den Körper gepumpt, etwa fünf bis sechs Liter. Wenn sich der Herzmuskel zusammenzieht, pumpt er das Blut in den großen Körperkreislauf. Die Organe werden mit sauerstoffreichem Blut versorgt. Diese Phase nennt man Systole. In der Diastole erschlafft der Herzmuskel wieder und nimmt dabei das sauerstoffarme Blut aus dem Körper auf.

Raffiniert: Unabhängigkeit durch eine eigene Kommandozentrale

Damit das Herz eine leistungsstarke Pumpe sein kann, benötigt es Energie und Nährstoffe. Diese bekommt es durch zwei dicke Herzkranzgefäße, die sich immer weiter verzweigen und sich wie ein Netzwerk von außen um den Herzmuskel legen. Dadurch wird das komplette Herz mit sauerstoffreichem Blut versorgt. Das zentrale Nervensystem des Gehirns bestimmt zwar den Takt des Herzens mit. Darüber hinaus hat es aber noch eine unabhängige, herzeigene Kommandozentrale: den Sinusknoten, der im rechten Vorhof des Herzens liegt.

Die elektrischen Impulse des Sinusknotens breiten sich zunächst über die Vorhöfe aus und lassen sie zusammenziehen. Im Anschluss gelangen die Impulse zu dem AV-Knoten (Atrioventrikularknoten) und von dort zu den beiden Herzkammern. Ein komplexes System von Leitbahnen sendet die Reize dann zu verschiedenen Bereichen des Herzens weiter. Selbst wenn das zentrale Nervensystem im Gehirn beeinträchtigt ist oder etwa durch einen Schlaganfall mit komatösem Zustand ausfällt, kann die Pumpleistung des Herzens durch die eigene Kommandozentrale aufrechterhalten werden und der Mensch lebt weiter.

Der optimale Blutdruck

Ein gesunder Blutdruck ist ein wichtiger Teil in der Gesundheitsvorsorge. Denn ein erhöhter Blutdruck gilt nachweislich als Risikofaktor für bestimmte Herz-Kreislauf-Erkrankungen wie beispielsweise einen Herzinfarkt.

Der Blutdruck setzt sich aus zwei Werten zusammen. Der erste Wert wird als systolisch bezeichnet. Er misst den Druck, mit dem das Blut durch den Körper gepumpt wird. Der zweite Wert wird als diastolisch bezeichnet. Er misst den Widerstand, der dem Blutfluss in den Gefäßen entgegengesetzt wird. Der optimale Blutdruck beim Menschen wird mit 120/80 mmHg angegeben.

Im Laufe des Tages und während der Nacht kommt es natürlicherweise zu leichten Schwankungen im Blutdrucksystem. Zu einem Risiko wird der Blutdruck erst, wenn er selbst im Ruhezustand konstant und über einen längeren Zeitraum erhöht ist. Ein erhöhter Blutdruck wird mit einen Wert von 140/90 mmHg definiert.

Herzgefühle: Glück und Freude

Das Herz beheimatet zwar alle Gefühle, die nicht dem Verstand untergeordnet sind, aber die beiden Gefühle Glück und Freude nehmen den größten Raum im Herzen ein. Alles, was Glück und Freude bereitet, nährt das Herz und fördert seine Gesundheit, etwa ein harmonisches Familienleben, ein schöner Blumenstrauß oder eine neue Liebe. Wenn das Herz mit Glück und Freude gefüllt ist, entwickelt sich daraus ein starkes Herzzentrum. Dann können dich Konfrontationen nicht so leicht erschüttern und es gelingt dir, dich von negativen Einflüssen abzugrenzen.

Mitgefühl und gesunde Selbstliebe

Menschen mit einem erfüllten Herzen sind mitfühlende Menschen. Sie verstehen Mitgefühl als »mit fühlen« anstatt »mit leiden« und handeln in emotionalen Situationen besonnen, unabhängig und neutral. Aus einem starken Herzzentrum resultiert auch eine gesunde Selbstliebe. Das bedeutet, sich selbst und seine Fähigkeiten liebevoll wertzuschätzen, seine Leistung anzuerkennen und sich Raum für die eigenen Bedürfnisse zu schenken. Gesunde Selbstliebe und Mitgefühl sind zwei Charakterzüge, die bei den Mitmenschen gut ankommen und im Leben dorthin führen, wo sich alle Herzenswünsche erfüllen können. Häufig suchen sich Herzmenschen eine Tätigkeit in der Altenpflege aus oder in anderen Therapie- und Gesundheitsberufen.

Was passiert, wenn das Herzzentrum ins Wanken gerät?

Wenn das Herz rundum gesund und glücklich ist, fällt es leicht, Beziehungen zu Menschen zu knüpfen, Tiere als gleichberechtigte Mitgeschöpfe anzuerkennen und eins zu sein mit der Natur.

Doch das Herz ist empfindsamer, als man denkt. Ein akutes Schockerlebnis, die Nachricht einer schweren Erkrankung oder das Ende einer langen Beziehung kann das Herz tief erschüttern. Selbst die Dauereinnahme bestimmter Medikamente oder ein ungeplanter Ortswechsel tun dem Herzen meist nicht gut. Nicht immer schickt das Herz dann Warnsignale auf körperlicher Ebene. Viel häufiger sind zunächst subtile Veränderungen. Es kann beispielsweise sein, dass sich das Lachen verändert und auf das Umfeld hysterisch wirkt. Ein Mensch mit einem erschütterten Herzen büßt oftmals auch von seinem Selbstwertgefühl ein. Dann entsteht ganz neu Lampenfieber oder übertriebene Angst vor Kritik. Man

Sammle Glücksmomente

Es gibt ein Zitat von Ludwig Feuerbach, das, wie ich finde, sehr passend für die Herzgefühle ist: »Meine erste Pflicht ist, mich selbst glücklich zu machen. Bin ich glücklich, mache ich auch andere glücklich.«

Es gibt immer mal Tage, an denen man sich vom Glück verlassen fühlt oder sich das Herz irgendwie leer anfühlt. Bevor sich diese Stimmung zu depressiven Zügen ausweiten kann, hilft es oftmals schon, sich aufzuschreiben, was einen glücklich macht oder in der Vergangenheit glücklich gemacht hat. Das Aufschreiben lässt im Unterbewusstem abgespeicherte Glücksgefühle wieder an die Oberfläche des Bewusstseins aufblitzen. Überlege dir auch, welche Ereignisse, Geschenke, Möglichkeiten und so weiter dich in der Zukunft glücklich machen würden und schreibe sie dazu Am Ende hast du eine Liste voll Glück gesammelt. Hänge sie dir gut sichtbar auf. Umkreise in den folgenden Tagen jeweils einen der aufgeschriebenen Glücksmomente und nimm dir vor, diesen in deinen Tag zu integrieren. Falls du als ein Beispiel »der Geruch von frischen Blumen« aufgeschrieben hast, umkreise diesen Glücksmoment und kaufe dir zum Feierabend einen schönen Blumenstrauß! Du kannst deine Liste auch mit Glücksmomenten ergänzen, die du zufällig erlebt hast. Vielleicht fällt dir dann wieder auf, wie viele glückliche Momente der Tag verspricht!

will alles richtig machen und sehnt sich nach Lob und Belohnung. Mitgefühl für andere Geschöpfe wandelt sich in Selbstmitleid um, das Herz wird dünnhäutig.

Wenn im Herzen die beiden Hauptgefühle Glück und Freude verloren gehen oder ganz erlöschen, fällt das neue Verhalten besonders im Umfeld auf. Der Betroffene wirkt weinerlich. Er hat Angst verlassen zu werden, und klammert sich an seine engsten Mitmenschen. Das Endstadium eines »Gefühlsinfarkts« im Herzen mündet zumeist in einer Depression. Dann braucht das Herz unbedingt professionelle und langfristige Behandlungshilfe.

Auf den folgenden Seiten findest du mit Pranayama, spezifischen Herz-Asanas und einer schönen Herzmeditation ein eigenes Programm, mit dem du dein Herz entlasten, nähren und aufbauen kannst. Als Bonus lernst du wichtige Akupressurpunkte für dein Herz kennen, mit denen die Wirkung des Yoga Flows weiter vertieft wird. Du beginnst jeden Flow mit dem Körperspüren von Seite 40. Danach schließt sich das Pranayama für ein Herzschutzschild an. Ich wünsche dir beim Üben viel Freude und Glücksgefühle, wenn du dein Herz neu entdeckst!

Pranayama: Schutzschild für das Herz

Das Pranayama »Schutzschild für das Herz« wirkt für das Organ sehr beruhigend und leitet die Asanas sanft ein. Es hilft, wenn der Alltag gerade noch aufbrausend und turbulent war und es schwerfällt, sich gleich auf Ruhe und Selbstfürsorge einzulassen. Außerdem passt es perfekt, falls dir in letzter Zeit aufgefallen ist, dass du dünnhäutiger auf Konfrontationen reagierst oder sie dich länger als nötig beschäftigen. Der Schutzschild für das Herz ist wie eine unsichtbare Mauer: Er grenzt dich zu deinem Umfeld ab, hält Energievampire fern und filtert negative Nachrichten. Nach der Pranayama-Übung fällt es leicht, auch mal ein klares »Nein« auszusprechen und sich dadurch Freiraum und Zeit für die eigenen Bedürfnisse einzuräumen.

Das sanfte, vertiefte Atmen schaltet den Ruhemodus im vegetativen Nervenzentrum ein. Zeit für Stressabbau! Ich empfehle dir, einige Male mit dem tiefen Herzseufzer »Hach« auszuatmen, als ob dir ein großer Stein vom Herzen fiele. Du wirst spüren, wie du mit dem Tönen noch mehr Leichtigkeit in deinem Herzen zulassen kannst.

Ein Schutzschild für dein Herz

1. Setze dich aufrecht hin, halte die Augen geschlossen und die Hände vor dem Herzen aneinandergelegt.
2. Mit der Einatmung hebst du die Hände in dieser Position nach oben zum Himmel und streckst dich dabei lang.
3. Löse die Hände dann voneinander und atme mit einem richtig schönen »Haaaach« aus. Dabei bewegen sich die Arme seitlich am Körper nach unten, die Handflächen zeigen von dir weg. Vor dem Herzen treffen sie wieder aufeinander und du legst sie zusammen. Wiederhole die Bewegung in deinem eigenen Atemrhythmus.

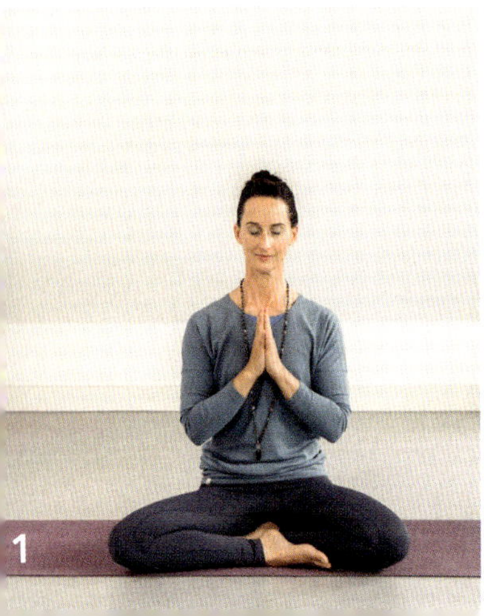

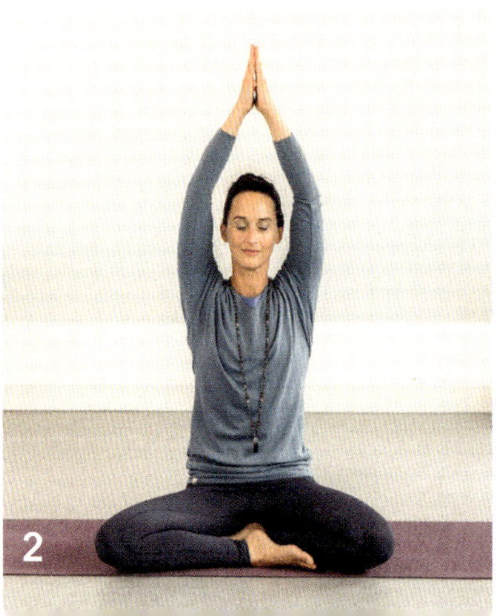

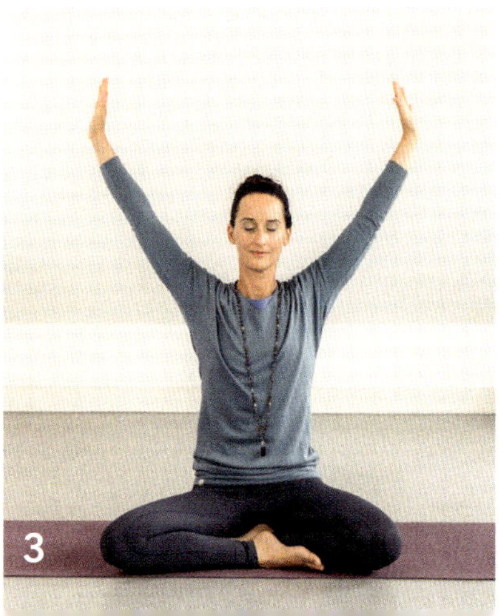

Übungsflow für das Herz

Das Herz liebt einen elastischen Brustkorb, in dem es sich so richtig schön entfalten darf. Außerdem mag es gerne Ausdauersport, denn davon wird das Herz kräftig und stark. Deswegen empfehle ich dir in dem folgenden Flow hauptsächlich Asanas, die den Brustkorb aufdehnen und mobilisieren. Der Organgruß eignet sich als hervorragendes Ausdauerelement. Wenn du ihn in der Mitte deines Programms sechsmal zügig übst, kommen das Herz und der Kreislauf richtig in Schwung und du ins Schwitzen. Willst du die Aktivität des Herzens eher herunterfahren, weil du an hohem Blutdruck leidest oder am Abend üben möchtest, dann kannst du den Organgruß ganz langsam und mit sanften Bewegungsübergängen üben.

Der Übungsflow für das Herz dehnt sanft den Herzmuskel und seinen Herzbeutel und löst Druck im Brustkorb auf. Das Herz entfaltet sich und ist empfänglich für Freude und Glück im Leben. Das Programm hilft auch bei Verspannungen zwischen den Schulterblättern, Blockierungen in der Brustwirbelsäule und in den Rippengelenken oder bei vegetativen Herzsymptomen wie Herzklopfen und innerer Anspannung. Wenn du den Herzflow über einige Wochen regelmäßig übst, kannst du sogar Bluthochdruck und Kurzatmigkeit positiv beeinflussen, den Schlaf verbessern und die körperliche Fitness steigern. Falls dir oft schwindelig ist, du unter Herzrhythmusstörungen leidest oder wenn du an einem anderen Herzleiden erkrankt bist, bespreche dich mit deinem behandelnden Arzt, ob das Programm für dich geeignet ist.

Nimm dir für das gesamte Herzprogramm mit Körperspüren, Pranayama, dem Übungsflow, Meditation und *Shavasana* etwa 40 bis 60 Minuten Zeit und halte für den Schmetterling und den Fisch ein Bolster bereit. Denke daran, immer auf deinen inneren Yogalehrer zu hören und die Intensität der Übungen an dein aktuelles Empfinden anzupassen.

Alle fünf Übungen auf einen Blick

1. Schmetterling mit Bolster (Seite 56)
2. Die gedrehte Katze (Seite 66)
3. Organgruß (Seite 72)
4. Der Fisch mit Bolster (Seite 82)
5. Das herzöffnende Kind (Seite 91)

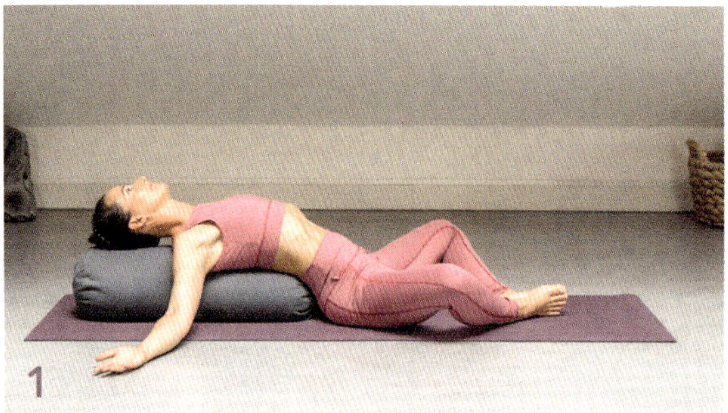

1

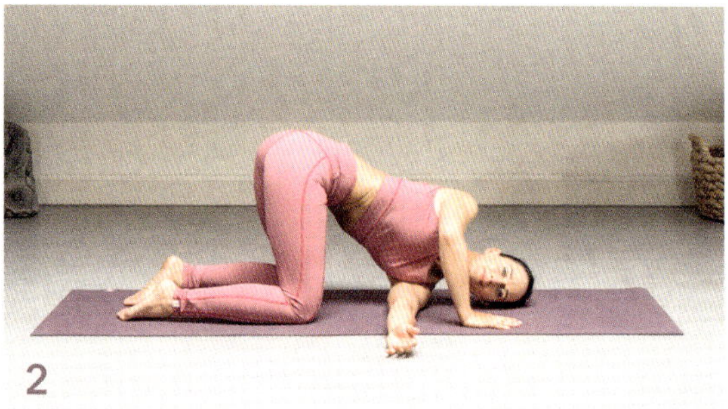

2

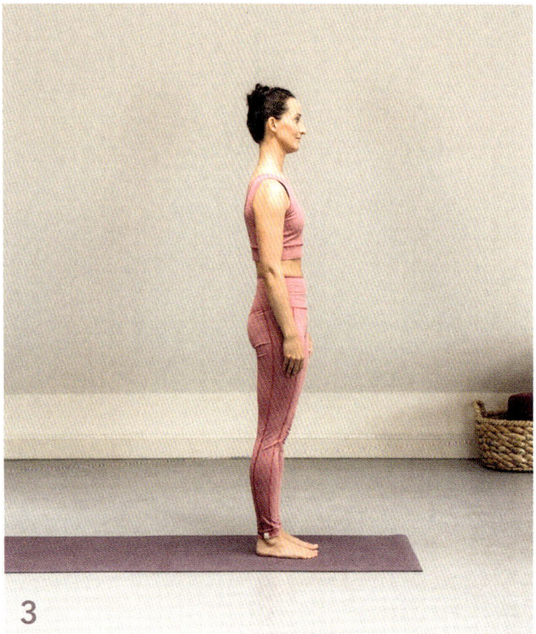

3

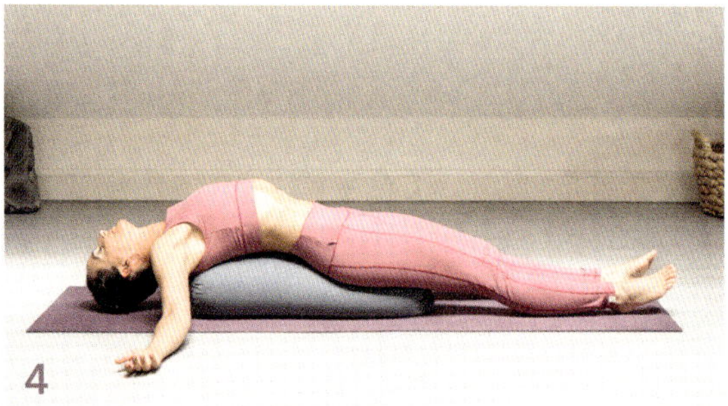

4

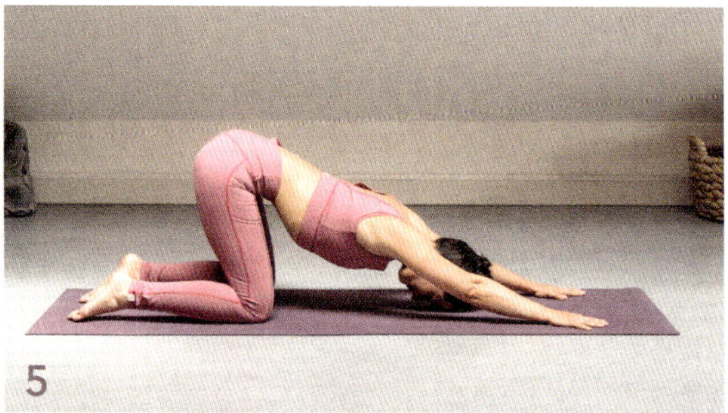

5

Heilsame Meditation für das Herz

Hand aufs Herz: Wann im Alltag nimmst du dir die Zeit, das Herz richtig zu fühlen oder ihm zuzuhören? Dabei gibt es nichts, was so beruhigend und gleichzeitig lebendig wirkt wie der eigene Herzschlag! Mit der folgenden Meditation blendest du die Sinneseindrücke des Alltags aus und wendest dich deinem inneren Wesenskern zu. Du nimmst Geräusche des Körpers war, die in der Hatz des Tages zumeist untergehen: sanftes Pochen vom Herzen, Blutrauschen oder das Fließen deines Atems.

Die Innenschau ermöglicht es dir, dich eine Zeit lang bewusst mit deinem Herzen zu verbinden, es richtig zu fühlen und auf den Herzrhythmus einzugehen. Wenn du aufmerksam bist, kannst du deinem Herzen zuhören und spüren, wie es im Dialog mit dir ruhiger und entspannter wird. Die Fingerhaltung in der Meditation symbolisiert das Ausschalten der Gedanken sowie der wichtigsten Sinnesreize, damit der Blick nach innen leichter wird.

Innenschau mit Umarmung

Komme in den Schneidersitz oder einen alternativen Sitz, der sich gut zum Meditieren eignet. Der Oberkörper darf leicht zusammenfallen, die Augen sind geschlossen und die Schultern fühlen sich ganz locker und entspannt an.

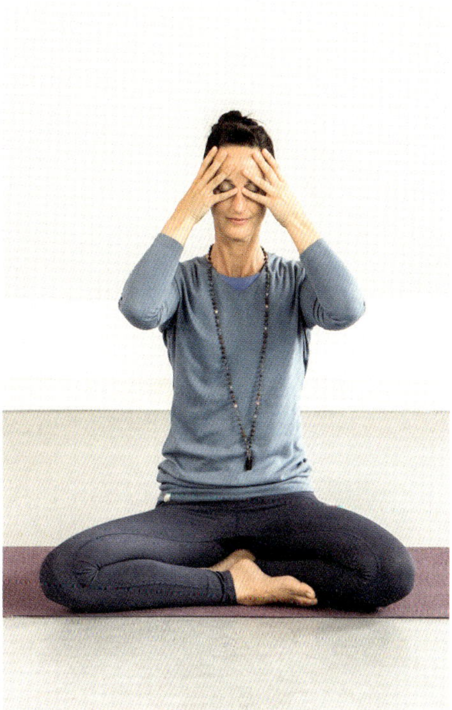

Stecke je einen Daumen in ein Ohr. Lege die kleinen Finger über die Augen und die Ringfingerkuppen auf den Punkt zwischen den Augenbrauen (das sogenannte dritte Auge). Die restlichen Finger liegen gemütlich auf der Stirn. Besinne dich jetzt eine Zeit lang auf deinen inneren Wesenskern. Nimm dazu eine neutrale Einstellung ein und lausche den Geräuschen, die aus dem Inneren deines Körpers kommen: Etwa das Blutrauschen, die Atmung und den Herzschlag. Kannst du noch etwas anderes wahrnehmen oder erfühlen? Löse dich nach der Meditation sanft aus der Haltung, kreise die Schultern ein paarmal und lege dich dann in *Shavasana*.

AKUPRESSUR FÜR DAS HERZ

Akupressur ist eine Methode aus der traditionellen chinesischen Medizin und bedeutet übersetzt »Punkt drücken« - natürlich nicht irgendeinen beliebigen Punkt, sondern festgelegte Punkte auf den Energiebahnen im Körper (Meridiane). Sie werden als Zugang zu dem Meridiansystem angesehen und entsprechen meistens Durchtrittsstellen von Gefäß- und Nervenbündeln oder Ansatzstellen von Muskeln und Sehnen. An den beschriebenen Stellen der Muskelspindeln und der Haut findet sich eine Vielzahl druckempfindlicher Rezeptoren, die den Wirkimpuls im Meridiansystem auslösen.

Ein Akupressurpunkt ist wie eine Klingel an der Haustür: Du drückst auf den Klingelknopf, und es kommt jemand, der dir aufmacht. Bei der Akupressur ist es genauso: Du drückst auf einen definierten Meridianpunkt, und du bekommst Zugang zu deinem inneren Energiesystem. Je nachdem, wie du den Druckimpuls anwendest, kann die Energie in dem aktivierten Meridian gesteigert oder herabgesetzt werden. Soll die Energie gesteigert werden, gibt es mehrere Möglichkeiten. Man kann zum Beispiel die Druckintensität erhöhen oder den Fingernagel benutzen. Wenn zu viel Energie in einem Meridian wirkt, muss sie beruhigt werden. Dazu drückt man den Punkt sanfter, langsamer oder kreist entgegen des Uhrzeigersinns.

Akupressur ist ein tolles Mittel zur Prävention! Mit ihr lässt sich die Herzgesundheit steigern und erhalten. Deswegen zeige ich dir als kleinen Bonus eine wirksame, aufeinander abgestimmte Akupressurkombination, mit der sich das Herz im Allgemeinen stärken lässt. Sie ist leicht durchzuführen. Du brauchst nur deine Hände. In der Behandlung wendest du einen Druck von mittlerer Intensität an und stimulierst die Punkte jeweils für ein bis zwei Minuten. Abschließend kreist du noch für eine weitere Minuten auf dem Punkt. Entscheide intuitiv, wie sich die Kreisbewegung für dich am besten anfühlt, und lege dann fest, ob du im oder gegen den Uhrzeigersinn kreisen willst.

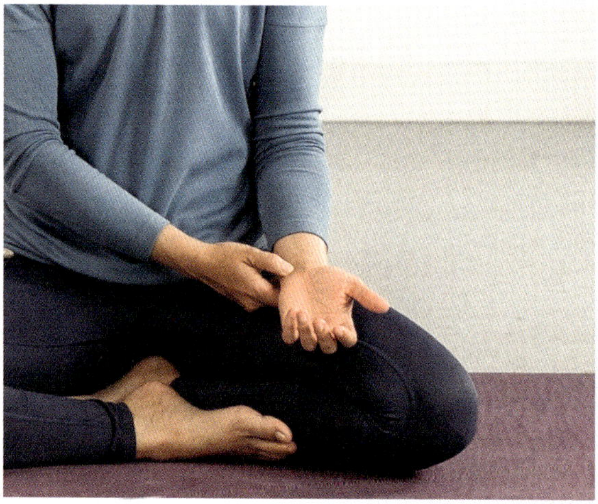

Neuerdings konnte in Studien belegt werden, dass selbst Faszien auf den Akupressurreiz reagieren.

Fünf Punkte für ein langes Leben

Die Punkte kannst du überall und zu jedem Zeitpunkt in deinem Alltag in dieser Reihenfolge akupressieren. Die beste Wirkung erzielst du, wenn du dich zurückziehen kannst und dich bewusst auf dein Herz konzentrierst. Dann ist es leichter, sich in die Wirkung hineinzufühlen, und die Effekte sind sofort zu spüren. Wenn du willst, kannst du die fünf Punkte auch in dein Übungsprogramm mit einweben. Sie passen besonders gut vor der Meditation.

Bevor du mit der Akupressur beginnst, streiche zunächst den großen Brustmuskel *(Musculus pectoralis major)* aus und beklopfe den Herz-Meridian. Dadurch wirst du schon eine angenehme Wärme als Zeichen von Energie spüren und der Brustraum weitet sich. Der Herz-Meridian beginnt mit dem Punkt Herz 1 unter der Achsel und verläuft von dort auf der Innenseite des Arms über die Innenseite der Ellenbeuge und dann über die Handbeugefalte in den kleinen Finger. Der Herz-Meridian endet mit dem Punkt Herz 9. Wenn der Herz-Meridian ausgestrichen wird, lösen sich schon kleinere Energieblockaden und das Herz wird viel besser mit Energie versorgt.

1.–3. Setze dich ganz bequem hin, etwa im Fersen- oder Schneidersitz. Lege die Hände beidseits flächig auf das Brustbein und den großen Brustmuskel und streiche die ganze Fläche kräftig mit den Händen aus. Dabei ziehen die Finger von der Brustbeinmitte bis über die Brust. Die Brustwirbelsäule streckt sich automatisch mit.

4.–5. Strecke den linken Arm seitlich aus, die Handfläche zeigt nach vorn, und klopfe mit der rechten Hand den Herz-Meridian des linken Arms von seinem Anfang unter der Achselhöhle bis zum kleinen Finger aus. Klopfe den Herz-Meridian auf diese Weise etwa eine Minute ab. Immer hoch und runter. Wechsele dann zur anderen Seite und klopfe auch hier den Herz-Meridian aus.

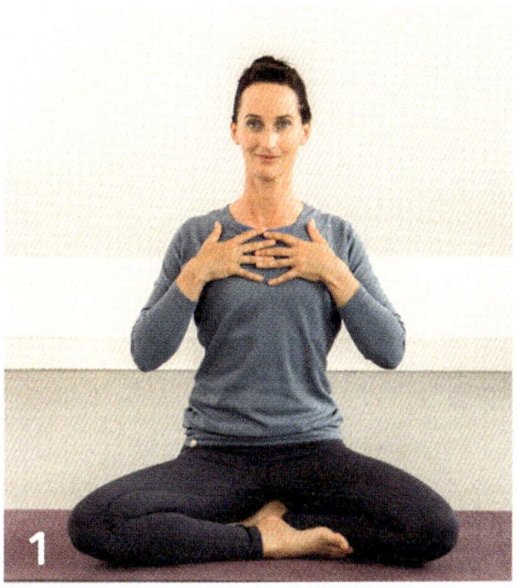
1

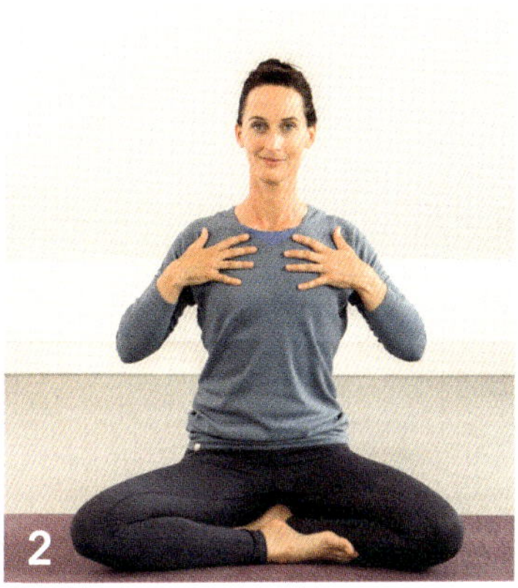
2

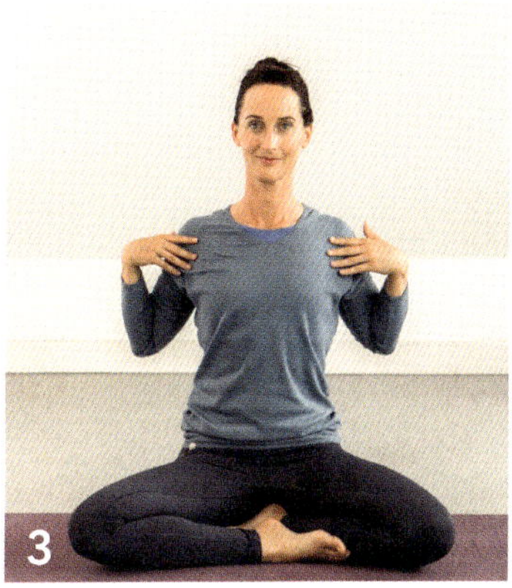
3

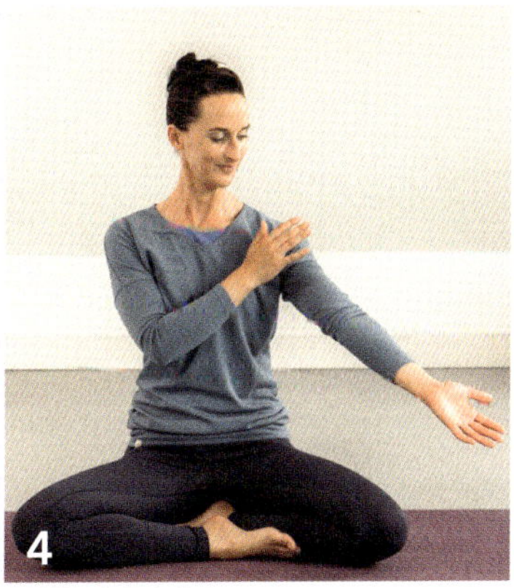
4

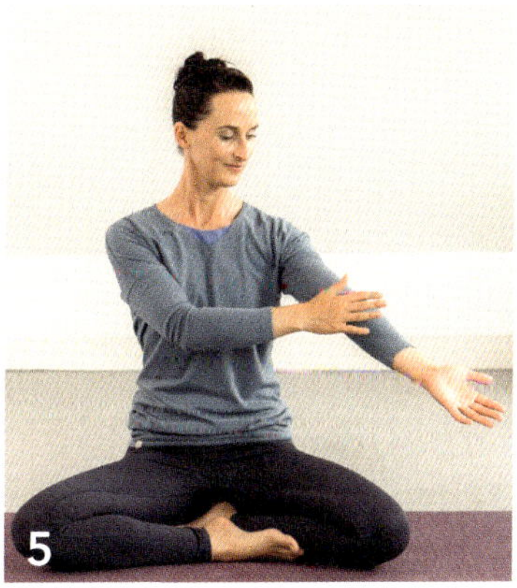
5

Dan Zhong (KG 17)

Nachdem du den Herz-Meridian aktiviert und ausgeklopft hast, behandelst du den ersten der fünf Akupressurpunkte. *Dan Zhong* befindet sich auf dem Konzeptionsgefäß, einem außerordentlichen Meridian mittig auf der Körpervorderseite. Übersetzt bedeutet der Punkt »Mitte der Brust«. Du findest den Punkt zwischen dem Ansatz der Brüste am unteren Ende des Brustbeins. *Dan Zhong* wird klopfend und mit allen Fingerkuppen aktiviert. Darunter liegt nämlich auch die Thymusdrüse, eine Drüse zur Stärkung des Immunsystems. Es bietet sich an, diese gleich mit zu stimulieren. Man sagt auch, das Klopfen auf dem Brustbein und der Thymusdrüse öffne das Tor zum Herzen. Wir klopfen also erst mal an die Tür und bitten um Erlaubnis, das Herz behandeln zu dürfen. Die Aktivierung von *Dan Zhong* ist schmerzstillend und brustweitend. Sie lindert Druck im Brustkorb, hilft bei Herzerkrankungen und wirkt wie ein natürliches Beruhigungsmittel bei innerer Anspannung. Nimm dir nach dem Klopfen etwas Zeit zum Nachspüren, ehe du zu dem nächsten Punkt *Shen Men* (Herz 7) übergehst.

1. Richte im Schneidersitz oder einer anderen Sitzhaltung Brust und Wirbelsäule auf. Lege die Hände beidseits auf die Brust, die Fingerkuppen liegen mittig auf dem Brustbein. Nimm dir einige Atemzüge Zeit, um ins Spüren zu kommen und die Wärme deiner Hände im Herzen zu fühlen.
2. Beginne dann, mit den Fingerkuppen auf dem Brustbein hoch und runter zu klopfen, wie Hagelkörner, die auf ein Dach prasseln. Ich klopfe gerne noch die Rippenbögen aus, obwohl diese mit *Dan Zhong* nichts zu tun haben. Fühle dich frei, diese Variante auszuprobieren.

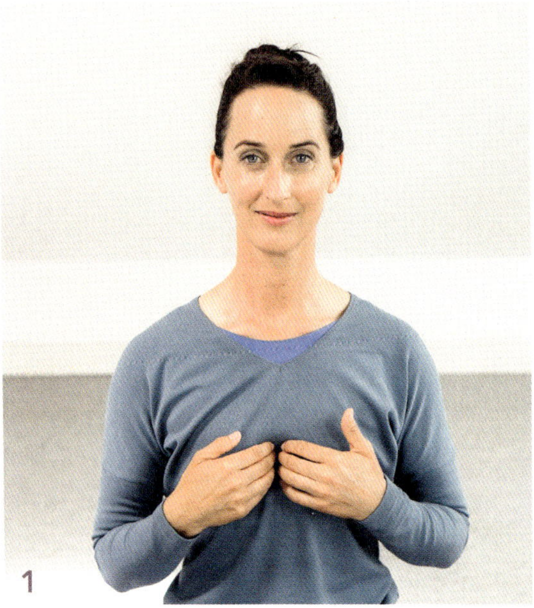

1

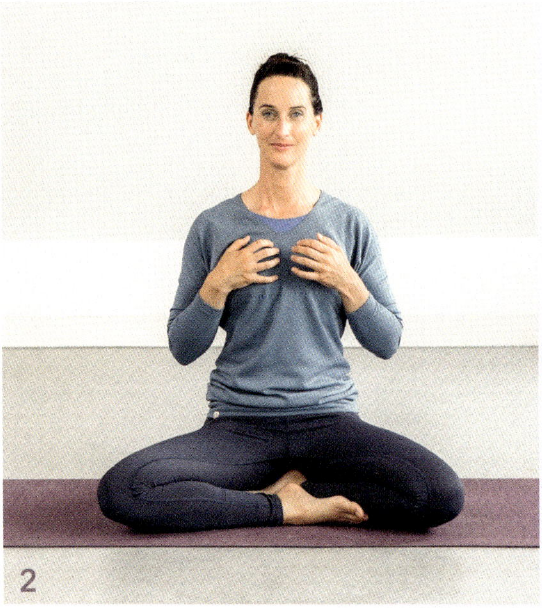

2

Shen Men (He 7)

Shen Men liegt direkt auf dem Herz-Meridian, und zwar an seinem unteren Ende an der Hand. Der Punkt lässt sich am besten mit der Daumenkuppe in einem lockeren Griff behandeln, der das Handgelenk umfasst. Herz 7 schenkt dir eine direkte Verbindung zu deinem inneren Herzwesen, öffnet es und bewirkt, dass es Freude und Glück empfinden kann. *Shen Men* ist erhellend für die Stimmung und schenkt tiefen, regenerativen Schlaf. Das macht ihn zum wichtigsten Punkt, um Unruhe und innere Angespanntheit im Herzen aufzulösen und es sanft zu beruhigen. Drücke den Punkt nur auf der linken Seite.

An der Kleinfingerseite am Ende der linken Handgelenksbeugefalte findest du eine kleine Kuhle. Dort liegt *Shen Men*. Drücke den Punkt mit der anderen Hand und lege beide Hände so auf deinem Schoß ab, dass es bequem ist und sich die Schulter- und Nackenmuskulatur entspannen. Mache danach gleich mit dem nächsten Punkt weiter.

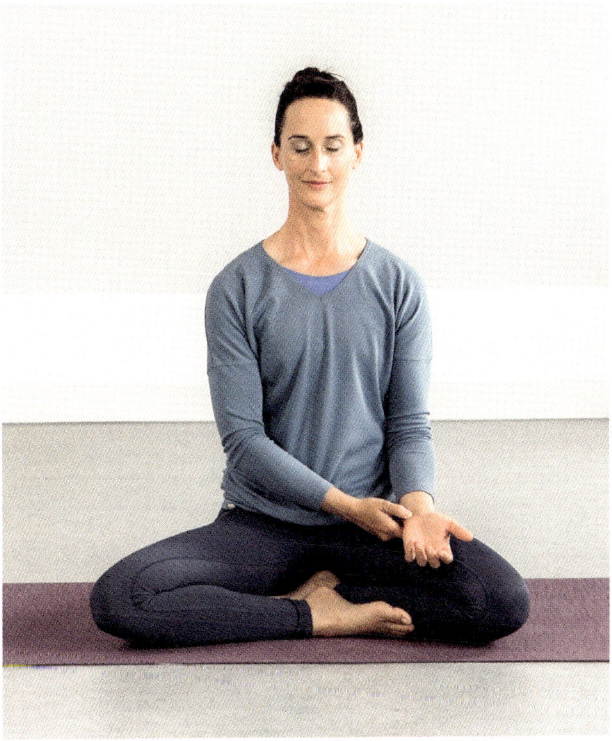

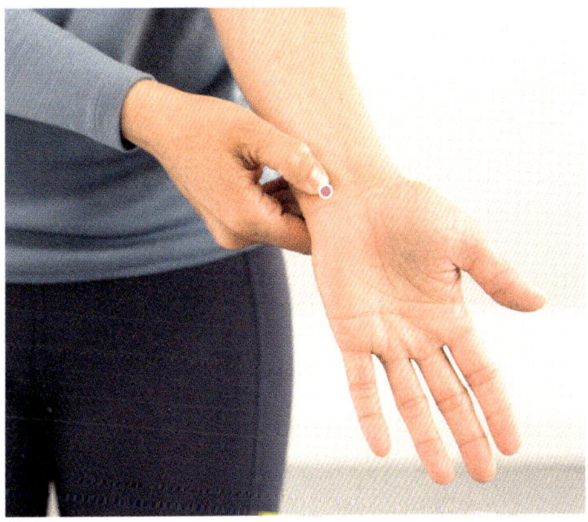

San Yin Jiao (Mi 6)

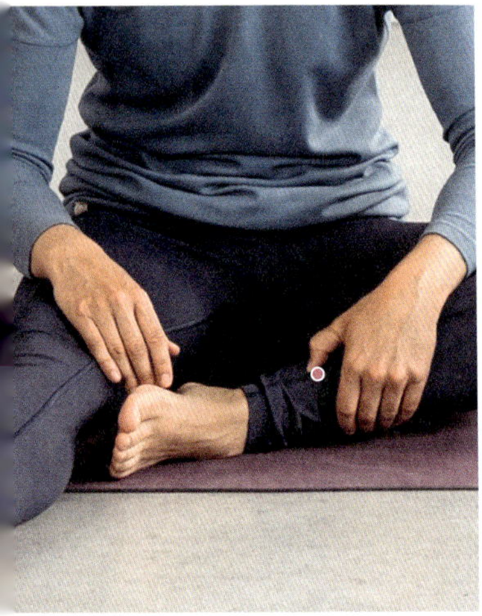

San Yin Jiao liegt am Anfang des Milz-Meridians an der Innenseite des Beins oberhalb des Fußknöchels. Er regt die Blutbildung an sorgt für eine gute Blutzirkulation, zwei ganz entscheidende Faktoren, um das Herz zu entlasten. Außerdem wirkt Milz 6 beruhigend auf den Geist und ordnet die innere Mitte. *San Yin Jiao* wird in der Behandlung nur an der linken Beininnenseite gedrückt. Der Punkt ist häufig empfindlich. Fühle dich in den Punkt ein und drücke ihn anfangs vielleicht weniger stark.

Strecke im Sitzen das rechte Bein lang aus. Beuge das linke Bein so, dass das Knie nach außen zur Erde fällt und du gut an die Beininnenseite herankommst. Ist zu viel Spannung auf dem Bein, kannst du das Knie mit einem Kissen unterpolstern. Suche den Punkt Milz 6 über dem linken Innenknöchel und drücke ihn mit dem Daumen der rechten Hand. Die restliche Hand umfasst locker das Sprunggelenk. Die andere Hand macht es sich bequem und der Oberkörper entspannt sich.

Zu San Li (Ma 36)

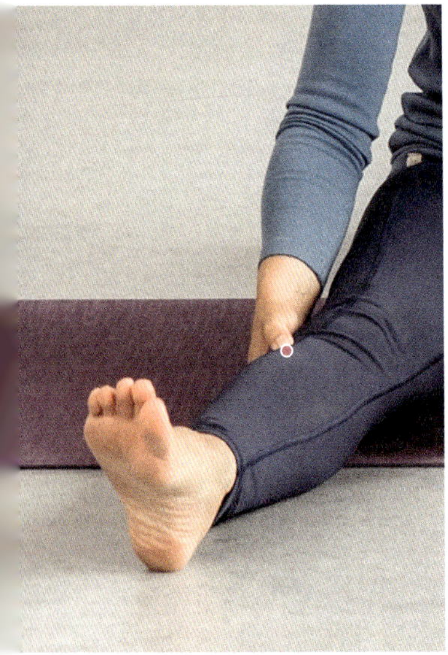

Zu den bekanntesten und am häufigsten eingesetzten Akupressurpunkten überhaupt zählt *Zu San Li*, denn er verspricht ein langes, verjüngtes Leben! Das klingt vielversprechend, oder? Er gilt auch als Meisterpunkt für alle Bauchorgane. Da der Magen, anatomisch betrachtet, direkt unter dem Herzen liegt und das Herz über vegetative Nervenfasern in Unruhe versetzen kann (Herzrasen, Herzstolpern), spricht viel dafür, diesen Punkt in die Herzpflege mit einzubeziehen. *Zu San Li* findest du vier Fingerbreit unter der Unterkante der Kniescheibe. Von dieser Marke ausgehend, miss noch eine Daumenkuppe nach außen, damit du Magen 36 an der Außenkante des Schienbeins findest. In der Behandlung drückst du Magen 36 nur am rechten Bein. Er ist ebenfalls ein empfindlicher Punkt. Taste dich achtsam an ihn heran und probiere aus, wie fest du drücken solltest.

Bleibe in dem Sitz, indem du Milz 6 akupressiert hast: das rechte Bein ausgestreckt (oder angewinkelt und aufgestellt), das linke angewinkelt mit dem Knie nach außen. Drücke mit dem rechten Daumen auf Magen 36. Der rechte Arm und der Oberkörper entspannen sich.

Hinweis: Du kannst Milz 6 und Magen 36 als sich gut ergänzende Punkte auch gleichzeitig drei Minuten lang drücken, wenn du Zeit einsparen willst. Dann behältst du die Ausgangsstellung bei und drückst Milz 6 mit dem linken Daumen und Magen 36 mit dem rechten Zeigefinger. Achte auch dann auf einen entspannten, runden Oberkörper.

Nei Guan (Pe 6)

Der letzte Punkt für deine Herzbehandlung ist *Nei Guan*. Er liegt am unteren Drittel auf dem Herzbeutel-Meridian nahe des Handgelenks. Das Herz wird von dem Herzbeutel (Perikard) umschlossen und von ihm geschützt und versorgt. Ist der Herzbeutel zu fest oder wie zugezogen, zum Beispiel nach einer Entzündung, kann ein Beklemmungsgefühl im Brustkorb entstehen. Das Herz fängt dann an zu stolpern oder zu rasen, obwohl es eigentlich kerngesund ist. Im Geist entsteht ein Gefühl von Angst und Beunruhigung, die sich oftmals in Übelkeit entleert. Perikard 6 vermag den Herzbeutel sanft zu weiten, aufzudehnen und die Energiebalance zwischen Herzbeutel und Herz neu einzustellen. Dadurch kann sich das Herz freier entfalten und das Beklemmungsgefühl im Brustkorb mit all seinen Symptomen löst sich auf. Perikard 6 wird in unserer Behandlung nur auf der rechten Seite gedrückt.

Finde nach der Behandlung von Milz 6 und Magen 36 zurück in einen bequemen Schneider- oder einen anderen Sitz. Wenn du die rechte Hand leicht beugst, entsteht eine Falte. Zwei kräftige Sehnen zeichnen sich ab. Miss zwei Daumenkuppen breit von der Mitte der Handgelenksfalte Richtung Ellenbeuge ab. Nach der zweiten Daumenkuppe findest du den Punkt Perikard 6 zwischen den beiden kräftigen Sehnen. Drücke ihn mit dem linken Daumen. Die restliche Hand umfasst locker das rechte Handgelenk. Lege beide Hände wieder so ab, dass sie bequem im Schoß liegen können.

Nimm dir danach Zeit zum Nachspüren. Jetzt könntest du mit der Meditation »Innenschau mit Umarmung« (Seite 141) weitermachen und die Behandlungsimpulse vertiefen.

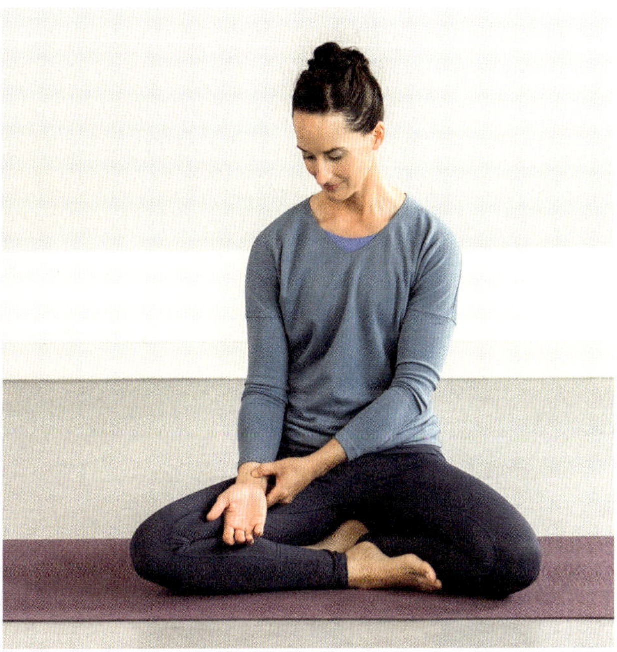

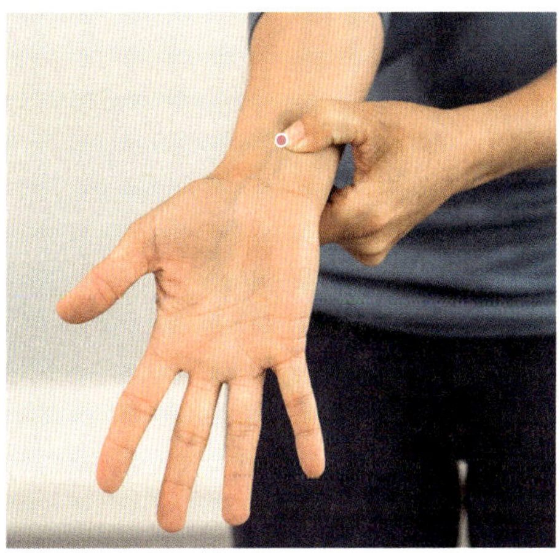

Die Lunge

Lebenskraft für den gesamten Körper

Die Lunge liegt zusammen mit dem Herzen und den großen Blutgefäßen in der Brusthöhle. Sie füllt fast den ganzen Brustkorb aus und besteht aus einem linken und einem rechten Lungenflügel. Die Tiefe und Anzahl der Atemzüge richtet sich nach dem Sauerstoffbedarf im Körper. Wenn der Mensch schläft, braucht er etwa fünf Liter Luft pro Minute. Wenn er läuft und aktiv ist, benötigt er fast zwölfmal mehr Sauerstoff, nämlich etwa 60 Liter. Der Atemrhythmus eines neugeborenen Säuglings ist viel schneller als der eines Erwachsenen, genauso wie ihr gesamter Stoffwechsel. Ein Neugeborenes atmet zirka 40 Atemzüge in der Minute, ein Erwachsener nur etwa 16.

Vitalzeichen

Ein Mensch mit einer gesunden Lunge ist leistungsfähig. Der ganze Körper wirkt vital und voller Energie. Sein Gesicht sieht frisch und rosig aus. Er kann sich mühelos an die Gegebenheiten des Alltags anpassen und sich vertrauensvoll dem Fluss des Lebens anschließen.

Erste Warnhinweise auf einen Blick:

- Atemprobleme, Gefühl nicht durchatmen zu können
- trockener oder schleimiger Husten
- Engegefühl in der Brust
- Leistungsabfall
- häufiges Seufzen und Räuspern
- rezidivierende Infekte
- Blockierungen in der oberen Brustwirbelsäule oder der unteren Halswirbelsäule
- Verdauungsprobleme mit Hautausschlag

Anatomie und Aufbau

Die Lunge besteht aus zwei großen Lungenflügeln, die in insgesamt fünf Lungenlappen gegliedert sind und sich weiter in kleinere Lungensegmente aufteilen. Wenn Luft eingeatmet wird, gelangt sie zunächst über die Luftröhre in die beiden Hauptbronchien. Beide sind von einem dicken Saum mit Flimmerhärchen ausgestattet, damit Staubpartikel und andere Fremdkörper gar nicht erst in das feine, schwammartige Gewebe der Lunge gelangen. Verfängt sich doch mal ein bisschen Staub in der Lunge, wird er sofort durch Husten oder Niesen hinausbefördert.

Die beiden Hauptbronchien verzweigen sich wie die Äste eines Baumes immer weiter in kleinere Bronchiolen und schließlich in winzig kleine Alveolen. In den Alveolen füllt die Lunge ihre Hauptaufgabe aus: den Gasaustausch. Eingeatmeter Sauerstoff wird durch die Alveolen aufgenommen, in den Körperkreislauf geschleust und für die Energiegewinnung genutzt. Gleichzeitig kann Kohlendioxid, ein Abfallprodukt aus den Körperzellen, über die Alveolen ausgeatmet werden. Weitere Informationen dazu findest du auch in dem Kapitel zu Pranayama ab Seite 43. Die Lunge avanciert mit ihren reinigenden Atemprozessen zu einem wichtigen Entgiftungsorgan für den Körper und hilft mit, die Organe und alle Zellen mit frischer Energie zu versorgen.

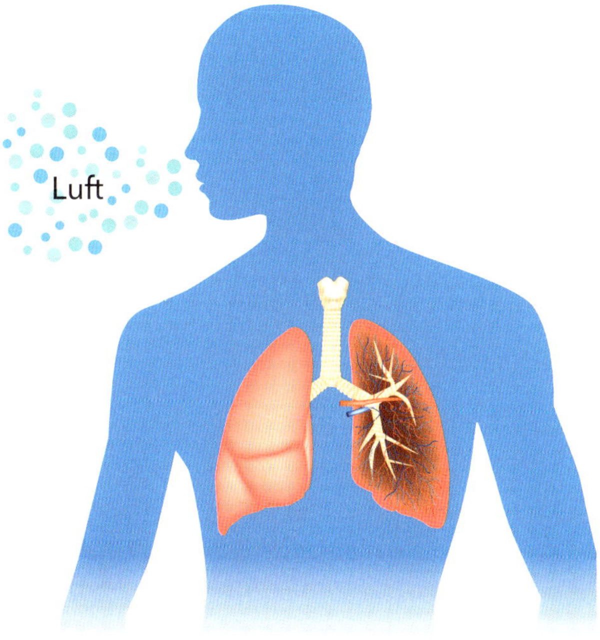

In der Lunge findet der lebenswichtige Gasaustausch von Sauerstoff und Kohlendioxid statt.

Wie groß ist die Lunge?

Die Lunge zählt zu den Organen, die man gut spüren kann. Sie umfasst ein Volumen von etwa 1600 Kubikzentimetern, wobei der rechte Lungenflügel etwas größer als der linke ist. Jeder Lungenflügel ist nach außen durch einen doppelwandigen Sack luftdicht abgeschlossen.

Wenn du deine Lunge selbst einmal erforschen möchtest, kannst du dir vor Pranayama Zeit einräumen, um die Größe der Lunge und ihre Bewegungen zu fühlen. Lege dafür im Sitzen die Finger über die Schlüsselbeine. Beim Einatmen kannst du die Bewegung der Lungenspitzen unter deinen Fingern fühlen. Hättest du erwartet, dass die Lunge so weit oben zu spüren ist? Sie ist übrigens mit Bändern an der unteren Halswirbelsäule und an den ersten Rippen aufgehängt.

Danach kannst du deine Hände auch mal auf die seitlichen Rippenbögen legen und an diesen Stellen spüren, wie wunderbar leicht sich die Lunge beim Einatmen entfalten kann. Die Unterkante der Lungenflügel endet auf einer Linie mit dem zehnten Brustwirbel. Die Lunge liegt hier dem Zwerchfell direkt auf. Wenn du deine Hände jetzt noch mal vorn mittig auf die Rippen legst, fühlst du die Bewegung des Zwerchfells: Bei der Einatmung sinkt es etwas tiefer in die Bauchhöhle. Mit der Ausatmung bewegt es sich zurück in seine Ausgangsposition.

Lungengefühle: Abschluss und Neuanfang

Menschen mit ausreichend Lungenenergie können Lebensphasen abschließen und sich vertrauensvoll dem Fluss des Lebens hingeben. Sie sind sehr anpassungsfähig und haben viel Widerstandskraft. Beruflich fällt es ihnen leicht, ein altes Projekt erfolgreich abzuschließen und ein neues mit frischem Elan zu beginnen. Viele von ihnen singen gerne, denn Menschen mit einer vitalen Lunge haben einen tiefen Atem und eine wunderschöne Stimmfarbe.

Die Qualität des Trauerns

Die traditionelle chinesische Medizin schreibt der Lunge das Gefühl der Trauer (Traurigkeit) zu. Sie empfindet das Trauern als eine positive Energie, denn sie hilft, in den verschiedenen Phasen des Trauerprozesses den Verlust zu verarbeiten. Das Mittel, um Trauerprozesse in Gang zu setzen, sind die Tränen. Es ist also gut und befreiend zu weinen, wenn man traurig ist. Trauerprozesse äußern sich bei jedem anders und dauern unterschiedlich lang. Die Lungenenergie ermöglicht, den Verlust nach einiger Zeit zu akzeptieren. Sie hilft bei der Rückbesinnung auf sich selbst und auf das, was bleibt. In der Trauer finden sich Lösungen, mit denen man die Krisensituation bewältigen kann. Sie lässt erkennen, dass das Leben weitergeht, ermöglicht Neuausrichtung bis hin zu einer positiven Zukunft, in der es möglich wird, Vergangenes loszulassen.

Angst vor dem Älterwerden

Selbstverständlich gibt es noch andere Auslöser, die das Gefühl von Traurigkeit in uns wecken und Spuren in der Lunge hinterlassen. Dazu zählt zum Beispiel die unterschwellige Angst vor dem Älterwerden. Das Älterwerden impliziert, dass wir uns mit der eigenen Sterblichkeit befassen müssen, und erweckt bei vielen traurige Gefühle. Deswegen sind wir gut darin, das Altern äußerlich zu verbergen, und tricksen mit Faltencremes und Haarfärbemitteln. Doch die Lunge erkennt die unbewussten Ängste und verhilft mit ihrer Energie, sich auf die inneren Werte zu besinnen und die eigene Vergänglichkeit als Bestandteil des Lebens zu akzeptieren.

Umarme einen Baum

Bäume sind kraftvolle und, wie man herausgefunden hat, auch sehr soziale Wesen. Sie sind fest mit dem Erdreich verwurzelt, haben einen stabilen Stamm und öffnen sich nach oben zum Himmel. Voller Vertrauen geben sie sich dem Fluss des Lebens hin. Das macht Bäume zu einem trostvollen Energiespender, wenn die Lungenkraft durch ein Schockereignis, durch Traurigkeit oder durch verletzte Gefühle durcheinandergewirbelt wird.

Wenn du einen Baum umarmst, schenkt er dir sofort etwas von seiner Kraft und Stabilität. Ein erstes Durcheinander in dir ordnet sich und die Füße bekommen festeren Halt auf dem Boden. Solltest du, aus welchen Gründen auch immer, Traurigkeit in dir spüren, rate ich dir, durch den Wald zu gehen und einen Baum zu umarmen, der dich intuitiv anspricht. Umarme ihn so lange, wie du willst, oder bis du dich besser fühlst. Gehe dann weiter durch den Wald und atme seine Aromen ein. Durch die Atmung verbindest du dich mit dem Wald und wirst zu einem Teil von ihm. Das schenkt dir ein zusätzliches Gefühl von Geborgenheit und Trost. Zu Hause angekommen, kannst du die Wirkung deines Baumes via Google oder einer anderen Quelle nachlesen. Hast du etwa eine Eiche umarmt, kann dies ein Hinweis dafür sein, dass du in deinem Alltag mehr Ruhepausen einplanen solltest, um lockerer zu werden.

Wenn die Trauer bleibt

Nicht jeder hat die nötige Unterstützung in seinem Umfeld, um Trauer zu verarbeiten. Viele Trauernde fühlen sich alleingelassen, verletzt, haben Schuldgefühle oder einfach nicht die Kraft, alle Trauerphasen zu durchlaufen. Manche sind gut darin, Trauer zu verdrängen, sie tief im Verborgenen einzukapseln, ganz einfach deshalb, weil sie schmerzt und Leid bedeutet. Ganz egal, ob jemand zu viel oder zu wenig trauert, beide Zustände schaden der Lunge und hinterlassen Spuren in ihr.

Menschen mit wenig Trauerfähigkeit sind gut im Verdrängen. Sie meiden tiefergreifende Lebensfragen und beschränken sich häufiger auf die Oberfläche ihres Daseins, also auf die Außenwelt. Ihren Mitmenschen gegenüber geben sie sich fröhlich und aufgeschlossen und sie entwickeln viele Strategien, um ihre unterschwellige Traurigkeit zu verbergen. Sie wollen ihre Trauer nicht zeigen, vor allem nicht sich selbst. Doch die Augen des Betroffenen ermöglichen einen Blick in die Seele: Die Augen wirken traurig, ratlos, erschöpft und unruhig. Ihnen fehlt das Schimmern und der Glanz.

Dann gibt es Trauernde, die bei ihren Mitmenschen gezielt nach Trost suchen. Sie haben keine Scheu, ihre Trauer zu zeigen und sich auszuweinen. Doch das macht sie durchlässig. Sie nehmen gut gemeinte Ratschläge und alle möglichen Reize auf, ohne sie zu filtern. Daraus resultiert Dünnhäutigkeit. Ein falsches Wort, und sie fühlen sich persönlich angegriffen und verletzt.

Menschen, denen die Fähigkeit zum Loslassen der Trauer fehlt, müssen an etwas festhalten. Es hilft ihnen scheinbar, die Kontrolle über das Leben zu behalten. Selbst die eingeatmete Luft wird im Brustkorb festgehalten mit der Folge, dass sie sich nicht in die anderen Organe verteilen kann. Möglicherweise wirken trauernde Menschen deshalb oft ausgezehrt und kraftlos. Die Lunge unternimmt in dieser Phase noch einen letzten Versuch, dem Betroffenen die Tür zur Innenkehr offen zu halten. Yoga mit Meditation und Pranayama hilft, diesen Weg zu gehen.

Deshalb widmen wir uns jetzt der Praxis. In deinem Lungenprogramm findest du genau die Tools, die du für die Stärkung deiner Lunge brauchst. Das folgende Pranayama entgiftet die Lunge umfassend auf körperlicher und emotionaler Ebene. Direkt danach spürst du möglicherweise schon neue Freiräume in dir, die sich mit frischer Kraft füllen können.

Pranayama: Kapalabhati

Die Lunge ist vielen Umwelteinflüssen ausgesetzt. Mit jedem Atemzug nimmt sie Gase, Smogpartikel, Viren, Bakterien und Staubteilchen auf. Im Normalfall befördert sie diese gleich wieder hinaus oder macht sie für den Körper unschädlich. Dabei kann es jedoch zu Störungen kommen, etwa wenn die Lunge durch zu viele Umweltgifte oder durch zusätzliches Rauchen überbeansprucht wird. Dann werden Fasern in der Lunge umgebaut. Das Lungengewebe verliert an Elastizität und Flexibilität. Mit dem klassischen Pranayama *Kapalabhati* bekommst du ein effektives Selbstbehandlungstool an die Hand, mit dem sich die Lunge und die zuführenden Luftwege effektiv reinigen lassen.

Kapalabhati zählt zu den reinigenden Pranayama-Techniken im Hatha Yoga. Es reinigt das gesamte Körpersystem und wirkt hauptsächlich in den Atemwegen und in der Lunge. *Kapalabhati* entleert die Nasennebenhöhlen und befreit die Lunge von abgestandener Luft. Wenn du die *Kapalabhati*-Atmung regelmäßig praktizierst, erstrahlt dein Gesicht in rosaroter Frische.

Bevor du mit *Kapalabhati* anfängst, lerne zunächst die Technik. Dazu lege eine Hand auf den Bauch, um besser dort hineinspüren zu können, und halte die andere mit dem Daumen nach oben vor dein Gesicht. Stelle dir vor, sie ist eine Kerze, die du blitzschnell auspustest. Die Hand am Bauch spürt, wie sich die Bauchdecke bei der betonten Ausatmung automatisch zum Bauchnabel einzieht. Wiederhole die Übung mit geschlossenem Mund und atme stattdessen durch die Nase aus.

Übe das Lungen-Pranayama zunächst in drei Serien mit je zehn Atemzügen. Zwischen den Pausen ist Zeit zum Nachspüren. Wenn du dich schon mit *Kapalabhati* auskennst, kannst du drei bis fünf Serien mit jeweils 50 Atemzügen üben. Bei *Kapalabhati* wird viel Kohlendioxid mobilisiert und ausgeschieden. Das kann zu leichtem Schwindel oder einem Benommenheitsgefühl führen. Passe dann die Intensität an dich an. Reduziere zum Beispiel die Atemzüge oder die Geschwindigkeit beim Atmen. Mache zwischen den Serien längere Pausen, damit sich der Kreislauf wieder stabilisieren kann.

Kapalabhati

1. Setze dich hin und richte die Wirbelsäule auf. Lasse die Hände locker auf den Knien liegen und schließe die Augen. Übe zunächst die Aufwärmübung. Als geübter Yogi atme einen bewussten Atemzug ein und wieder aus. Dann beginne direkt mit *Kapalabhati*.
2. Atme normal ein und stoßweise wieder aus. Während der Atmung beginnt der Bauch rhythmisch zu pumpen: Mit der Einatmung weitet sich der Bauch ganz leicht, mit der Ausatmung wird der Bauch ein- und das Zwerchfell nach oben in den Brustkorb gezogen.
3. Nach jeder Serie atmest du tief ein und hältst dann den Atem so lange, wie du kannst, an. Lege dazu die Zunge nach oben an den Gaumen und spanne den Beckenboden an. Atme erst aus, wenn der Impuls dazu kommt. Nimm dir kurz Zeit zum Nachspüren und übe dann ein oder zwei weitere Serien.

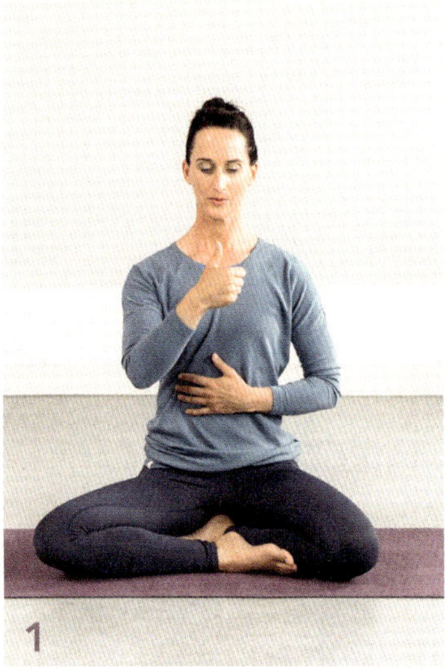
1

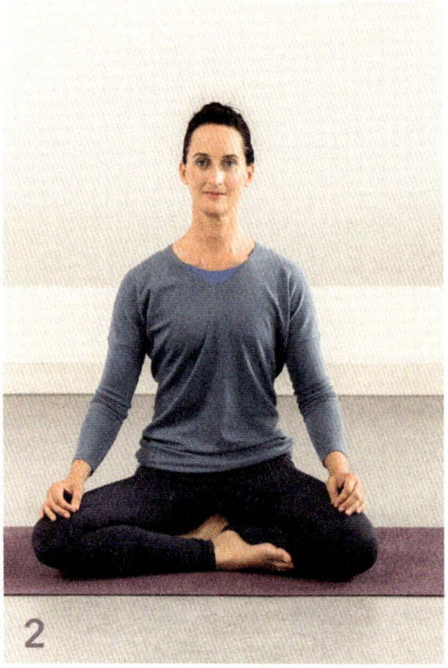
2

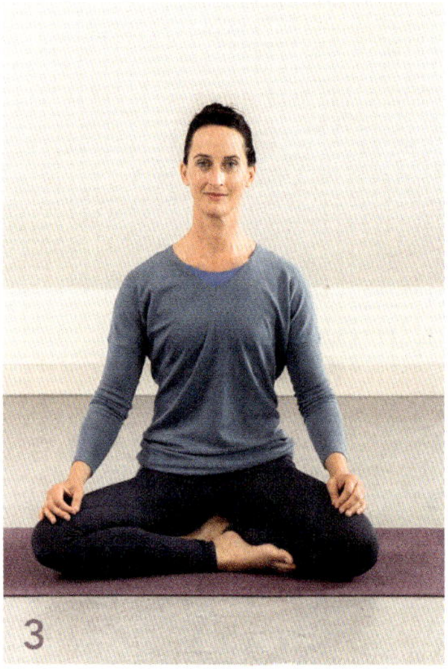
3

Übungsflow für die Lunge

Genau wie das Herz, liebt die Lunge es, sich in einem elastischen, dehnfähigen Brustkorb zu entfalten und auszuweiten. Will man die Lunge stärken und die Lungenkapazität steigern, braucht es zusätzliche Ausdauerelemente. Darum ist der Lungenflow mit den Brustkorb mobilisierenden Asanas gespickt. In der Mitte des Programms steht wieder der Organgruß. Übe ihn etwas flotter und in mehreren Wiederholungen. Ein zusätzlicher Trainingsreiz für die Lunge ist, wenn du die Positionen des Organgrußes im Rhythmus der Ein- und Ausatmung wechselst.

Der Übungsflow für die Lunge hält den Brustkorb geschmeidig und mobilisiert die Brustwirbelsegmente, die das Organ mit vegetativen Nervenreizen versorgt. Dadurch baut sich innerer Stress ab, der sich sonst in der Lunge manifestiert. Darüber hinaus hilft der Flow, die Atmung zu vertiefen und neue Atemräume zu erobern, Infekten wird vorgebeugt. Asanas, die den Brustkorb weit auseinanderdehnen, ermöglichen der Lunge, mehr Energie aufzunehmen und sie überall zu den anderen Organen zu verteilen. Davon profitiert der ganze Körper: Er wirkt erfrischt, rosig und voller Vitalkraft.

Da bewusstes und tiefes Atmen im Alltag eine Rarität geworden ist, mag es sein, dass dir bei *Kapalabhati* schwindelig wird oder du in manchen Asanas, in denen tief geatmet wird, leichte Kreislaufschwankungen bekommst. Passe dann deine Übungsintensität an oder dehne die Nachspürphasen so lange aus, bis sich deine Körperfunktionen wieder beruhigt haben. Eventuell muss sich der Körper erst mal an den Energieschwung und die neuen Entgiftungskapazitäten gewöhnen. Solltest du an einer Lungenerkrankung wie Asthma leiden, Schwindel verspüren oder dich beim Üben des Flows über viele Male unwohl fühlen, bespreche dich, wie gehabt, zunächst mit deinem Arzt.

Grundsätzlich kannst du den Lungenflow zu jeder Zeit üben. Am Morgen ist er besonders wirkungsvoll, weil er dich mit Energie für den Tag versorgt. Für deine Asanas brauchst du ein Bolster oder als Alternative ein großes, festes Sofakissen.

Alle fünf Übungen auf einen Blick

1. Sich selbst und die Welt umarmen (Seite 57)
2. Vom Vollmond zum Dreieck (Seite 67)
3. Organgruß (Seite 72)
4. Die Ölschiene (Seite 83)
5. Die Banane mit weitem Brustkorb (Seite 92)

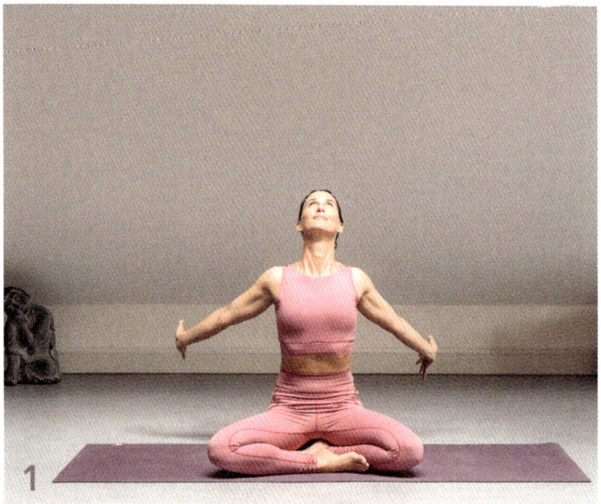
1

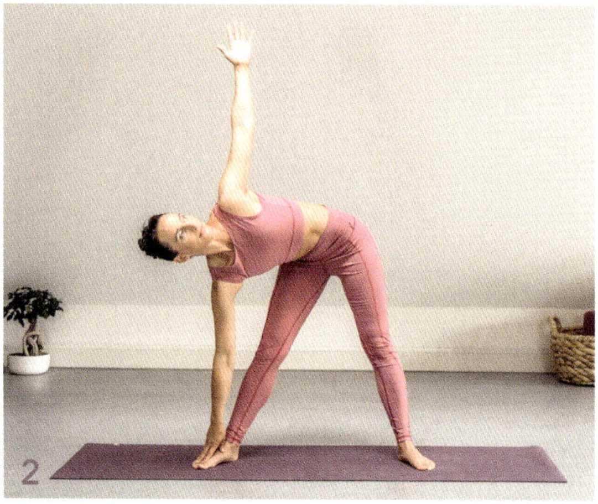
2

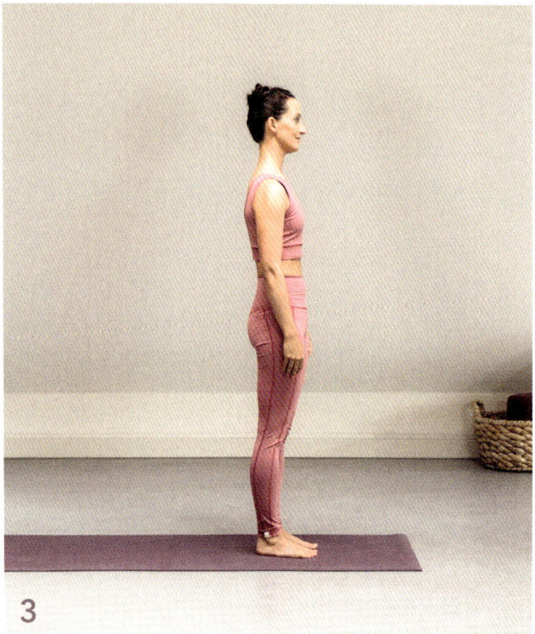
3

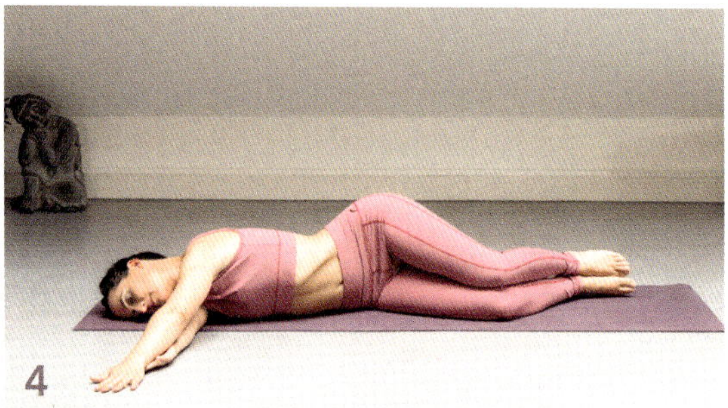
4

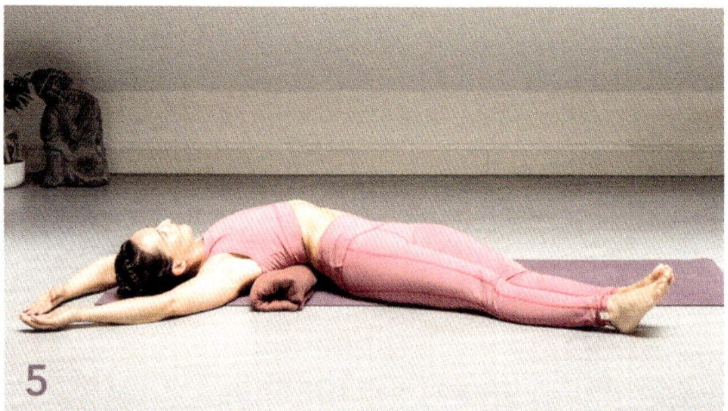
5

Heilsame Meditation für die Lunge

Meistens sind wir mit der Außenwelt wunderbar vernetzt: Wir haben mit einem Klick den neuesten Feed über Instagram, sehen aktuelle Posts bei Facebook und sind über die Medien bestens informiert, was so in der Welt los ist. Unbewusst passt du dich durch den ständigen Input einem unnatürlichen Rhythmus an, nämlich dem, der dir von der Außenwelt vorgegeben wird – egal, ob er zu dir passt oder ob der fremdbestimmte Rhythmus dich eher aus dem Takt bringt.

Die folgende Meditation schenkt dir über den Atemweg einen Rückzugsraum vom Alltag und all seinen Reizen, denn der Atem führt dich in die Verbindung zu dir selbst. Dein individueller, zu dir passender Lebensrhythmus erneuert sich und baut eine heilsame Brücke zwischen deinem Inneren Wesen und der Außenwelt. Den Atem ganz bewusst im Brustkorb zu spüren, setzt blockierte Energie und ein Gefühl von Lebendigkeit frei. Wer es schafft, die eigenen Rhythmen wieder zuzulassen, empfindet mehr Freude im Alltag und kann das Gefühl der Traurigkeit durchbrechen. Lasse dir bis zu zehn Minuten Zeit für die Meditation und sorge dafür, dass dich in dieser Zeit niemand stören kann.

Sich mit der Welt verbinden

Komme in den Schneidersitz, einen anderen Sitz oder in die Rückenlage. Wenn du sitzt, richte die Wirbelsäule auf und lege die Hände im Chin Mudra auf den Oberschenkeln ab. Falls du dich für die Rückenlage entscheidest, versuche, flach und ohne Hilfsmittel zu liegen. Entspanne den ganzen Körper, insbesondere das Kiefergelenk und die Schultern. Konzentriere dich dann auf deine Atmung. Spüre, wie sie auf natürliche Art und Weise kommt, durch die Nase einströmt und wie sie den Körper durch die Nase wieder verlässt. Sage dir im Stillen bei der Einatmung »Ich atme ein« und bei der Ausatmung »Ich atme aus«, damit dir die Atmung und ihr Rhythmus bewusst wird. Verweile so für einen ausgedehnten Moment.

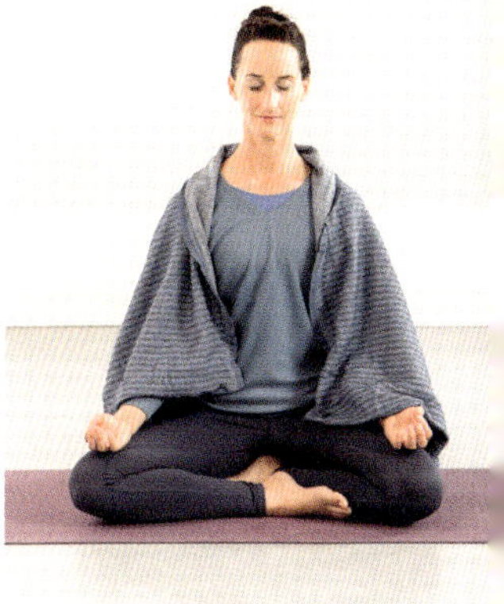

Im nächsten Schritt sage dir: »Einatmend nehme ich etwas von der Erde auf.« Und stelle dir dazu etwas vor, was dir von der Erde geschenkt wird, etwa frische Luft oder der Duft von Rosen. Ausatmend spreche innerlich: »Mit der Ausatmung schenke ich der Welt etwas von mir.« Überlege ausatmend, was das sein könnte: deine Liebe, dein Vertrauen, Wertschätzung, alles, was dir intuitiv in den Sinn kommt. Wenn dir nichts mehr einfällt oder du fühlst, dass es genug ist, dann komme in die Stille und ziehe dich noch für ein paar Minuten in dein Inneres zurück.

STÄRKENDE INHALATION MIT KRÄUTERN UND SALZEN

Es gibt ein uraltes, aber sehr wirksames Hausmittel, das die Lunge stärkt und ihre Abwehrkraft erhält: das Inhalieren. Dazu braucht es nichts weiter als eine Schüssel und ein großes Handtuch. Fülle heißes Wasser in die Schüssel und beuge dich mit dem Handtuch über dem Kopf darüber, um eine Art Minisauna zu erschaffen und die aufsteigenden Dämpfe einzuatmen. Der therapeutische Effekt beim Inhalieren wird durch das Einatmen von heißem Wasserdampf erzeugt. Sogenannte Aerosole gelangen in die oberen Atemwege, befreien dort die Nasennebenhöhlen und helfen der Lunge, sich zu reinigen.

Wer die Effekte des Inhalierens verstärken möchte, kann dem Wasser in der Schüssel noch Salze und Kräuter beimengen.

Geeignete Kräuter zum Inhalieren

Nicht alle Kräuter, die der Lunge als Tee oder Aufguss guttun, eignen sich auch zum Inhalieren. Asthmatiker, Allergiker und kleine Kinder sollten generell auf Kräuter verzichten, die bei ihnen Atemnot und Reizungen verursachen, und nur den puren Wasserdampf inhalieren. Denn durch den feinen Kräuterdampf könnten allergieauslösende Substanzen besonders tief in die Atemwege gelangen und heftige Reaktionen auslösen. Auch bei der Kamille ist Vorsicht geboten. Man findet sie zwar häufiger in fertigen Inhalationssalzen als Zutat, sie kann jedoch die Schleimhäute empfindlicher Personen auch mal reizen. In den folgenden Kräuterporträts stelle ich dir vier Pflanzen zum Inhalieren vor, mit denen ich persönlich gute Erfahrungen gemacht habe: die Pfefferminze, den Salbei, den Spitzwegerich und den Thymian. Alle vier Kräuter findest du in Gärten und auf Wiesen. Sie sind genügsam und wachsen auch auf der Fensterbank. Generell gilt: Probiere aus und benutze bei den ersten Wasserdampfbändern nur geringe Mengen an Kräutern und Salzen.

Durchatmen mit Pfefferminze

Die Pfefferminze gehört zu den am meisten verwendeten Heilpflanzen. Nicht nur in medizinischen Kräutertees, sondern auch in vielen Pflegeprodukten sind ihre Wirkstoffe enthalten. Pfefferminzzubereitungen haben einen entspannenden, verdauungsfördernden Charakter und erfrischen den Atem. Das Kraut befreit von beengenden Gefühlen und steigert Mut, Freude und Leichtigkeit! Es gibt viele verschiedene Minzesorten. Die Pfefferminze hat im Unterschied zu anderen Sorten jedoch einen sehr hohen Gehalt an Menthol und erfrischt mit dem Wirkstoff die Atemwege.

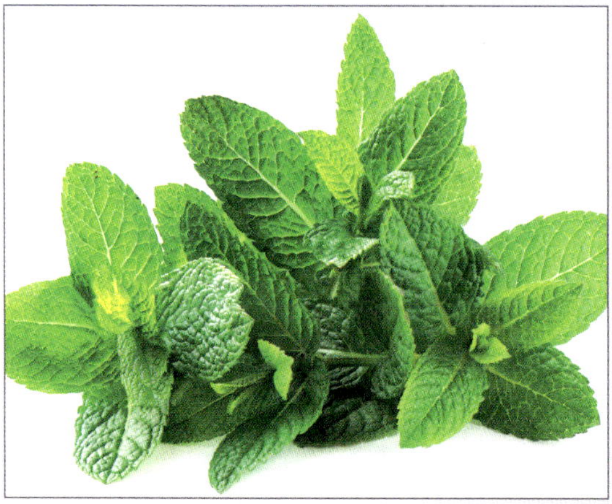

Pflanzenfamilie: Lippenblütler

Aussehen: Die Pfefferminze ist ein mehrjähriges, flach wurzelndes Kraut und kann eine Wuchshöhe von bis zu einem Meter erreichen. Die Blätter sind lanzettlich und spitz, der Stil ist behaart. Pfefferminze kann sogar frostige Wintertage überleben und bildet über das Jahr zahlreiche Ausläufer. Ab Juli blüht sie in zarten Lilatönen.

Standort: Pfefferminze gedeiht besonders gut an feuchten Standorten in Europa.

Erntezeit: Die beste Erntezeit ist vor der Blütezeit ab Juni, dann enthalten die Blätter am meisten ätherische Öle.

Verwendete Pflanzenteile: Blätter

Inhaltsstoffe: Menthol, Gerbstoffe, Flavonoide

Gegenanzeichen: Kleine Kinder und Säuglinge sollten nicht mit Pfefferminze inhalieren. Vorsicht bei akuten Gallensteinen!

Inhalationswirkung: Entkrampft die Bronchialschleimhaut und kühlt die gereizte Lunge bei beginnenden Erkältungszeichen. Sie bringt neue Frische in Körper und Geist.

Desinfektion mit echtem Salbei

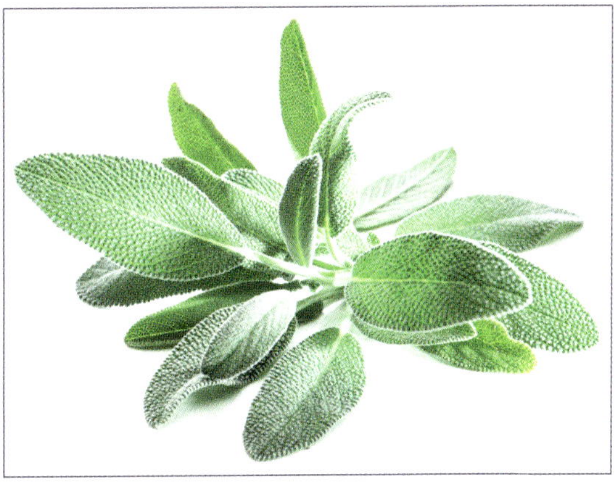

Der echte Salbei zählt zu den ältesten Küchenkräutern und ist eine immergrüne, beliebte Gewürzpflanze. In vielen Klostergärten wird er als Heilkraut für Tees oder für reinigende Räucherungen angepflanzt. Auf emotionaler Ebene unterstützt Salbei Prozesse, die für einen Neuanfang wichtig sind. Dazu zählen etwa die Stärkung der Selbstständigkeit oder die Fähigkeit, besser über Gefühle sprechen zu können. Salbei soll auch die Kraft und Willensstärke mobilisieren, die für einen Neuanfang notwendig sind.

Pflanzenfamilie: Lippenblutler

Aussehen: Salbei bildet längliche und fast eiförmige Blätter aus. Sie sind von einem weißlichen Filz umgeben und von beiden Seiten behaart. Der bis zu 60 Zentimeter hohe Strauch ist mehrjährig und wurzelt tief in die Erde. Die Stängel verholzen mit der Zeit. Echter Salbei blüht ab Mai mit kleinen violetten Blüten, die für viele Insekten eine wichtige Nahrungsquelle sind.

Standort: Salbei mag sonnige, sandige Standorte mit nährstoffarmem Boden. Er benötigt keine Düngung. Ursprünglich stammt Salbei aus dem Mittelmeerraum.

Erntezeit: Von Mai bis September. Die meisten ätherischen Öle haben die Blätter vor der Blütezeit.

Verwendete Pflanzenteile: Für die Inhalation werden die Blätter verwendet.

Inhaltsstoffe: Thujon (ätherisches Öl), Rosmarinsäure, Flavonoide, Bitterstoffe und Triterpene

Gegenanzeichen: Für Schwangere und Stillende ist Salbei nicht geeignet.

Inhalationswirkung: Echter Salbei wirkt auf die Lungenschleimhäute wie eine Desinfektion. Er reduziert Viren, Bakterien und Pilze. Darüber hinaus wirkt er kühlend, sekretionsfördernd und entzündungshemmend.

Befeuchten mit Spitzwegerich

Der Spitzwegerich ist in Europa beheimatet und eine sehr widerstandsfähige Pflanze. Er schmeckt leicht pilzig und passt deswegen auch gut als Zutat in Wildkräutersalaten. Der Spitzwegerich wird in vielen Kräuterbüchern als »Meister der Lunge« beschrieben. Als Tee getrunken oder als Kraut in einer Inhalation verwendet, reinigt er die Lungenzellen von Abfallprodukten. Dadurch wird Spitzwegerich zu einem wertvollen Reinigungsmittel für Raucher. Während des Atmens schafft er einen harmonischen Austausch zwischen innerer und äußerer Welt.

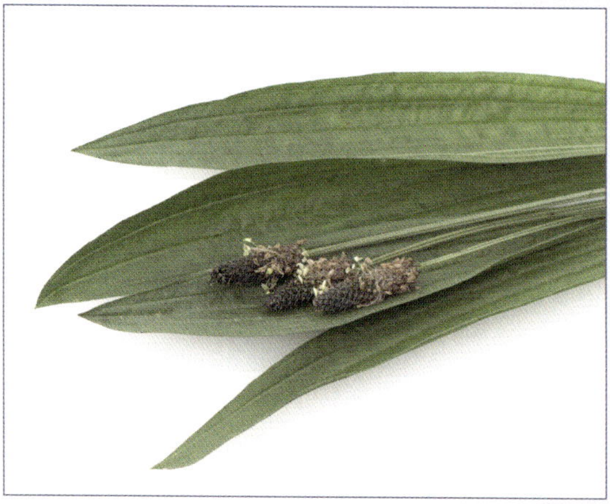

Pflanzenfamilie: Wegerichgewächse

Aussehen: Mehrjährig und winterhart. Spitzwegerich kann eine Höhe von bis zu 60 Zentimetern erreichen. Sein unterirdischer Wurzelstock ist sehr lang und fest in den Boden verankert. Die Blätter sind in einer bodenständigen Rosette angeordnet, mittelgrün und etwa 10 bis 20 Zentimeter lang. Sie sehen lanzettenähnlich aus und laufen spitz zu. Ab Mai blüht der Spitzwegerich mit Ähren aus weißgelben Staubfäden.

Standort: Sonnig bis halbschattig, nährstoffreiche und leicht feuchte Böden. Man findet ihn oft am Wegesrand oder auf Wildwiesen.

Erntezeit: Mai bis Oktober

Verwendete Pflanzenteile: Für die Inhalation verwenden wir die Blätter.

Inhaltsstoffe: Iridoidglykoside, Gerbstoffe und Flavonoide

Gegenanzeichen: keine bekannt

Inhalationswirkung: Spitzwegerich lindert Hustenreiz und wirkt entzündungshemmend bei Halsschmerzen. Er verflüssigt Schleim und lässt ihn abhusten. Das Kraut bringt eine klare, starke Stimme zurück.

Entspannung mit echtem Thymian

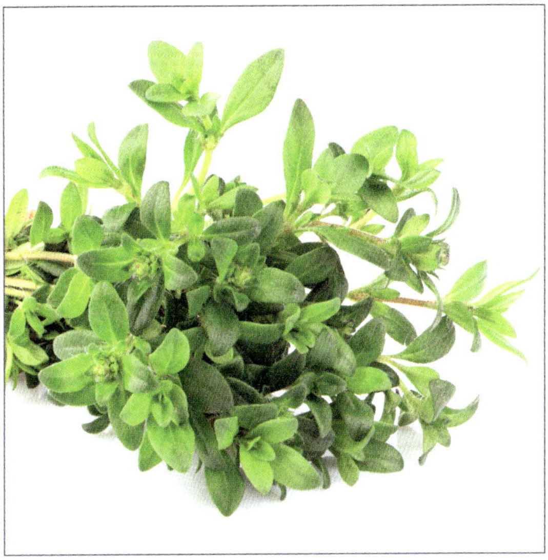

Thymian stammt ursprünglich aus dem sonnigen Mittelmeerraum. Heutzutage findet man ihn auch in unseren heimischen Gärten und Kräuterspiralen. Mittlerweile gibt es viele verwilderte Unterarten von Thymian in Deutschland oder gezüchtete Arten mit betörenden Aromen. Wendet man Thymian in einer Inhalation an, entsteht ein wärmendes und befreiendes Gefühl im Brustraum und man spürt sofort, wie der Energiefluss in der Lunge aktiviert wird. Verschleimte Hautporen lösen sich endlich von ihrer Altlast. Die Aromen und Wirkstoffe helfen auch auf der emotionalen Ebene: Dinge, Menschen oder Emotionen, die lange festgehalten wurden, können endlich losgelassen werden.

Pflanzenfamilie: Lippenblütler

Aussehen: Thymian ist eine mehrjährige Pflanze und verträgt auch leichten Frost. Mit einer Wuchshöhe von etwa 40 Zentimetern ist er ein relativ kleines Kraut. Seine Zweige sind stark verästelt, seine Wurzeln bilden Seitentriebe. Der Thymian hat kleine, ellipsenförmige Blätter. Sie sehen silbrig-grün aus und sind relativ fest. Aus den winzigen Öldrüsen verströmen sie einen kräftigen, aromatischen Duft.

Standort: Thymian wächst am liebsten auf sandigen und kargen Böden. Er braucht viel Sonne, dafür nur wenig Dünger.

Erntezeit: Mai bis Oktober

Verwendete Pflanzenteile: Für die Inhalation verwenden wir die Blätter und das blühende Kraut.

Inhaltsstoffe: Phenole wie Thymol und Carvacrol, Gerbstoffe, Bitterstoffe und Flavonoide

Gegenanzeichen: Thymian sollte nicht in der Schwangerschaft angewendet werden.

Inhalationswirkung: Thymian kann Bakterien und Viren unschädlich machen, die sich in der Lunge eingenistet haben. Er mobilisiert Bronchialschleim und hilft beim Abhusten. Seine ätherischen Öle entspannen die Bronchialschleimhaut. Das Kraut fördert den Mut, man selbst zu sein und unverarbeitete Trauer aufzulösen. Insgesamt ist er ein Meister der Reinigung!

Selbst gemachtes Lungensalz

Inhalieren mit Wasserdampf ist für die Lunge heilend und regenerierend. Aber mit einem schönen, selbst gemachten Kräutersalz wird die Minisauna zu einem Erlebnis. Durch die ätherischen Öle von Kräutern werden viel mehr Sinne angesprochen und die Kombination aus Wärme, Dampf und wohltuenden Aromen breitet sich heilsam in den Atemwegen aus. Die Basis für dein Kräutersalz ist ein gutes, grobkörniges Meer- oder Himalajasalz.

Das Lungensalz herstellen

Für ein kleines Glas brauchst du etwa 150 Gramm Salz. Achte bei dem Salz auf Bioqualität, denn bedenke, dass du die Dämpfe einatmest und sie deshalb nicht mit Schadstoffen belastet sein sollten.

Pflücke die Kräuter möglichst frisch auf einer abgelegenen Wiese oder aus dem eigenen Garten. Am besten ist es, wenn du alle vier Kräuter zur Hand hast, also Pfefferminze, Salbei, Spitzwegerich und Thymian. Denn wie du in den Porträts nachlesen kannst, hat jedes Kraut eine andere stärkende Wirkung für die Lunge. Solltest du keine frischen Kräuter dahaben, kannst du auch getrocknete Teekräuter verwenden.

Schneide die vier Kräuter mit einem Messer ganz klein. Schon beim Zerkleinern verströmen sie einen aromatischen Duft! Fülle das Salz in eine kleine Schüssel und gebe je vier Esslöffel voll von jedem der klein geschnittenen Kräuter dazu. Vermenge danach das Salz mit den Kräutern. Wenn du möchtest, mische noch je vier Tropfen reine ätherische Öle der Pfefferminze und von Salbei unter das Salz. Fülle es in einem Schraubglas ab. Jetzt muss das Salz eine Woche lang durchziehen. Danach ist es fertig für deine Inhalation. Je nachdem, welche Duftintensität du wünschst, gibst du auf 500 Milliliter Wasser ein bis zwei Teelöffel von dem Salz dazu. Hat der Dampf eine angenehme Temperatur, wird der Kopf mit etwas Abstand über die Schüssel gehalten und gleichzeitig mit einem Handtuch abgedeckt. Atme den Dampf so lange ein, wie es für dich angenehm ist.

Noch ein Hinweis

Das selbst gemachte Inhalationssalz ist für die präventive, körperliche und seelische Lungenstärkung gedacht. Es kann auch noch zu Beginn einer Erkältung angewendet werden. Bei Grippe, Lungenentzündung und fiebrigen Erkältungen wird von einer Inhalation eher abgeraten, da entzündliche Prozesse innerhalb der Lunge und Atemwege angefeuert werden könnten. Nach Abklingen der Akutsymptome und zur Regenration der Lunge kann die Inhalation wiederum angewendet werden.

Das Inhalieren ist eine super Vorbereitung für den Lungenflow! Wenn es zeitlich passt, inhaliere, bevor du mit dem Körperspüren anfängst. Dann ist die Lunge vor dem Pranayama schon vorgereinigt. Mithilfe von *Kapalabhati* lösen sich feinste Staub- und Schmutzpartikel jetzt noch leichter aus dem Lungengewebe heraus.

Die Milz, der Magen und die Bauchspeicheldrüse

Die Körpermitte

Die Milz, der Magen und die Bauchspeicheldrüse bilden im Oberbauch ein eingespieltes Trio. Die Milz liegt unter dem linken Rippenbogen und ist in der Regel nicht zu ertasten. Der Magen und die Bauchspeicheldrüse sind links bis mittig im Oberbauch eingebettet. Alle drei Organe sind über Bänder, Faszien und über den Pfortaderkreislauf miteinander verbunden. Laut der traditionellen chinesischen Medizin (TCM) haben die drei Bauchorgane ihr Leistungshoch in den Morgenstunden von etwa sieben bis elf Uhr. Anders als in der modernen Schulmedizin zählt die Milz in der TCM zu den Verdauungsorganen. Außerdem verteilt sie die Energie der Lunge weiter zu den übrigen Organen.

Vitalzeichen

Menschen mit einer organisch-harmonischen Körpermitte haben wohlproportionierte, kräftige Muskeln und gesunde Gefäße. Da insbesondere der Milz die Energie zum Denken innewohnt, zeigt sich die Gesundheit der Mitte in einem klaren, wachen Geist. Menschen mit gesundem Magen, vitaler Milz und kräftiger Bauchspeicheldrüse ruhen in sich selbst, wie Bären im Winterschlaf. Nichts kann sie erschüttern. Sie üben oftmals soziale Berufe aus oder arbeiten als Therapeut und Pfleger in einer medizinischen Einrichtung.

Erste Warnhinweise auf einen Blick:

- Heißhunger auf Süßes oder Herzhaftes
- Druck im Oberbauch
- Sodbrennen oder Mundgeruch
- Blutzuckerschwankungen
- Immunschwäche
- generelle Muskelschmerzen
- Magenkrämpfe
- Sorgen und Unzufriedenheit

Anatomie und Aufbau

Die Milz, der Magen und die Bauchspeicheldrüse sind alle drei eigenständige Organe, brauchen aber einander, um einen gut funktionierenden Verdauungsprozess zu gewährleisten.

Der Magen

Der Magen ist ein Hohlorgan, das bis zu eineinhalb Liter Nahrungsbrei aufnehmen kann. Stell dir vor, was das für eine Menge ist! Der Magenfundus, sein Mittelstück, passt sich seinem Inhalt an. Je nach aufgenommener Nahrung und Flüssigkeit weitet er sich. Normalerweise hat er eine Länge von 20 bis 30 Zentimetern. Seine Öffnung zur Speiseröhre heißt *Cardia*. Hier wird der Speisebrei empfangen und aufgenommen. Im Magenfundus spaltet das Enzym Pepsin vor allem Eiweiße aus der Nahrung auf. Nach unten zum Zwölffingerdarm hat der Magen eine weitere Öffnung, den Pylorus. Über ihn wird der Speisebrei weiter in den Darm geschoben. Neben der Zerkleinerung der Eiweiße hat der Magen noch eine weitere Aufgabe: Belegzellen in der Magenwand produzieren Salzsäure. Die Säure kann dem Magen nichts anhaben. Sie eliminiert im Wesentlichen eindringende Bakterien, körperschädigende Substanzen und Parasiten.

Die Milz

Aus Sicht der traditionellen chinesischen Medizin hat der Magen ein Partnerorgan, die Milz. Sie liegt hinter dem Magen und ist über Bänder direkt mit ihm verbunden. Betrachtet man die Milz genauer, vereint sie in ihrem Aufbau und ihrer Struktur eigentlich zwei Organe: Die rote und die weiße Milz. Die rote Milzpulpa ist für die Blutmauserung zuständig. Alte oder unförmige rote Blutkörperchen bleiben in einem feinen Gewebenetz hängen und werden aussortiert. Das Blut wird über die Milz sozusagen gefiltert und verjüngt.

Die weiße Milzpulpa erfüllt lymphatische Zwecke und lässt Lymphozyten heranreifen. Die Unterform der weißen Blutkörperchen erfüllt immunologische Aufgaben und ist für die Krankheitsabwehr wichtig. Bis zum sechsten Lebensjahr produziert die Milz sogar selbst rote Blutkörperchen. Dann stellt sie ihre Produktion ein, es sei denn, das Knochenmark ist erkrankt und produziert zu wenige rote Blutkörperchen. In diesem Fall nimmt sie ihre einstige Tätigkeit wieder auf und hilft dem Körper, die Schwäche des Knochenmarks zu kompensieren. Ist das nicht toll? Damit stehen dem Körper wieder genügend rote Blutkörperchen zum Leben zur Verfügung.

Die Milz in der traditionellen chinesischen Medizin

Laut der traditionellen chinesischen Lehre zählt die Milz zu den Verdauungsorganen. Gemeinsam mit der Lunge und den Nieren stellt sie Energie für den täglichen Bedarf her. Ihre Aufgabe ist es, den Nahrungsbrei in trüb und in klar aufzuteilen und daraus Nährenergie für die übrigen Organe zu gewinnen. Die trübe Energie wird zum Darm weitergegeben und ausgeschieden. Die klare Energie verteilt sich zusammen mit Blut zu den anderen Organen, wobei die Milz entscheiden muss, wie viel Energie jedes Organ bekommt. Sie selbst nutzt ihre Energieportion hauptsächlich zur Ausbildung einer kraftvollen Muskulatur und gibt darauf acht, dass die Gefäße genügend Spannkraft für den Bluttransport haben.

Die Bauchspeicheldrüse

Die Bauchspeicheldrüse (Pankreas) ist mit 15 bis 20 Zentimetern eine ziemlich große Drüse unterhalb des Zwerchfells. Sie liegt quer hinter dem Magen, mittig beziehungsweise etwas links der Mitte im Oberbauch und besteht aus einem Kopf, einem Mittelstück und einem Schwanz. An ihrem Kopf befindet sich ein Ausführungsgang, über den der Pankreassaft zur Verdauung von Kohlenhydraten, Fetten und Eiweißen in den Zwölffingerdarm gelangt.

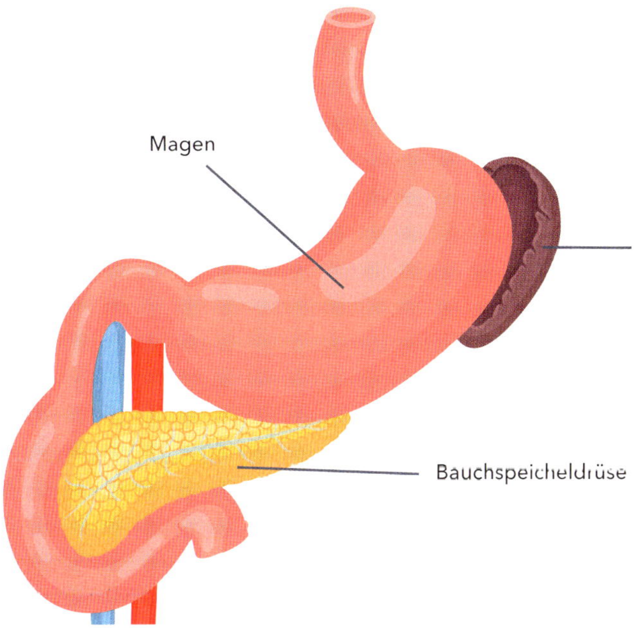

Die drei Organe Milz, Magen und Bauchspeicheldrüse bilden die körperliche und seelische Mitte.

Darüber hinaus übernimmt sie mit der Produktion der beiden Hormone Insulin und Glukagon endokrine Aufgaben. Insulin filtert Zucker aus dem Blut und schleust den Zucker in die Zellen ein. Das ist sehr wichtig, denn sonst wäre das Blut »zu süß« und würde dem Körper schaden. Zusammen mit Glukagon, das bei Bedarf den Zucker wieder freisetzen kann, reguliert die Bauchspeicheldrüse also den Blutzucker. Es kommt vor, dass die Bauchspeicheldrüse unzureichend Insulin produziert. In diesem Fall entsteht das bekannte Krankheitsbild Diabetes. Ein erstes, auffälliges Symptom bei dem Krankheitsbild ist das häufige Wasserlassen. Im Blut ist zu viel Zucker und der Körper versucht, den Zucker über den Urin auszuleiten.

Die Gefühle der Mitte

Zweifelsohne entwickelt sich aus einer starken Körpermitte ein Gefühl von Schutz und Geborgenheit. Etwa so, wie liebevoll und behütet umarmt zu sein. Mehr noch haben Menschen mit einer ausgewogenen Körpermitte eine feste Verbindung zum Göttlichen oder Universellen – gemeint ist damit Urvertrauen. Ihre innere Ruhe und Gelassenheit spiegelt sich in ihrem Umfeld. Sie haben die Fähigkeit, Menschen in Not zu beruhigen und ihnen Trost zu spenden.

Alles, was einen selbst mit innerem Frieden erfüllt, nährt das Gefühl von Geborgenheit und Urvertrauen, etwa der weite Blick über das Meer, ruhige Entspannungsmusik, ein kleines Baby auf dem Arm zu tragen oder, im Speziellen, die Asana »Geborgenheit im Kind« (Seite 94).

Die Organe der Mitte – Milz, Magen und Bauchspeicheldrüse – sind laut der traditionellen chinesischen Medizin auch für alle möglichen Denkprozesse verantwortlich. Die Fähigkeit zu denken fällt in ihren Aufgabenbereich. Bei Konzentrationsverlust, Gedächtnislücken oder »Nebel im Kopf« ist es ratsam, die Körpermitte zu stärken oder zu entlasten. Eine Möglichkeit ist, geistig anspruchsvolle Arbeiten in die Morgenstunden zwischen sieben und elf Uhr zu verlegen, dann, wenn die Organe der Mitte ihr Leistungshoch haben. Vermeide generell, in den späten Abendstunden noch zu arbeiten! Beruhige stattdessen die Organe mit einem sanften Yoga-Flow oder gehe zeitig schlafen.

Sich sorgen

Aus der Körpermitte von Milz, Magen und Bauchspeicheldrüse erhebt sich das Gefühl, sich zu sorgen. Die drei Organe stellen die Energie bereit, sich mit einem realistischen

Problem auseinanderzusetzen, damit eine Lösung gefunden werden kann. Sich um andere zu sorgen bedeutet, vorausschauende Anteilnahme zu entwickeln und dann gezielt zu handeln. Man fühlt, man denkt, man handelt und löst das Problem, bevor es zu einem solchen (dauerhaft) wird. Die Sorge ist die konstruktive Kraft, die Lösungswege in schwierigen Situationen hervorbringt. Es gibt jedoch viele Faktoren, die das Gefühl von Sorge beeinflussen und es so stark vermehren, dass daraus Zukunftsängste und wilde Spekulationen entstehen.

Auslöser, die Sorge vermehren

Alles, was klare Denkmuster auflöst, beeinflusst das Gefühl, sich zu sorgen. Im Kleinen sind das schon Konzentrationsstörungen nach längerer geistiger Arbeit, Leistungsdruck im Berufsleben oder Stress beim Familienmanagement.

Bin ich mit meinem Projekt rechtzeitig fertig? Schaffe ich alles, was mir der Chef aufgetragen hat? Wie verläuft der Elternabend in der Schule? Tiefergreifende Lebensveränderungen, etwa wenn ein Familienmitglied ernsthaft erkrankt oder ein Umzug bevorsteht, vermehren die Energie, sich zu sorgen, ebenfalls. Selbst ein Übermaß an Emotionen wie Wut, Ärger, Trauer oder Freude verändern die lösungsorientierte Kraft der Sorge, ähnlich einem vollen Sammelbecken an Gefühlen, das überläuft.

Das Grübeln fängt an, Gedanken kreisen, Ängste entstehen und das Denken hört auf, konstruktiv und lösungsorientiert zu sein. Jetzt kommt auch das berühmte Gedankenkarussell ins Spiel. Halten wir fest: Grübeln ist das erste Symptom, wenn zu viel Sorgen-Energie in der Körpermitte schlummert. Zu diesem Zeitpunkt ist vielen noch nicht bewusst, dass sie sich Sorgen machen und dass aus den Sorgen – statt konstruktive Lösungen – vage Probleme entstehen. Jetzt schon zeigen Milz, Magen und Bauchspeicheldrüse ihre geschwächte Mitte an: Man fühlt sich grundlos innerlich angespannt, kann schlecht schlafen und man fühlt sich erschöpft. Folgendes Zitat beschreibt den Zustand einer Person, die zu viel Sorge in sich trägt, sehr treffend:

> *»Sich Sorgen zu machen ist wie im Schaukelstuhl zu sitzen:*
> *Man ist beschäftigt, aber kommt nicht voran.«*
>
> Ingrid Gerstbach

Vermeide Multitasking!

Zur Erinnerung: Das Denken zählt zu den geistigen Aspekten der organischen Körpermitte. Arbeiten Milz, Magen und Bauchspeicheldrüse harmonisch zusammen, entsteht konstruktives, klares Denken. Multitasking, eine Forderung des modernen Zeitalters, führt zur Überforderung der Körpermitte! Aus einem Überangebot an Reizen und Sinnesimpulsen entsteht Gedankenfixierung. Das Ticket für das Gedankenkarussell ist hiermit gebucht.

Mit etwas Übung kannst du dich wieder aus der Multitasking-Spirale herauslösen und zurück in die eigenen Rhythmen finden! Das Tool dafür heißt Achtsamkeit! Der Dalai Lama beschreibt sie so: »Achtsamkeit bedeutet, dass wir ganz bei uns und unserem Tun verweilen, ohne uns ablenken zu lassen.«

Als kleine Übung nimm dir vor, achtsam zu kochen! Statt zu schnippeln, gleichzeitig zu telefonieren und dich nebenbei mit Nachrichten berieseln zu lassen, halte einen Moment inne und konzentriere dich bewusst auf eine Sache, nämlich das Kochen!

Schalte zum Beispiel deine Sinne mit ein und rieche an den Lebensmitteln. Nimm die duftenden Aromen der Gewürze war. Schnipple das Gemüse in Dankbarkeit, weil du genug davon hast. Wähle hochwertige Zutaten aus und schätze sie wert. Nasche vom Nachtisch und lasse dir die Geschmäcker auf der Zunge zergehen.

Natürlich kannst du die Übung auch auf andere Lebensbereiche ausweiten, etwa wenn du Auto fährst oder spazieren gehst. Nimm dir während der Arbeit vor, immer nur eine Sache auf einmal zu erledigen. Bearbeitest du gerade einen Text, lasse das Telefon bewusst klingeln, ohne das Gespräch entgegenzunehmen.

Achtsamkeit zu lernen und zu praktizieren, baut Stress nachhaltig ab und heilt die innere Mitte. Schon nach kurzer Zeit stärkt sich die Konzentrations- und Merkfähigkeit und das Gefühl von Urvertrauen stellt sich wieder ein.

Pranayama: Den Brustkorb auswringen

Das Pranayama »Brustkorb auswringen« kannst du ganz bequem im Schneidersitz, im Fersensitz oder auf einem Stuhl sitzend üben. Dabei umarmst du deinen Oberkörper und drehst dich im Wechsel zu beiden Seiten. Durch die Rotationen und durch die vertiefte Atmung entspannt sich der ganze Körper, denn die Nervenfasern neben der Brustwirbelsäule dehnen sich sanft und regulieren den Sympathikus. Außerdem schiebst du dabei die Rippenbögen zusammen. Das Zusammenschieben und Loslassen drainiert die Milz und den Magen. Der Speisebrei vermischt sich besser und wird ungehindert in die nächsten Abschnitte des Verdauungstrakts verschoben. Meistens fühlt man sich direkt nach der Atemtechnik erfrischter und leichter im Brustkorb und manchmal ist sogar ein angenehmes Wärmegefühl im Bauchraum zu spüren. Erschrecke nicht, wenn es bei der Drehung oder bei dem Zusammenschieben der Rippen knackt! Manchmal lösen sich durch die Drainage Blockierungen in den kleinen Rippengelenken mit einem kurzen Knacken auf. Dann kannst du wieder tiefer in die Rippen hineinatmen.

Den Brustkorb auswringen

1. Setze dich aufrecht hin und umarme deinen Brustkorb. Die linke Hand liegt auf den Rippen der rechten Brustkorbseite, die rechte Hand seitlich auf den Rippen der linken Körperseite.
2. Drehe dich einatmend nach rechts, die Hände liegen locker den Rippen auf. Mit der Ausatmung drehe dich nach links und schiebe gleichzeitig die rechten und die linken Rippen mit Druck aufeinander zu, so als ob du sie gegeneinander auswringen wolltest. Löse einatmend den Druck und drehe dich wieder nach rechts. Wiederhole die Bewegungsabfolge für fünf bis acht Atemzüge.
3. Danach ist die andere Seite dran. Drehe dich einatmend im Oberkörper nach links, Hände locker. Ausatmend drehe dich zur rechten Seite und schiebe die Rippenbögen mit Druck aufeinander zu. Einatmend wieder lösen. Führe das Pranayama auch auf dieser Seite für fünf bis acht Atemzüge durch. Danach löse dich aus der Haltung, lockere die Arme und nimm dir einen Moment Zeit, die Effekte der Organdrainage nachzuempfinden.

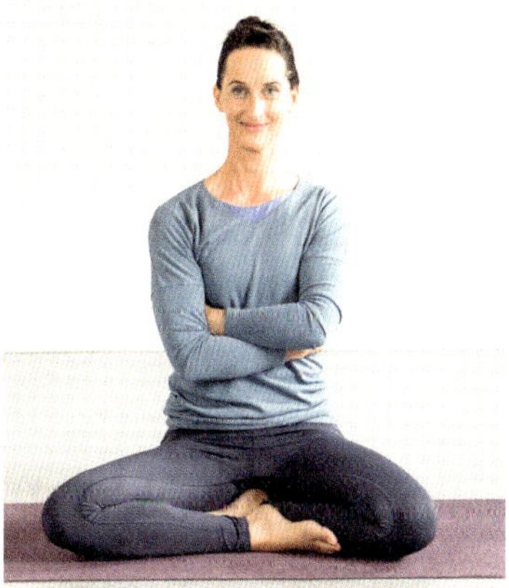

1

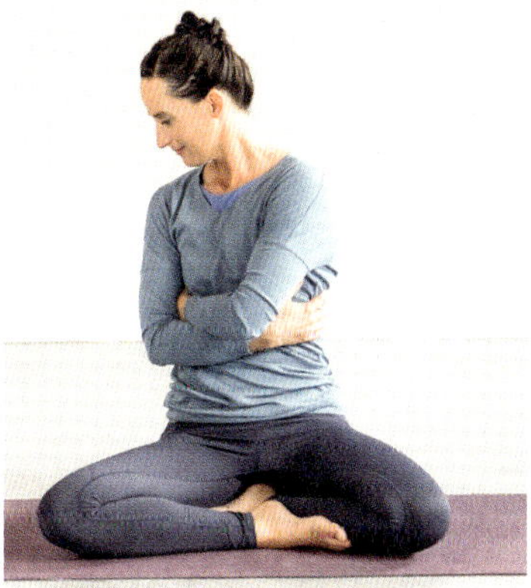

2

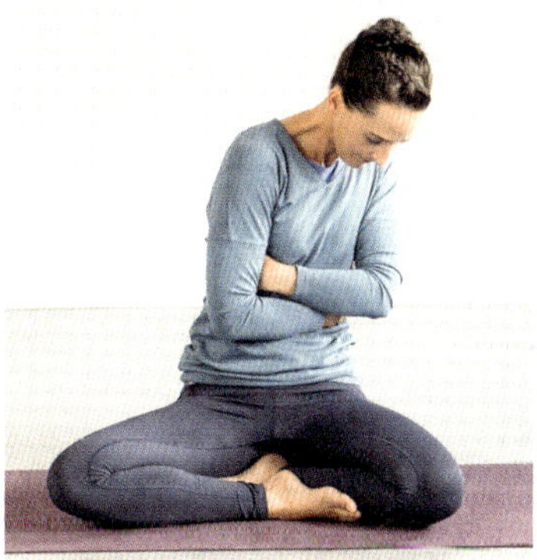

3

Übungsflow für die innere Mitte

Die Milz, der Magen und die Bauchspeicheldrüse ruhen gerne in ihrer Mitte und lieben es, wenn alles im Körper fließen kann, vor allem die Energie, die Verdauungssäfte und das Blut. Deswegen gibt es in deinem Übungsflow Asanas, mit denen die Körpervorderseite gedehnt (Robbe) und die Magenklappen über vegetative Impulse besser angesteuert werden (Drehsitz). In der Kind-Position entspannen sich die Oberbauchorgane und es entstehen Gefühle wie Geborgenheit und Schutz, die deine Körpermitte sanft umhüllen.

Der Organgruß bedient und unterstützt alle Funktionsweisen, die der Milz, dem Magen und der Bauchspeicheldrüse in der traditionellen chinesischen Medizin zugesprochen werden: Die Abfolge lässt das Blut und die Energie freier durch die Gefäße und durch die Meridiane fließen und darüber hinaus kräftigt der Organgruß das gesamte Muskelsystem. Halte beim Üben des Organgrußes für die Körpermitte die einzelnen Asanas etwas länger, und achte darauf, dass die Übergänge von einer Asana zur nächsten fließend und dynamisch sind.

Die Yogasequenz für die Körpermitte schenkt dir Saft und Kraft! In den Meridianen sprudeln die Energien wieder und du fühlst dich insgesamt viel wacher. Gleichzeitig reguliert sich das vegetative Nervensystem und Symptome wie Anspannung, Herzrasen oder Sodbrennen lösen sich auf. Das aufeinander abgestimmte Programm schenkt dir ein tiefes Gefühl von Geborgenheit. Aus diesem Gefühl heraus sortiert sich deine innere Mitte zu einer Quelle geballter innerer Kraft. Aus dieser Quelle darfst du jederzeit neue Energie für den Alltag schöpfen.

Falls du während des Übens öfter Muskelkrämpfe bekommst oder dir chronische Magen-, Milz- oder Bauchspeicheldrüsenerkrankungen bekannt sind, bespreche dich vor dem Üben mit deinem Arzt. Halte dir ein Bolster bereit, mit dem du dich in der Robbe gut abstützen kannst. Nimm dir für dein Programm inklusive Körperspüren, Pranayama und Meditation insgesamt eine 45 Minuten Zeit und übe gerne länger, wenn dir danach ist.

Alle fünf Übungen auf einen Blick

1. Einen großen Stein aufheben (Seite 59)
2. Der Drehsitz (Seite 69)
3. Organgruß (Seite 72)
4. Die Robbe mit Bolster (Seite 85)
5. Geborgenheit im Kind (Seite 94)

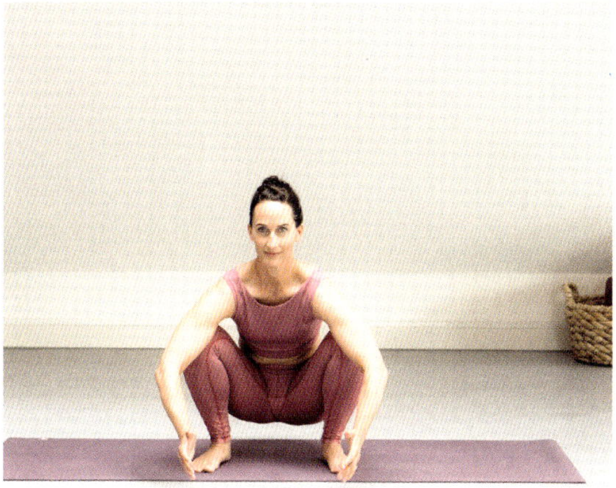
1

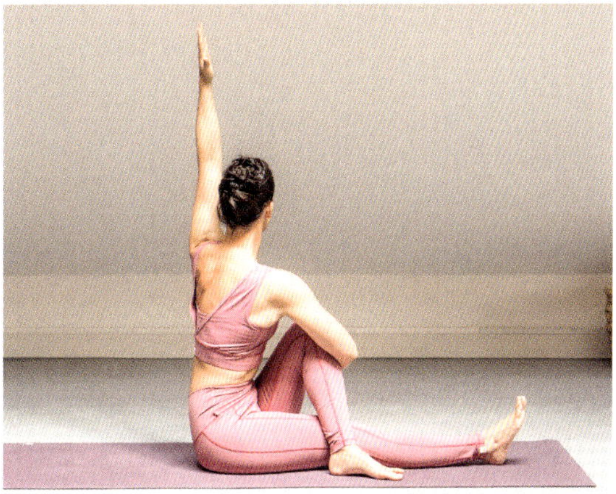
2

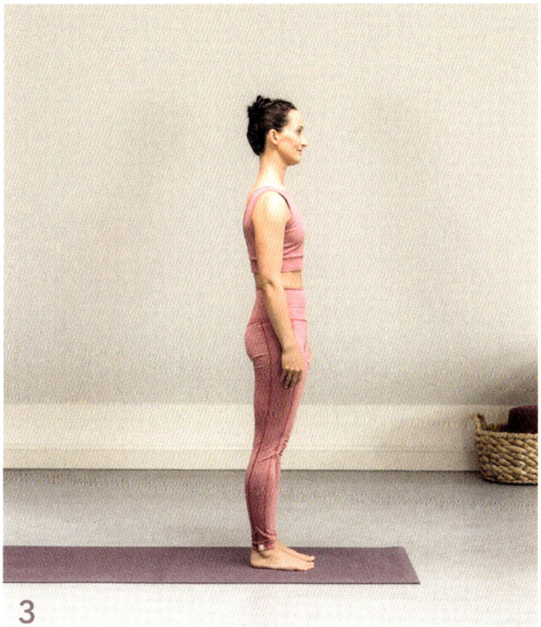
3

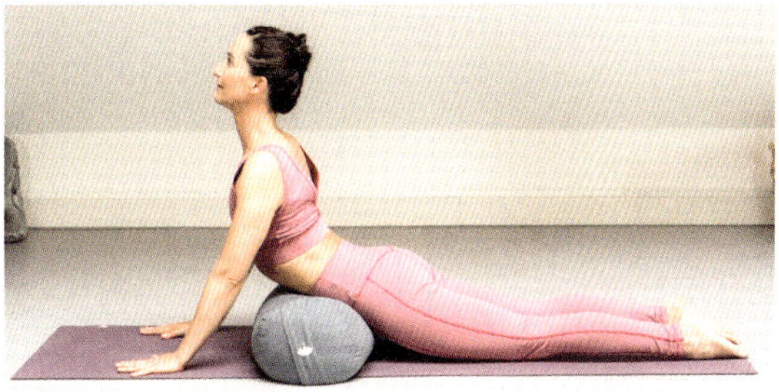
4

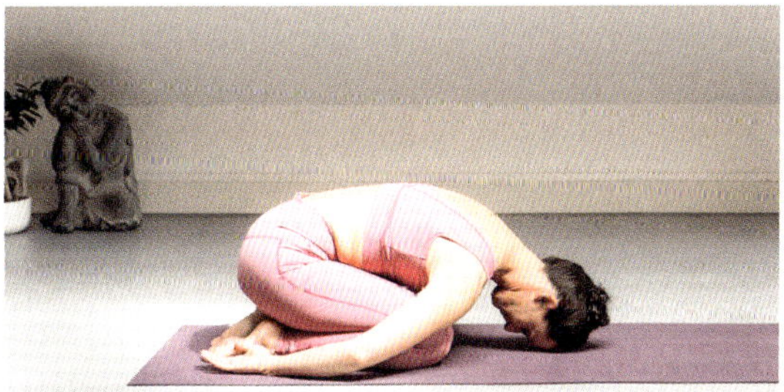
5

Heilsame Meditation für die Körpermitte

Eine meiner Lieblingsmeditationen ist das Mönchsgebet. Sie wird in der Asana sitzender Schmetterling ausgeführt und schenkt den Organen Milz, Magen und Bauchspeicheldrüse neben den Vorteilen der Meditation auch noch körperliche Entlastung. Das spüren die Organe der Mitte sofort: Sie entspannen sich und senden den Ruheimpuls gleich an das Gehirn und das vegetative Nervensystem. Körperliche und seelische Mechanismen werden angestupst, die Stress auflösen und den Geist in tiefe, dankbare Entspannung lenken. Wenn benötigt, kannst du deine Beine mit Kissen oder Blöcken unterpolstern und so wahrgenommene Spannung in den Leisten abbauen.

Das Mönchsgebet

Komme in den sitzenden Schmetterling, lege die Fußflächen aneinander und die Füße in deine Hände, die du zu einem Körbchen verschränkst. Der Oberkörper darf einsinken, die Halswirbelsäule ist gerundet. Schließe die Augen.

Finde dich über einige, ruhige Atemzüge in die Meditation ein. Dann beginne dir im Stillen zu sagen: »Ich bin dankbar für …«, und benenne nacheinander Menschen, Dinge, Gefühle, Tatsachen oder Naturphänomene, für die du dankbar bist. Etwa so: »Ich bin dankbar für meine Familie. Ich bin dankbar, dass ich ein Dach über dem Kopf habe. Ich bin dankbar, dass ich gesund bin. Ich bin dankbar für den Sonnenschein.«

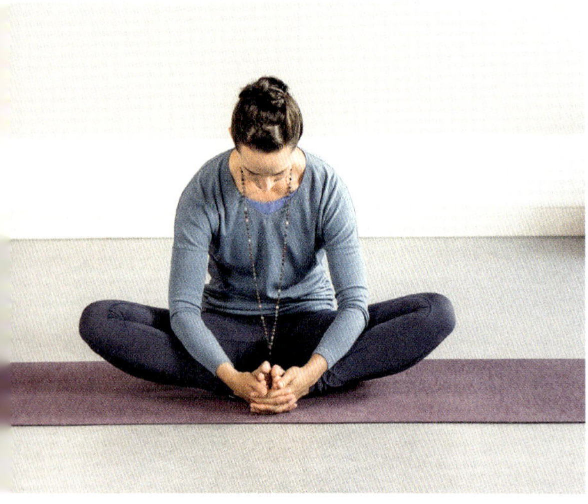

Ganz automatisch sinkt dein Oberkörper mit der Zeit immer weiter in Richtung Schoß, weil sich Spannung aus allen Muskeln, Faszien und aus dem Geist abbaut. Irgendwann kommt der Zeitpunkt, an dem die Pausen zwischen dem Gesagten länger werden. Dir fällt nicht mehr so viel ein, oder es ist alles gesagt. Vielleicht willst du das Gefühl der Dankbarkeit einfach nur genießen und du gelangst möglicherweise in die Stille. Verweile in ihr, solange sie dir Kraft spendet. Ruhe dich aus und spüre die geballte Energie in deiner Körpermitte. Aus ihr wirst du, wann immer es notwendig ist, Kraft und Hoffnung schöpfen. Beende die Meditation dann, wann du es für richtig hältst.

INTERVALLFASTEN: EIN SEGEN FÜR MILZ, MAGEN UND BAUCHSPEICHELDRÜSE

Bei dem Thema Körpermitte müssen wir unbedingt das Thema Ernährung aufgreifen. Wie du weißt, ist die Milz in der traditionellen chinesischen Medizin das wichtigste Verdauungsorgan und sie ist sehr anfällig für schlechte Ernährungsangewohnheiten. Der Magen und die Bauchspeicheldrüse leiden genauso wie die Milz, wenn man zu viel, zu hastig, zu ungesund oder zu spät am Abend isst. Wortwörtlich liegt der Verdauungsbrei bei solch einem Essverhalten schwer im Magen und lässt sich nur mit viel Mehraufwand verdauen. Das zeigen dir die drei Organe mitunter sehr deutlich: Du fühlst Druck im Oberbauch, bekommst Blähungen oder Sodbrennen oder dir wird vielleicht sogar richtig schlecht. Das Problem heutzutage ist weniger, dass wir uns sorgen müssen, zu wenig Essen zu haben, sondern eher, dass wir klug aus dem reichhaltigen Nahrungsangebot auswählen und uns Zeit für die Mahlzeit nehmen.

Ernährungsumstellung leicht gemacht

Doch wo soll man ansetzen, wenn Stress und Zeitdruck den Alltag bestimmen und man trotzdem auf ein gesundes Essverhalten achten möchte?

Eine Möglichkeit ist das Intervallfasten. Davon gibt es viele Modelle und alltagstaugliche Anwendungsmöglichkeiten. Ich stelle dir in diesem Kapitel eine Form vor, die sich in der Praxis und für Berufstätige bewährt hat: das 12:4-Fasten. Es geht ganz einfach und man muss eigentlich nur zwei Regeln beachten. Außerdem bewegt das Intervallfasten dazu, sich näher mit dem eigenen Essverhalten zu beschäftigen. Du realisierst, wie viel ungesunde Essgewohnheiten sich mit der Zeit eingeschlichen haben, und bekommst Lust, diese gesundheitsfördernd zu verändern.

Die erste Regel: Zwischen Abendessen und Frühstück müssen mindestens zwölf Stunden vergangen sein, in denen nichts gegessen wird und in denen der Körper sich über Nacht innerlich reinigen kann.

Die zweite Regel: Während des Tages darf nur alle vier Stunden eine Mahlzeit zu sich genommen werden. Dazwischen darf nichts gegessen werden. Auch Milch und Zucker im Kaffee zählen zum Essen. Eine längere Pause ist selbstverständlich auch möglich. Die vier Stunden müssen nicht genau abgepasst werden. Wasser und Tee zu trinken ist jederzeit erlaubt.

Mit diesen beiden Regeln hast du ein Grundgerüst für dein Intervallfasten. Das Modell lässt sich gut an den Alltagsrhythmus oder an Berufszeiten anpassen. Das Frühstück kann beispielsweise gegen neun Uhr gegessen werden. Mittagessen gibt es um 13 Uhr und Abendbrot um 18 Uhr. Isst du lieber ein spätes Frühstück, kannst du dir das Milz-Müsli von Seite 174 zubereiten und zur Arbeit mitnehmen. Dann isst du vielleicht um elf Uhr dein Frühstück, zu Mittag um 15 Uhr und Abendbrot um 19 Uhr. Das Programm um diese zwei Grundregeln kannst du mit Tipps aus dem Kapitel zum Darm ab Seite 187 ergänzen und individualisieren.

Vorteile für die Bauchspeicheldrüse

Die Gesundheit der Bauchspeicheldrüse liegt mir sehr am Herzen, denn sie ist zwar ein sehr fleißiges Organ, aber auch extrem sensibel. Wenn sie überlastet ist, äußert sie sich kaum mit Symptomen. Deswegen ist ihr Zustand meistens schon sehr ernst, wenn sie Beschwerden macht. Das Intervallfasten bekommt ihr richtig gut und die Methode hilft der Bauchspeicheldrüse, erst gar nicht in die Situation der Überlastung zu kommen. Das Intervallfasten stellt den Insulinspiegel der Bauchspeicheldrüse auf einen gleichmäßigen Rhythmus ein. Ohne die ständigen Insulinschwankungen, die mit ungesunden Ernährungsweisen einhergehen, reguliert sich nicht nur die Bauchspeicheldrüse, sondern mit ihr das gesamte Hormonsystem. Als Nebeneffekt verschwindet das störende östrogenreiche Bauchfett. Weil die Oberbauchorgane durch das Intervallfasten mehr Zeit für die inneren Reinigungsarbeiten bekommen, wachsen jetzt auch die Haare kräftiger, die Augen sehen klar aus und du bekommst eine schöne, rosige Haut.

Milz-und-Magen-Müsli

Die nötige Power, um fit in den Tag zu starten, kannst du dir mit dem folgenden Milz-und-Magen-Müsli holen. In der ayurvedischen Medizin aus Indien heißt es, dass die Milz durch ein warmes, breiiges und etwas süßes Frühstück optimal gestärkt werden kann. Der Ansatz aus der ayurvedischen Medizin ist viele Tausend Jahre alt und passt heutzutage immer noch für die Milz- und Magengesundheit. Ich habe noch ein paar Anpassungen vorgenommen, was die Zutaten betrifft, und darauf geachtet, dass die Speise vegan ist, laktose- und glutenfrei, gut für Allergiker geeignet und obendrauf die Fähigkeit hat, den Säure-Basen-Haushalt zu regulieren. Alle Zutaten sind auch bei einem Reizdarm geeignet. Lasse dir für dein Frühstück Zeit und denke daran, es gut zu kauen. Durch das Kauen wird die Verdauung für die Organe leichter, denn die Verdauungsenzyme werden jetzt schon aktiviert. Meistens reicht eine kleine Müsliportion aus, und du bist bis in die frühen Nachmittagsstunden gesättigt.

Die Basis: Koche einen Brei aus einem Teil Amaranth, zwei Teilen Buchweizenflocken und drei Teilen Hirse. Die Zutaten so lange mit Wasser aufkochen, bis die Hirse weich ist. Statt Wasser kannst du für etwas mehr Geschmack auch Mandelmilch oder Kokoswasser nehmen. Tipp für Berufstätige: Koche so viel Brei, dass du ihn für die nächsten beiden Tage in den Kühlschrank stellen und weiterverwenden kannst. Dann musst du den Brei nur leicht erwärmen und sparst Zeit, die du deinem Frühstück widmen kannst.

Obststücke: Füge dem Frühstück eine Sorte regionales Obst hinzu, das gerade Saison hat. Im Sommer und Herbst sind beispielsweise Blaubeeren, Himbeeren oder Weintrauben am besten, denn sie sind bei Reizdarm gut verträglich. Ansonsten probiere mit kleinen Portionen aus, welche Obstsorten du gut verträgst. Generell sind Äpfel für den Reizdarm nicht so empfehlenswert, doch viele Betroffene vertragen kleine Portionen (alte Sorten) oder angeschmorte Apfelstücke.

Kernige Nüsse: Jetzt streue noch eine Handvoll verschiedener Nüsse auf das Müsli. Mandeln enthalten viele B-Vitamine, pflanzliche Eiweiße und gesunde Fette, mit denen sie das Herz schützen. Kürbiskerne sind gut für die Blase, entwässern den Körper und füllen ihn mit Magnesium und Kalium auf. Paranüsse wirken entgiftend und stärken mit hohem Gehalt an Selen die Schilddrüse.

Die Leber

Meisterin des Stoffwechsels

Die Leber ist mit ihren 1,5 Kilogramm eines der schwersten Organe im menschlichen Körper und liegt im rechten Oberbauch direkt unter dem Zwerchfell. Sie füllt den Bereich unter der rechten Rippenseite fast vollständig aus und reicht bis in den linken Oberbauch. Weil die Rippen über der Leber sitzen, ist sie schwer zu ertasten. Nur wenn sie etwas zu groß ist, kann ihr Rand bei der Einatmung unter dem rechten Rippenbogen gefühlt werden. Die glatte, spiegelnde Oberfläche wird von einer Kapsel umhüllt und schenkt der Leber ihre einzigartige Form.

Zu Recht wird die Leber als Meisterin des Stoffwechsels bezeichnet. Sie managt unfassbar viele chemische Umbauprozesse, speichert Nährstoffe, Hormone und Blut für den Bedarfsfall und produziert sogar ein paar Hormone in Eigenregie. Dazu zählen etwa Wachstumshormone, die Vitamin D freisetzen können. Ihr Baustoff für die Produktion der Hormone und auch für die Gallensäure ist Cholesterin.

Die Leber mag einen gewissen Luxus und braucht kreativen Entfaltungsraum. Am meisten schadet ihr die dauerhafte Einnahme von Medikamenten (Schmerzmittel) und ein hektisches Leben im Dauerstress.

Vitalzeichen

Wenn die Leber vital ist, fällt das sofort an den Augen auf: Sie sind klar, haben ein reines Augenweiß und eine anziehende Ausstrahlung. Das Hautbild würde jede Kosmetikerin begeistern! Im Sport fällt auf, wie gesund und stabil die Sehnen sind. Selbst belastende Sprünge machen einem Menschen nichts aus, dessen Leber gesund ist. Der Körperbau ist eher schlank ohne Wohlstandsbäuchlein, die Rippen können sich mit der Atmung zusammenziehen und auseinanderbewegen. Menschen mit gesunder Leber fallen sofort durch ihre Präsenz auf. Ihr Selbstbewusstsein und der kreative Kopf machen sie zu anziehenden, begehrenswerten Menschen.

Erste Warnhinweise auf einen Blick:

- Druckschmerzen im rechten Oberbauch
- behandlungsresistente Schmerzen in der rechten Schulter (Leber) oder in der linken Schulter (Gallenblase)
- Blockierungen in der unteren Brustwirbelsäule
- Verdauungsprobleme
- unterbrochener Schlaf zwischen ein und drei Uhr nachts
- rote oder gelbliche Augen
- untypisches, cholerisches Verhalten und fixe Ideen

Anatomie und Aufbau

Die Leber ist das zentrale Stoffwechsel- und Entgiftungsorgan im menschlichen Körper und an unzähligen Umwandlungsprozessen beteiligt. Von außen betrachtet unterteilt sich die Leber in einen rechten und einen kleineren linken Leberlappen. Zwischen den Lappen verläuft ein Band, das die Leber im Brustkorb fixiert. An der Unterseite der Leber befindet sich in einer Mulde die Gallenblase. Der Gallensaft wird innerhalb der Leber produziert und in der Gallenblase gespeichert. Bei Bedarf, etwa nach einer fettigen Mahlzeit, wird der Gallensaft portionsweise in Richtung Zwölffingerdarm zur Verdauung der Fette geleitet. Das Gewebe der Leber besteht aus vielen kleinen Läppchen, die aus Leberzellen aufgebaut sind. Zwischen den Läppchen verlaufen unzählige Gefäße, in denen Blut und Gallenflüssigkeit fließen.

Detox von Alkohol, Pestiziden und Medikamenten

Über die Pfortader, die das Blut aus allen unpaaren Bauchorganen sammelt, gelangen Nährstoffe, aber auch Medikamentenrückstände, Pestizide aus der Nahrung und Umweltgifte in die Leber. Die Leber verarbeitet die brauchbaren Nährstoffe, nutzt sie selbst oder leitet sie an andere Organe weiter. Wenn die Nährstoffe gerade nicht gebraucht werden, speichert die Leber sie ein und setzt die Nährstoffe erst bei Bedarf frei. Medikamentenrückstände, Alkohole und giftige Stoffe hingegen wandelt die Leber in verträgliche Stoffe um oder bereitet sie so auf, dass sie gebunden und über den Darm oder über die Nieren ausgeschieden werden können.

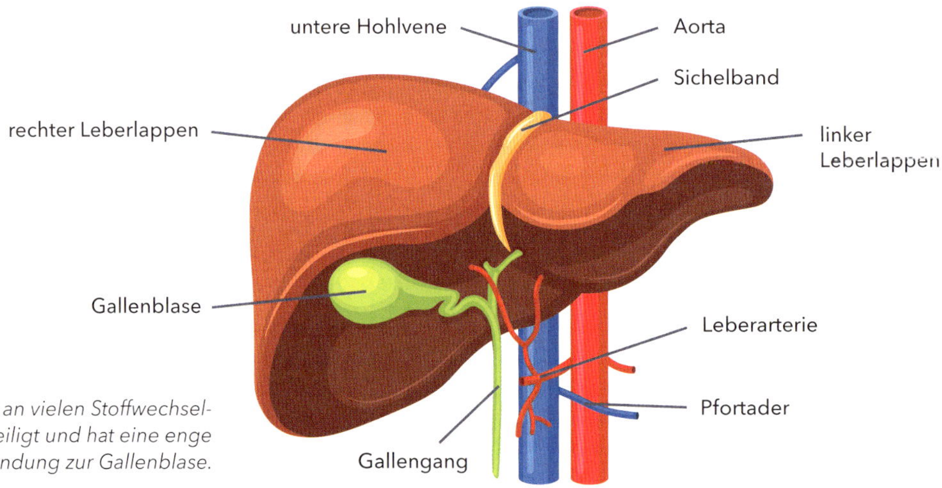

Die Leber ist an vielen Stoffwechselprozessen beteiligt und hat eine enge Verbindung zur Gallenblase.

Cholesterin

Was viele nicht wissen: Nur ein winzig kleiner Teil Cholesterin wird über die Nahrung aufgenommen, ungefähr 80 Prozent wird von der Leber selbst hergestellt. Wer seinen Cholesterinwert senken möchte, sollte mit seinem Arzt oder Heilpraktiker besprechen, aus welchem Grund die Leber mehr Cholesterin produziert. Es könnte etwa sein, dass chronischer Stress den Stoffwechsel beeinflusst und die Leber belastet. Bei anhaltendem Stress produziert die Leber mehr Cholesterin, um sich und andere Organe besser vor zellschädigendem oxidativem Stress zu schützen. Ein Versuch, erhöhte Cholesterinwerte über die Reduktion von Fetten zu erzielen, würde eher zu ungewünschten Resultaten führen. In diesem Fall ist es ratsam, Stress abzubauen, zu lernen, sich zu entspannen, und die Bauchorgane durch Änderung der Nahrungsgewohnheiten dauerhaft zu entlasten.

Verdauung von Kohlenhydraten, Fetten und Eiweißen

Die Leber spielt bei allen Stoffwechselprozessen eine zentrale Rolle. Zu den Stoffwechselprozessen zählt die Verdauung von Eiweißen, von Kohlenhydraten und von Fetten. Beim Fettstoffwechsel bauen die Leberzellen Fette ab und erzeugen damit Energie. Unterstützung erhalten sie von der Gallenflüssigkeit. Die bräunliche Flüssigkeit nimmt Fette auf und spaltet sie.

Bei der Verstoffwechselung der Kohlenhydrate sorgt die Leber für einen konstanten Zuckerspiegel im Blut. Steigt der Blutzuckerspiegel nach einer kohlenhydratreichen Mahlzeit, etwa mit Brot und Gebäck, nimmt die Leber den Zucker über die Pfortader auf und speichert ihn als Glykogen. Soll der Blutzucker beispielsweise beim Workout erhöht werden, gibt die Leber etwas Glykogen an das Blut ab.

Auch beim Eiweißstoffwechsel ist die Leber wichtig. Die Leber baut Aminosäuren aus der Nahrung so um, dass aus ihnen Energie gewonnen werden kann. Jetzt muss die Leber tricksen. Bei dem Umbauprozess von Aminosäuren in Energie entsteht nämlich das giftige Ammoniak. Das bauen die Leberzellen in ungiftigeren Harnstoff um und geben diesen an das Blut ab. Der Harnstoff gelangt zur Niere und wird über den Urin ausgeschieden.

Wer sich mehr mit der Leber und ihren erstaunlichen Fertigkeiten befasst, dem wird schnell klar, wie wichtig eine gesunde Ernährungsweise für den Körper ist. Der einfachste und schnellste Weg für Leber-Detoxing ist, Dauerstress abzubauen, Medikamente nach Möglichkeit zu vermeiden und für eine ausgewogene Ernährung ohne Alkohol und zuckerhaltige Getränke zu sorgen. Aber warte ab! Im nächsten Abschnitt erfährst du, was die Leber zusätzlich braucht, damit es ihr ganzheitlich gut geht.

Kreativer Spielraum und Selbstentfaltung

Auf eine gesunde Ernährung zu achten und Stress zu vermeiden, weckt erstaunliche Regenerationsfähigkeiten in der Leber. Studien zeigen sogar, dass sich eine Fettleber durch die beiden Verhaltensänderungen schon nach relativ kurzer Zeit erholen kann. Doch in dir schlummert noch etwas, das nur aus der Leberenergie erwachsen kann. Wir bewegen uns wieder im Feld der chinesischen Medizin und sehen uns gemeinsam die geistig-seelischen Fertigkeiten der Leber an. Sie steht, wie kein anderes Organ, für die Entwicklung der individuellen Persönlichkeit und soll in uns Schaffenskraft und kreative Ideen erwecken können.

Erfahrungen aus der Praxis

Tatsächlich mache auch ich in der Praxis die Erfahrung mit meinen Patienten, dass sich die Leber am besten regenerieren kann, wenn sie neben Stressabbau und Ernährungsumstellung außerdem die Möglichkeit bekommt, ihre Kräfte zur Selbstentfaltung ausleben zu dürfen. Das bedeutet: Du solltest dir Zeiten im Alltag für deine Hobbys und Interessen einräumen, für alles, was du von Herzen gerne tust. Unterdrückst du das in dir schlummernde Potenzial, reduziert sich die Leberenergie, die dazu gedacht ist, die eigene Persönlichkeit auszureifen und dann auch voll zur Entfaltung zu bringen.

Interessanterweise wachen viele Menschen, die keine Möglichkeiten finden, ihr Potenzial auszuschöpfen oder ihren Hobbys nachzugehen, nachts zwischen ein und drei Uhr auf – in der Zeit, in der die Leber ihr Leistungshoch hat. Die Leber erinnert durch das Wachwerden daran, dass du dir heute für alles und jeden Zeit genommen hast, nur nicht für dich selbst.

Wer sich erlaubt, seine Potenziale zu entdecken, und wer seine kreativen Kräfte auslebt, wer seine Fähigkeiten erforscht und wer sich neben den beruflichen und familiären Pflichten die Zeit zur Selbstentfaltung nimmt, der findet immer die Energie zur Persönlichkeitsentwicklung. Solche Menschen sind sehr selbstbewusst, weil sie ihre Stärken genau kennen, und sie haben ein gesundes Selbstwertgefühl, denn sie schätzen die Fülle ihrer Möglichkeiten! Häufig arbeiten Menschen mit viel Leberenergie in Chefetagen oder im Managerbereich. Künstler, Autoren und Menschen in kreativen Berufen sollten sorgfältig auf ihre Lebergesundheit achten.

Ist die Leber in einer Disbalance, entsteht womöglich die berühmte Schreibblockade oder eine Schaffenskrise. In solchen Krisen bist du gut beraten, dich näher mit den Dingen zu beschäftigen, die dich im Alltag ausbremsen. Was hindert dich momentan daran, deinem

Die »Blockadeschale«

Ein schönes Ritual, die Gründe für innere Blockaden aufzuspüren, ist die sogenannte Blockadeschale. Suche dir eine besonders schöne Schale, zum Beispiel eine Schale aus Olivenholz oder eine Klangschale. Die Schale ist ein Symbol für deine Schöpferkraft. An ihrem Boden leuchtet versinnbildlicht dein inneres Licht.

Stelle die Schale nach dem Aufwachen an einen schönen Platz und nimm dir für den Tag vor, eine deiner Interessen voll zu entfalten und zur Geltung zu bringen. Das kann zum Beispiel sein, ein Bild mit Aquarellfarben zu malen, oder du widmest dich nach langer Zeit wieder einem Musikinstrument.

Immer dann, wenn dich etwas davon abhält, etwas für dich selbst zu tun, sei es ein wichtiger Termin, die Arbeit, das Kind vom Sport abholen und so weiter, legst du einen Stein in die Schale. Am Abend nimmst du die Schale in beide Hände und betrachtest ihren Inhalt. Liegen viele Steine darin? Die Steine in der Schale sollen das Bewusstsein in dir wecken, wie viele Dinge dir im Alltag wichtiger sind als du dir selbst. Sie zeigen dir auch Menschen und Situationen auf, die dich eventuell blockieren oder deine Energie unbewusst von dir abziehen. Das Ritual macht aufmerksam. Es verdeutlicht, wie oft im Alltag du zum Ja-Sager wirst oder wie häufig du Aufgaben übernimmst, die dich nicht mit Sinn ausfüllen.

Kippe dann die Schale um und lasse alle Steine herausfallen. Symbolisch sollen sich mit dieser Geste alle Hindernisse vor dem Schlafengehen auflösen, die dein inneres Licht trüben. Stelle die leere Schale auf deinen Nachttisch. In ihr leuchtet dein befreites inneres Licht für den nächsten Tag. Deine Leber wird die Geste zu schätzen wissen und dich tief und fest schlafen lassen. Am nächsten Morgen schenkt sie dir eine neue Gelegenheit zur Selbstverwirklichung. Es liegt an dir, was du daraus machst.

Dieses Ritual macht nicht nur aufmerksam. Es verändert auch deine innere Haltung. Mit der Zeit gelingt es dir vielleicht immer besser, im Alltag Aufgaben abzulehnen oder auch mal »Nein« zu sagen und dir mehr Freiräume für deine Interessen zu schenken. Wenn du das Ritual mit der Blockadeschale ein paar Tage regelmäßig machst, werden schon recht schnell immer weniger Steine darin liegen, die den Boden bedecken. Der Boden der Schale lichtet sich und im übertragenden Sinn leuchtet dein inneres Licht tagtäglich etwas stärker!

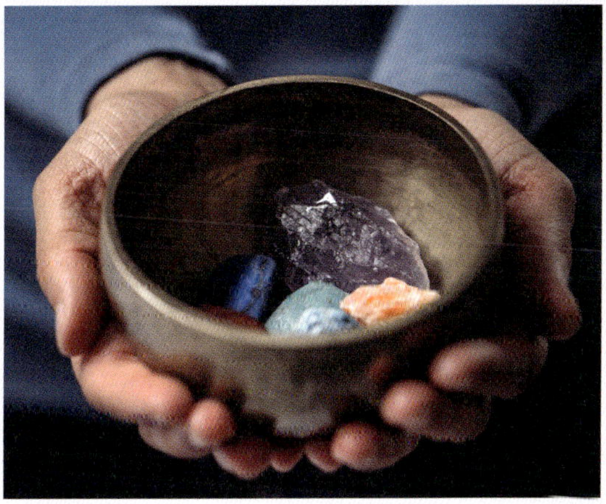

Hobby nachzugehen? Welche tief verborgenen Interessen lebst du nicht aus? Was im Umfeld verhindert deine Selbstentfaltung? Oder bist du es mit deiner inneren Haltung womöglich selbst, der oder die die Schaffenskraft der Leber ausbremst? Mit meinem Tipp »Die ›Blockadeschale‹« kannst du der Sache auf den Grund gehen und herausfinden, was im Leben deine Potenziale unterdrückt.

Pranayama: Die Leberschaukel

Mit der folgenden Pranayama mobilisierst du das Zwerchfell, an dem die Leber auf der rechten Seite des Brustkorbs befestigt ist. Durch ein entspanntes Zwerchfell verbessert sich die innere Durchblutung der Leber und ihre Arbeitskraft stärkt sich. Weil du bei der Atemübung in das Zwerchfell und in die Gallenblase drückst, solltest du mindestens zwei Stunden vorher nichts gegessen haben, sonst wird es unangenehm. Durch den Druck drainierst du die Gallenblase. Gestauter Gallensaft fließt in den Gallengang zum Zwölffingerdarm ab und steigert in ihm die Verdauungsprozesse.

Beachte, dass du mit dieser Atemtechnik der Leber und der Gallenblase ziemlich nah kommst, denn der Leberrand ist direkt unter dem rechten Rippenbogen fühlbar. Sei deshalb bei der Ausführung sehr achtsam und passe die Intensität des Gewebedrucks an dein Befinden an. Das Pranayama darf in keinem Fall Schmerzen auslösen! Nutze ein Yogakissen, einen Block oder eine Alternative aus deinem Hausrat, damit du aufrecht sitzen kannst und sich die Leistengegend entspannt.

Führe das Pranayama wenn möglich in dem beschriebenen Atemrhythmus aus. Ist dir der Takt zu schnell oder zu intensiv, dann wandle ihn intuitiv ab und atme etwa mehrere Atemzüge hintereinander in der gleichen Position. Versuche, die Atempause mit den schaukelnden Bewegungen möglichst lange auszudehnen. Wiederhole das Pranayama drei- bis achtmal. Gleich nach der Übung entfaltet sich unterhalb des Rippenbogens ein leichtes Wärmegefühl. Das ist völlig in Ordnung, denn die Durchblutung steigert sich und die Leber stellt sich auf die folgenden Asanas ein.

Die Leberschaukel

1. Setze dich etwas erhöht auf ein Yogakissen und richte die Wirbelsäule auf. Lege beide Hände wie ein Körbchen unter den rechten Rippenbogen. Stelle dir vor, dass du die Leber in diesem Körbchen trägst.
2. Beuge den Oberkörper leicht und lasse die Handkanten tiefer in das Gewebe unter den Rippen eintauchen.
3. Richte mit der nächsten Einatmung den Oberkörper wieder auf und mache eine bewusste, längere Atempause. In der Atempause schaukelst du dein Leberkörbchen in kurzen, schnelleren Rotationsbewegungen nach rechts und zur Mitte zurück.
4. Senke mit der Ausatmung den Oberkörper zurück in die Beugung. Entspanne den Gewebedruck kurz. Mit der nächsten Einatmung beginne wieder mit den schaukelnden Bewegungen.

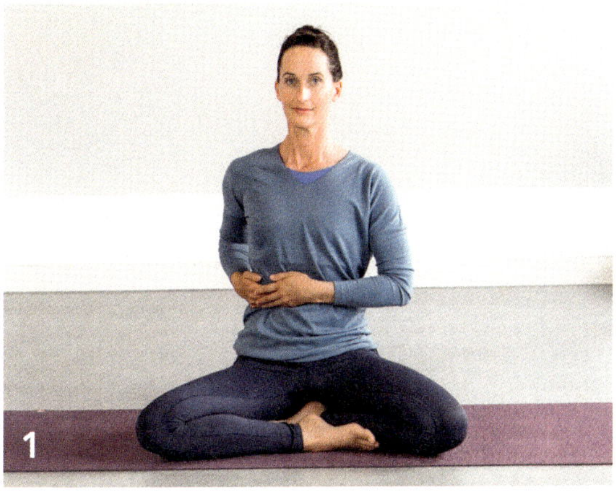

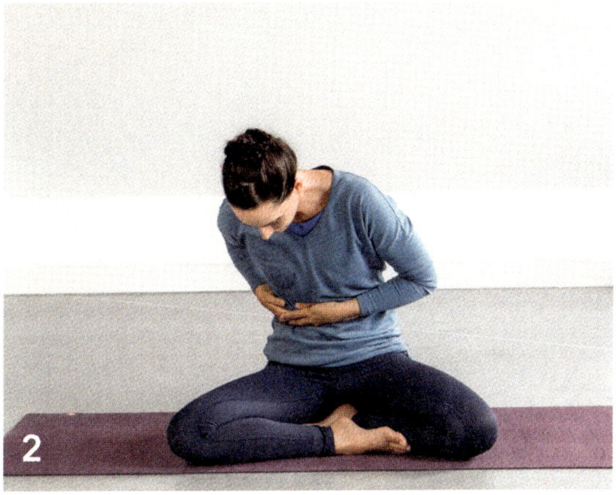

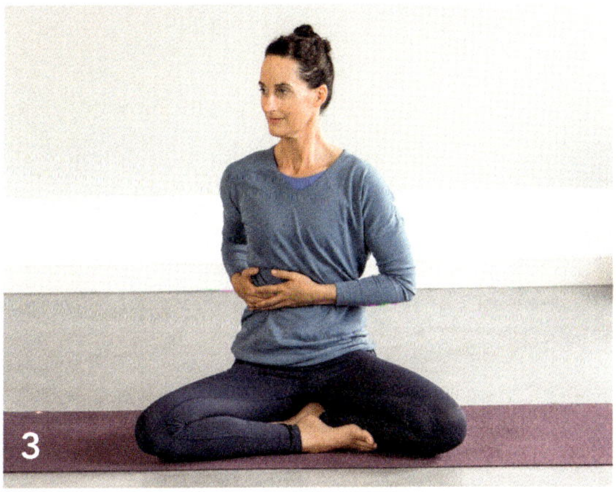

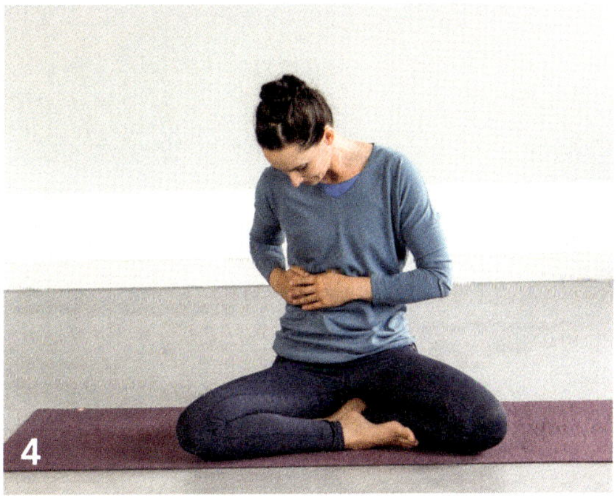

Übungsflow für die Leber

Für die Leber ist es ganz besonders wichtig, dass sie den Körper gut entgiften kann. Mit dem Übungsflow drainierst, drückst und dehnst du die Leber und hilfst ihr dabei, sich von Giftstoffen und Co. zu entledigen. Denn Rückstände in der Leber stauen Blut und Energie in ihr und lassen das Organ müde werden. Als Symptom bekommst du das müde Gefühl auch zu spüren! Es ist Müdigkeit, die morgens schon da ist und über den ganzen Tag anhält und aus der man sich aus eigener Kraft schwer herauslösen kann. Die aufeinander abgestimmten Asanas lösen das müde Gefühl aus den Knochen und mobilisieren den Gallensaft für die Fettverdauung.

Ich rate dir in stressigen Zeiten dazu, die Lebersequenz sanft, langsam und am Abend zu üben. Dann kann die Leber schon vor dem Schlafengehen mit dem Stressabbau beginnen und sich selbst nachts besser regenerieren. Wenn Müdigkeit oder fehlender Antrieb deine Hauptthemen sind, ist es besser, den Flow morgens mit mehr Aktivität zu praktizieren, um gestaute Leberenergie zu mobilisieren und freizusetzen. Setze im Organgruß den Schwerpunkt auf die Drachenposition. Wer möchte, kann in der Asana die *Ujjayi*-Atmung zur Freisetzung der Leberenergie einsetzen.

Grundsätzlich gibt es für die Lebersequenz keine Kontraindikationen. Solltest du dir in manchen Bewegungen unsicher sein, scheue dich nicht, deinen Arzt um Rat zu fragen oder einen ausgebildeten Yogalehrer um eine individuelle Programmanpassung zu bitten.

Insgesamt drainiert die Yogasequenz die Leber und die Gallenblase und hat damit großen Einfluss auf die gesamte körperliche Entgiftung. Sie löst energetische Blockaden im Leber- und Gallenblasen-Meridian und sorgt für tiefe Schlafphasen in der Nacht. Bei regelmäßiger Anwendung über einen längeren Zeitraum kann sie Müdigkeit überwältigen und für mehr Antrieb sorgen.

Für das Programm brauchst du ein Bolster. Lege es dir schon griffbereit zu deiner Matte. Nach dem Gallenblasentwist kannst du einfach in der Rückenlage bleiben und die Meditation »Labeln – ein Etikett für jede Situation« anschließen.

Alle fünf Übungen auf einen Blick

1. Halbmond (Seite 58)
2. Die gebundene Vorwärtsbeuge (Seite 68)
3. Organgruß (Seite 72)
4. Die Libelle mit Seitneigung (Seite 84)
5. Der Gallenblasentwist (Seite 93)

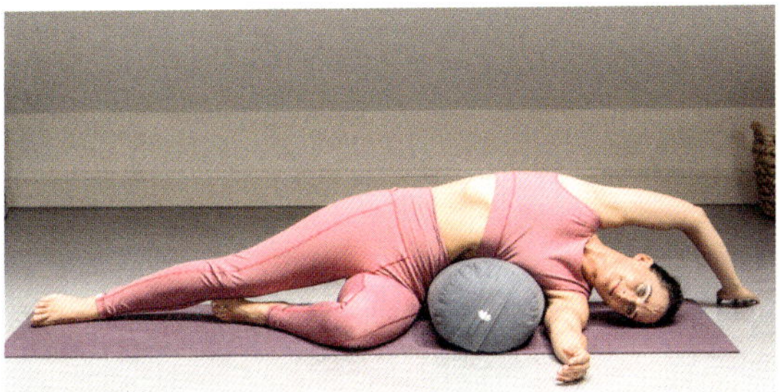

1

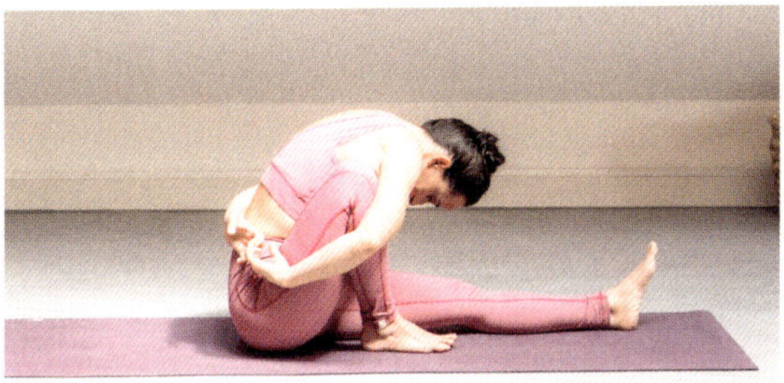

2

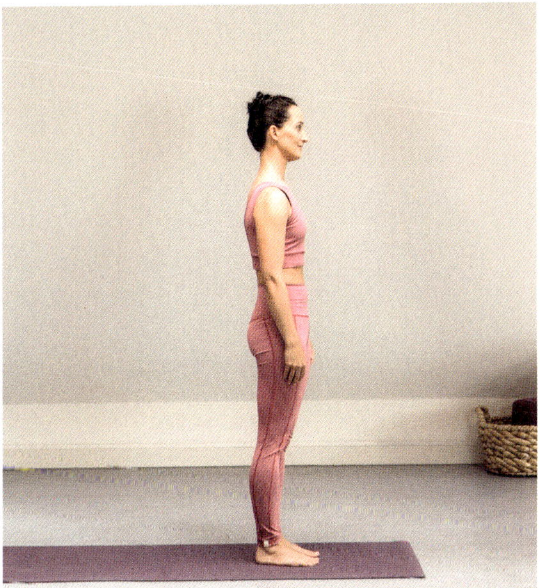

3

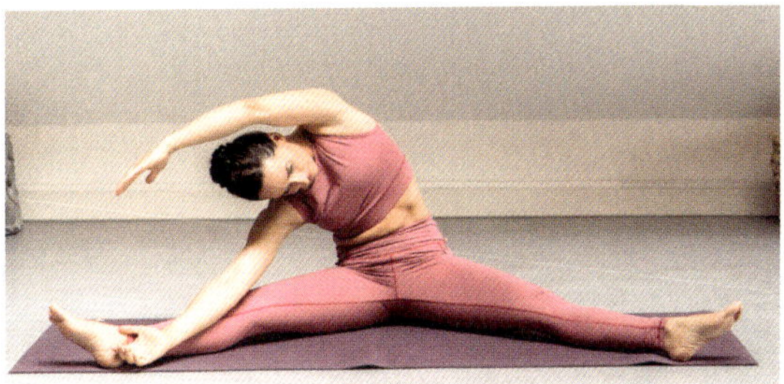

4

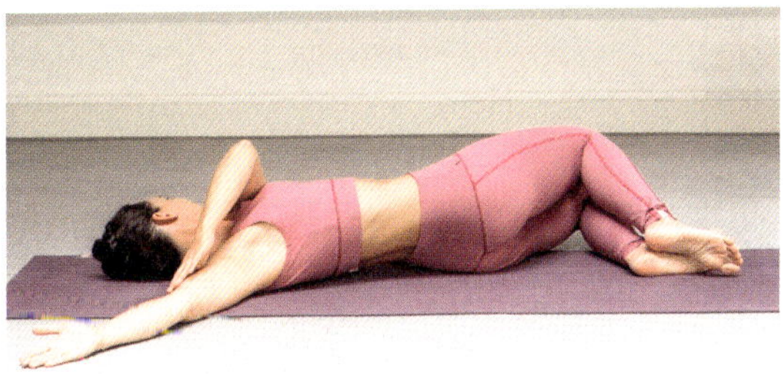

5

Heilsame Meditation für die Leber

Die Leber hat viele Aufgaben zu erledigen, die das Körper-Geist-Seele-System maßgeblich bestimmen. Es liegt in ihrer Natur, alles zu managen und unter einen Hut zu bringen. Liegt viel an, gerät sie leicht unter Druck. Dann fällt es ihr schwer zu entscheiden, was wirklich wichtig ist und welche Aufgaben unbedeutend sind. Mit der folgenden Meditation hilfst du der Leber, sich besser zu ordnen.

Auf den Alltag übertragen, sollen durch die Meditationstechnik »Labeln« Situationen und Gegebenheiten entschärft und neutralisiert werden. In neutraler Haltung lassen sich Herausforderungen viel leichter lösen, und das Familien- oder Berufsleben ist besser zu mangen.

Labeln – ein Etikett für jede Situation

Du kannst für die Meditation liegen oder sitzen. Schließe die Augen und komme in deiner Meditationshaltung an. Lege die Hände je nach Meditationshaltung, entweder locker auf die Oberschenkel oder neben dem Körper auf die Matte. Nimm im Geiste eine neutrale Haltung an und konzentriere dich auf innere und äußere Reize, wie etwa Geräusche von draußen oder innere Befindlichkeiten. Dann versuche, die einfließenden Reize mit einem einzigen Wort zu benennen.

Wenn etwa der Bauch anfängt zu knurren, benenne das Geschehen zum Beispiel mit Hunger. Vogelgezwitscher von draußen? Natur. Unruhe beim Sitzen? Da passt vielleicht das Wort »unbequem«. Fahre auf diese Weise fort, bis die Abstände zwischen den Wörtern größer werden. An dieser Stelle angekommen, ist dein Körper-Geist-System so weit runtergefahren, dass die einströmenden Reize unwichtig werden und dir kaum noch auffallen. Fühle, wie Stille in dir einkehrt und die inneren und äußeren Geschehnisse an Bedeutung verlieren. Verweile in der Meditation so lange, wie du möchtest, schließe *Shavasana* an und löse dich am Ende rekelnd und gähnend aus der Position.

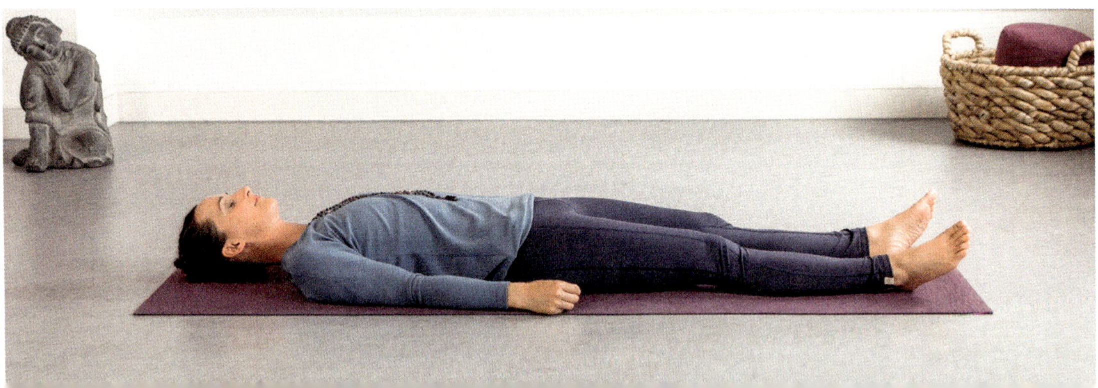

DETOX ÜBER NACHT MIT SELBST GEMACHTEN KRÄUTERPFLASTERN

Die moderne Lebens- und Ernährungsweise überlastet die Leber häufig. Denn die Leber entgiftet den Körper Tag für Tag. Ausruhen kann sie sich aber nicht. Also arbeitet sie bei vielen Menschen mit verminderter Leistung. Ein erstes markantes Symptom, das ihren Druck anzeigt, ist Müdigkeit, die selbst während des Tages in den Gliedern stecken bleibt. Auch hohe Cholesterinwerte, Völlegefühl und juckende Haut sind erste Anzeichen von einer Leberüberlastung.

Es gibt zahlreiche Möglichkeiten, die Leber zu unterstützen. Neben einer gesunden Ernährungsweise hilft ihr natürlich das Yoga-Übungsprogramm. Eine heilsame Ergänzung sind Detox-Pflaster für die Fußsohlen, die über die Fußreflexzonen wirken. Wenn du beispielsweise dein Programm am Abend übst, kannst du dir die Pflaster danach aufkleben, schlafen gehen und bequem über Nacht entgiften.

Entgiften über die Fußreflexzonen

Die Wirkung von Detoxpflastern ist wissenschaftlich noch nicht erwiesen. Als theoretische Basis gelten die gut erforschten Zusammenhänge zwischen Fußreflexzonen und den Organen im Körper. Die Kräuterpflaster werden auf die Haut der Fußsohlen geklebt, und zwar genau auf die Fußreflexzonen der Ausscheidungs- und Reinigungsorgane (Abbildung unten) Die Zonen von Leber, Milz, Magen, Nieren, Blase und Darm liegen eng aneinander auf der Mitte der Fußsohle. Damit die Inhaltsstoffe über die Haut auf die Organe wirken können, sollten die Pflaster möglichst acht Stunden auf den Fußsohlen kleben bleiben.

Detoxpflaster sind leicht selbst herzustellen. Wenn du sie selbst herstellst, kennst du alle Inhaltsstoffe und weißt, von welcher Qualität sie sind. Grundsätzlich lassen sich die Inhaltsstoffe je nach erwünschter Wirkung variieren. Ich gebe dir in diesem Buch einen Rezeptvorschlag mit Kräutern, die ich für sehr wirksam halte und erprobt habe. Die verwendeten Kräuter wachsen in den meisten Gärten oder auf saftigen Wiesen.

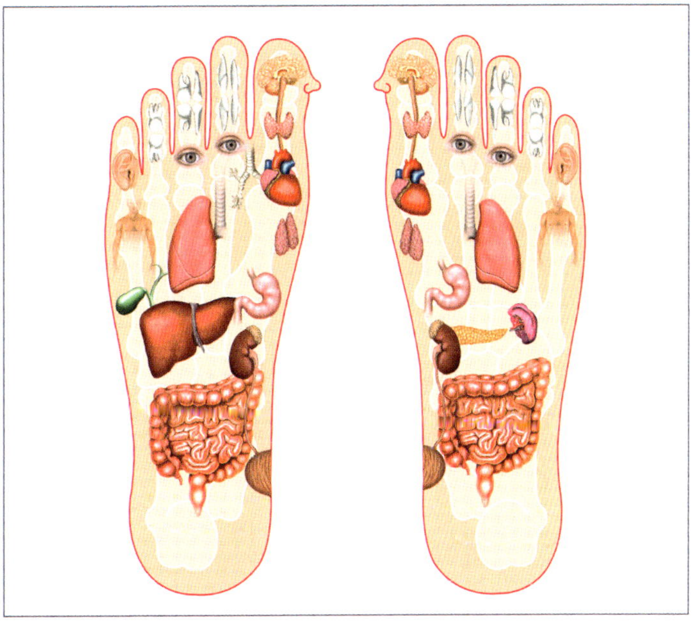

Das Kräuterpflaster wird über die Fußreflexzonen der Reinigungs- und Ausscheidungsorgane geklebt.

Mein Kräuterpflaster-Rezept

Als Auflage eignet sich steriler Wundverband der Größe 8 × 10 Zentimeter. Wundverband gibt es günstig in der Drogerie und in gut sortierten Supermärkten zu kaufen. Für die Zubereitung brauchst du ein Schneidebrett, ein scharfes Messer, ein kleines Gefäß zum Anrühren und einen Teelöffel.

Der Basisbrei: Der Brei für das Pflaster besteht aus zwei Teelöffeln Heilerde-Paste (fertig angerührt), einen halben Teelöffel Spirulina-Algenpulver und einer Prise Kurkumapulver. Der Brei wirkt mit seinen Inhaltsstoffen toxinbindend und ausleitend. Heilerde und Kurkuma haben außerdem entzündungshemmende Wirkungen.

Die Kräuter: Dem ausleitenden Brei mengst du im nächsten Schritt noch ein paar Kräuter bei. Ich benutze zwei kleine, frische Blätter Löwenzahn und zwei Blätter Giersch aus dem Garten, um damit die Leberleistung anzukurbeln und die Entgiftungsfunktion der Leber zu stärken. Dazu wähle ich aus einer Bandbreite lymphanregender Kräuter die purpurfarbene Taubnessel aus. Auch von ihr zupfe ich zwei, drei kleine, frische Blätter ab. Die purpurne Taubnessel findest du nahezu überall auf Wiesen und an Wegesrändern. Sie sorgt dafür, dass die Flüssigkeiten im Körper in Bewegung kommen und der Lymphfluss angeregt wird. Achte beim Kräutersammeln auf eine pestizidfreie Umgebung, die fernab von Straßen und Hundewegen liegt, und reinige die Kräuter zu Hause gründlich unter fließendem Wasser.

Finish: Zerschneide die Kräuter in kleinste Bestandteile und mische sie unter den Basisbrei. Packe zwei Wundverbandpflaster aus und bestreiche die Auflage etwas dicker mit der Detoxpaste aus Kräutern und Basisbrei. Klebe die Pflaster auf beide Fußsohlen auf, und zwar genau über den Reflexzonen der Reinigungs- und Ausleitungsorgane. Ziehe warme Wollsocken an und lege dich am besten mit einem Lebertee ins Bett. Lasse die Pflaster über Nacht wirken und ziehe sie erst am nächsten Morgen ab. Reinige die Fußsohlen und befreie sie von den angetrockneten Heilerderesten. Creme die Füße danach nicht ein!

Ich empfehle dir, bei Lebersymptomen eine Detoxpflasterkur über vier Wochen zu machen. Bereite dir jeden Tag ein neues, frisches Detoxpflaster zu An einem Tag der Woche ist Pflasterpause. Stattdessen kannst du deine Füße an diesem Tag ordentlich durchmassieren oder ein Stückchen barfuß durch den Wald, über eine Wiese oder durch den Garten laufen. Das gibt dir ein zusätzliches Gefühl, dich zu erden und etwas für die Durchblutung deiner Füße zu tun.

Der Dünn- und der Dickdarm

Zuhause für Billionen Bakterien

Der Darm nimmt mit seiner Größe den ganzen Bauch- und Beckenraum ein. Er hat eine gefaltete Oberfläche, die auseinandergezogen etwa eine Fläche von 300 bis 400 Quadratmetern einnimmt. Das macht ihn zum größten Organ im menschlichen Körper. Zusammen mit der Schilddrüse und der Leber regelt der Darm den Großteil aller Stoffwechselvorgänge. Er produziert aus der Nahrung Vitamine, Enzyme, Amino- und Fettsäuren. Zusätzlich neutralisiert er all jene Stoffe, die über die Nahrung in den Körper gelangen, aber schädlich für den Körper sind, etwa Pestizide, Antibiotika, Schwermetalle und andere Umweltgifte. Rund 80 Prozent der Immunzellen sollen im Darm beheimatet sein. Bei der Aufrechterhaltung unserer Gesundheit wird der Darm von etwa 100 Billionen Bakterien unterstützt – das sind unvorstellbare zwei Kilo Mikroben!

Der Darm liebt gute Ballaststoffe, mit denen er sein Mikrobiom eine Weile beschäftigen kann. Das sind beispielsweise Ballaststoffe aus Flohsamenschalen oder Erdmandelflocken. Er kommt nicht so gut mit einigen Medikamenten klar, mit Dauerstress, Schlafmangel und einer ungesunden Ernährungsweise im Allgemeinen. Durch die Risikofaktoren gerät das natürliche Gleichgewicht in der Besiedelung der Darmbakterien durcheinander und die Darmschleimhaut wird durchlässig für Giftstoffe, Krankheitserreger und für Allergene – die Immunabwehr schwächelt.

Vitalzeichen

Ein Mensch mit gesundem Darm hat eine normale S-Form in der Wirbelsäule. Vorne am Bauch ist keine aufgeblähte Vorwölbung zu sehen. Die Haare und Nägel präsentieren sich in wunderschönem Wachstum. Er hat eine regelmäßige Ausscheidung mit dunkelbraunem, gut geformtem Stuhl. Der Geist ist frei und kann sich leicht von Altlasten lösen. Oft ist zu beobachten: Wenn der Darm in Balance ist, ist der Wohnraum des Menschen meistens auch in Ordnung gehalten und aufgeräumt.

Erste Warnhinweise auf einen Blick:

- Stuhlveränderungen
- Blähungen
- Verdauungsprobleme aller Art
- Nahrungsmittelintoleranzen
- Kreuz- und Lendenschmerzen (Linderung durch Stuhlgang)
- notorische Unzufriedenheit
- Unfähigkeit, Dinge wegzuwerfen, weil man an ihnen festhält

Anatomie und Aufbau

Der Darm ist, vereinfacht gesagt, in drei große Abschnitte aufgeteilt: den Zwölffingerdarm, den Dünndarm und den Dickdarm. Wie Feuerwehr- oder Gartenschläuche ist er im gesamten Bauchraum aufgerollt. Durch den Psoasmuskel liegt der Darm wie in einer Schale im Becken- und Bauchraum. Damit er nicht abrutscht, ist er durch Bänder und sogenannte Mesenterien an der Wirbelsäule und anderen Körperstrukturen im Bauchraum befestigt. Seine obere Begrenzung findet er durch das Zwerchfell, von unten wird er durch den Beckenboden abgestützt. Der Darm ist wohl momentan das interessanteste Organ für die Wissenschaft. Ständig werden erstaunliche neue Fakten über ihn bekannt, etwa dass er eine eigene Verbindung zum Gehirn pflegt und mit seinem Bakterien-Mikrobiom maßgeblich an immunologischen Prozessen beteiligt ist. Leider setzen ihm die »Neuzeitgifte« immer mehr zu und verändern das sensible Mikrobiom. Aus diesem Grund zeige ich dir später ein Yogaprogramm für den Darm, das die Verdauung und die Darmperistaltik normalisiert, und gebe dir Ernährungstipps für eine optimale Darmfunktion.

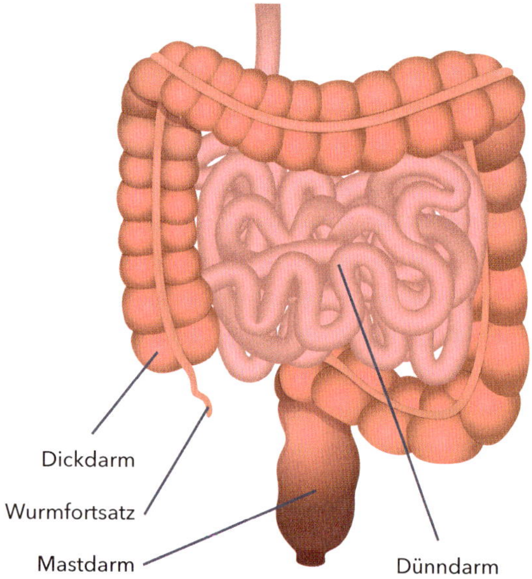

Der Darm besteht, kurz gesagt, aus Zwölffingerdarm, Dünndarm und Dickdarm. In ihm leben etwa zwei Kilogramm Bakterien.

Das Mikrobiom im Darm

Mit dem Darmmikrobiom sind alle Mikroorganismen gemeint, die sich im gesamten Darm tummeln. Ein paar Gramm Darminhalt enthalten mehr Lebewesen als die Erde Menschen. Unvorstellbar, oder? Das meiste davon sind Bakterien. Aber auch einige Viren und Pilze kommen natürlicherweise im Darm vor. Die meisten Bakterien sind im Dickdarm angesiedelt, etwa 400 verschiedene Arten. Im Dünndarm siedeln sich nur wenige Bakterien an. Diese sind eher in seinem letzten Teil, der basischer ist, zu finden. Wenn die Nahrung den meterlangen Dünndarm passiert und den Dickdarm erreicht, ist der größte Teil der Nährstoffe aus dem Speisebrei schon vom Körper aufgenommen worden. Für den Dickdarm

Stuhlprobe: Wie geht es deinem Darm?

Die einfachste, und spannendste Methode, etwas über die eigene Darmgesundheit zu erfahren, ist die Stuhlprobe. Dafür entnimmt man mithilfe eines kleinen Spatels und einem Plastikröhrchens eine geringe Menge Stuhl und reicht diese bei einem Labor ein. Bei der mikrologischen Untersuchung im Labor wird auch der pH-Wert gemessen. Er gibt Aufschluss darüber, ob die Keimbesiedelung im Darm in einem Ungleichgewicht ist. Darüber hinaus werden die Anzahl verschiedener Keime im Dick- und Dünndarm bestimmt. Daran kann man ablesen, ob im Darm möglicherweise zu viel Histamin durch bestimmte Bakterien gebildet wird und wie die Beschaffenheit der Darmflora im Allgemeinen ist. Weiter kann durch die Stuhlprobe geprüft werden ...

- welche Verdauungsrückstände im Stuhl zu finden sind,
- ob es Blutbeimengungen im Stuhl gibt,
- wie gut die Verdauungsleistung des Darmmikrobioms ist,
- ob es Nahrungsunverträglichkeiten gibt oder die Darmschleimhaut durchlässig für Giftstoffe ist,
- und ob sich eventuell bestimmte Pilze angesiedelt haben, die den Darm in hohen Konzentrationen schädigen.

Je nach Beschwerden und Diagnose können weitere Parameter im Stuhl untersucht werden. Ich rate darüber hinaus jedem, der Antibiotika genommen hat, unter Bauchschmerzen, Krämpfen oder Blähungen leidet oder Unregelmäßigkeiten beim Stuhlgang hat, mal seinen Darm mittels einer Stuhlprobe untersuchen zu lassen. Dann kann eine ganz spezifische Therapie mit Prä- und Probiotika eingeleitet, fehlende Vitamine und Mineralstoffe ergänzt und die Ernährung individuell angepasst werden. Die Test-Sets erhältst du bei einem Heilpraktiker oder bei einem Arzt. Die Stuhlprobe kannst du bequem zu Hause entnehmen und ganz normal mit der Post an das zuständige Labor schicken. Die Auswertung übernimmt der Heilpraktiker oder der Arzt, der dir einen zu den Ergebnissen passenden Therapieplan erstellen kann.

bleiben Ballaststoffe und unverdauliche Nahrungsreste übrig. Die Dickdarmbakterien produzieren aus den Ballaststoffen kurzkettige Fettsäuren, die der Dickdarm zur Gesunderhaltung seiner Schleimhaut und für die Beweglichkeit der Darmmuskulatur nutzt. Dann werden die Nahrungsreste noch weiter recycelt: Ihnen wird Wasser entzogen, das zurück in die Körperkreisläufe geschleust wird. Dadurch entsteht der Stuhl, der aus Resten besteht, die der Körper nicht weiterverwertet und deshalb ausscheidet.

In den letzten Jahren gab es zahlreiche Studien und Forschungen über das Mikrobiom im Darm. Man hat erkannt, wie wichtig die Darmflora – die Zusammensetzung der Darmbakterien im gesamten Darm – für die Immunabwehr ist. Die Darmbakterien verhindern etwa, dass sich krank machende Keime ausbreiten und Entzündungsreaktionen im Körper hervorrufen können. Wird das gesunde Darmmikrobiom durch Medikamente, allen voran Antibiotika, eine ungünstige Ernährungsweise oder Bauchoperationen durcheinandergewirbelt, vermischen sich die Bakterien aus dem Dünn- und Dickdarm. Es kommt zu einer Fehlbesiedelung von Bakterien im gesamten Darm, die dazu führt, dass die Darmschleimhaut durchlässig wird und Giftstoffe sowie Allergene ungehindert in das Blut übergehen.

Darmgefühl: Akzeptanz im Loslassen

In der traditionellen chinesischen Medizin bilden der Dickdarm und die Lunge ein Meridianpaar. Sie haben sozusagen ein sich ergänzendes Energiebündnis. Die Energie der Lunge hat die Kraft, Liebgewonnenes und Altlasten loszulassen, der Dickdarm spendet die Kraft, im Loslassen zu akzeptieren und anzunehmen, was ist. Er ist die treibende Kraft, in sich selbst Vertrauen zu fassen und sich dem Lauf des Lebens hinzugeben. Nach einem schweren Verlust hilft die Energie des Darms, Verantwortung für sich selbst zu übernehmen und das Leben wieder in die Hand zu nehmen. Wenn du dich mehr mit Darmgesundheit befasst, spürst du auch Effekte im Geist und in der Seele. Es wird dir etwa bewusst, dass du die meisten deiner Probleme und die größten Leiden selbst erschaffst. Mit dieser Erkenntnis schiebst du die Schuld nicht mehr auf andere Menschen oder auf die Umstände der Vergangenheit ab. Du wirst zu demjenigen, der entscheiden kann, ob du glücklich bist oder nicht.

Sich von Altlasten trennen

Menschen mit ausreichend Darmenergie fällt es leicht, sich von Dingen zu verabschieden oder die Trennung einer Verbindung zu akzeptieren. Loslassen bedeutet für sie, sich unabhängig von Ereignissen in der Zukunft oder in der Vergangenheit zu machen und in der Gegenwart zu leben. Diese Geisteshaltung macht sie zu glücklichen, sorglosen Menschen.

Sollte es dir schwerfallen, dich sogar von unnützen Dingen des alltäglichen Lebens zu trennen, wie von gelesenen Magazinen, von Sperrmüll oder von ausgedienten Klamotten, hilft dir gewiss mein Tipp, damit der Darm seine Geistaspekte stärken kann.

Verabschiede dich von Altlasten

Ausmisten ist wie ein Reinigungsprozess für den Körper und für den Geist. Denn Aufräumen bewirkt immer auch etwas in uns selbst. Wer seinen Papierstapel auf dem Schreibtisch ausmistet oder sich von ein paar Gegenständen trennt, fühlt sich sofort geistig geordneter, frischer und zufriedener.

Wenn es dir nicht so gut geht und du selbst fühlst, dass du irgendwie festhängst und nicht weiterkommst, beginne, eine kleine, überschaubare Fläche aufzuräumen! Das kann das Ausmisten des Gewürzregals in der Küche sein oder das Ausmisten von abgelaufenen Kosmetika in der Badezimmerschublade. Den Kleiderschrank mal richtig auszumisten, ist immer eine lohnende Idee, besonders wenn sich das Ausmisten mit einem guten Zweck verbinden lässt. Spende beispielsweise die aussortierten Kleider aus dem Schrank für einen wohltätigen Zweck, etwa an geflüchtete Menschen, oder übergib sie an die Bahnhofsmission.

Pranayama: Die Blasebalg-Atmung

Das Pranayama für den Darm zieht die Bauchdecke rhythmisch zusammen und entspannt sie wieder. Durch die Bewegung wird die Darmperistaltik angeregt. Der Speisebrei verbleibt nur so lange wie notwendig in den Darmschlingen.

Möglicherweise wirst du zusätzlich einen wärmenden Energieschub im Bauchraum wahrnehmen. Die Wärme verbreitet sich überall dort im Bauch, wo sie gebraucht wird und wo sich durch den Energieschub Spannung abbauen lässt. Ganz nebenbei stärkt das Pranayama die tief liegenden Bauchmuskeln und führt, regelmäßig ausgeführt, zu einem schönen, flachen Bauch. Übe die Blasebalg-Atmung ein bis drei Minuten lang und nimm dir danach Zeit zum Nachspüren.

Wenn du schwanger bist oder gerade deine Periode hast, verzichte lieber auf das Pranayama. Als Alternative probiere aus, die Hände nur locker auf den Bauch zu legen und den Atem ganz natürlich tiefer in den Bauch zu lenken. Beobachte, wie sich die Bauchdecke einatmend hebt und wie der Bauch mit der Ausatmung wieder flacher wird.

Blasebalg-Atmung

1. Komme in einen aufrechten Sitz. Atme tief in den Bauch ein, bis sich die Bauchdecke spürbar wie ein Blasebalg hebt.
2. Atme danach tief und lange aus und ziehe den Bauchnabel dabei sanft an die Wirbelsäule heran, sodass sich die Bauchmuskeln anspannen und der Bauch spürbar flacher wird.

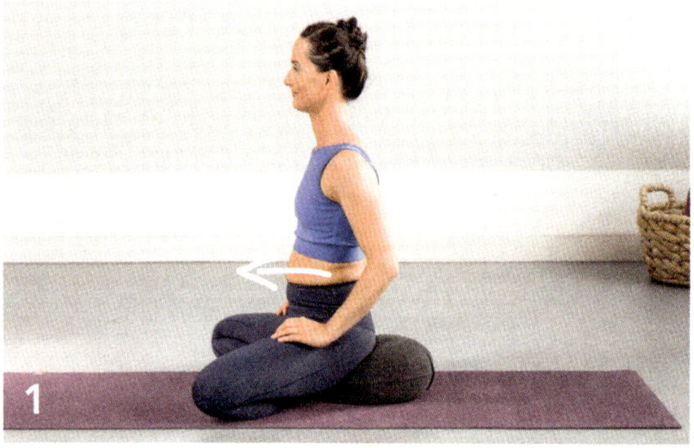

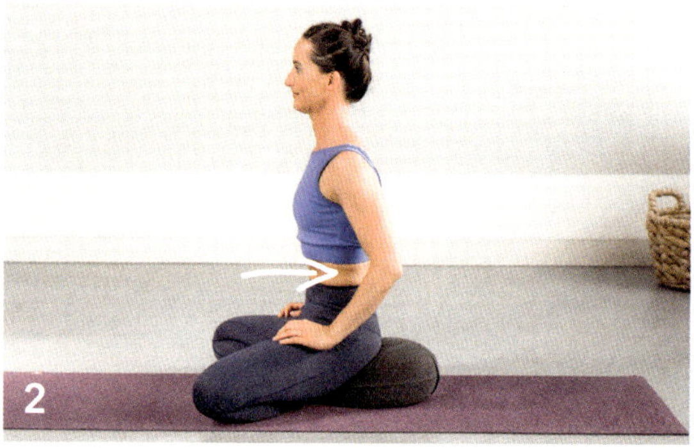

Übungsflow für den Darm

Der Darm findet es gut, wenn er durch eine stabile Wirbelsäule und kräftige Bauchmuskeln Halt im Bauchraum findet. Dann braucht er sich keine Gedanken darüber machen, was wäre, wenn er in das Becken abrutschen und durch die Leistenbänder brechen würde (Leistenbruch). Außerdem mag er es auch, wenn er ein bisschen Platz hat und sich nach seinen Bedürfnissen etwas ausbreiten kann. Deswegen beinhaltet dein Programm für den Darm Asanas, die ihm diesen Platz ermöglichen, wie etwa das glückliche Baby, und seine umgebenden Muskeln stärken, beispielsweise die Heuschrecke.

Der Organgruß sorgt für die nötige Bewegung, die der Darm braucht, um seine Verdauungsvorgänge zu beschleunigen. Dann kann in ihm nichts stecken bleiben, was ihn verstopft und ihn zu unnötigen Gärprozessen zwingt.

Die Nackenbälle beruhigen den Darm. Der Impuls wirkt auf den Vagusnerv, der die Darmperistaltik anregt und den Körper in den Entspannungsmodus führt. Der Darm bekommt also die Zeit, um entspannt zu verdauen und sich um die Versorgung des Körpers zu kümmern. Dadurch reguliert sich die Verdauung und Blähungen, Krämpfe oder andere Verdauungsbeschwerden können sich normalisieren. Nach dem Programm tut ein Glas Ingwertee gut. Es unterstützt die stoffwechselanregenden Asanas.

Übe das Programm wenn möglich mit leerem Magen und verzichte darauf, wenn deine Regel akut und schmerzhaft ist. Das Programm ist nicht für Schwangere gedacht und sollte auch nach einer Schwangerschaft eine Zeit lang individuell durch einen erfahrenen Yogalehrer angepasst werden. Für das Programm brauchst du zwei Faszienbälle im Säckchen und einen Block.

Alle fünf Übungen auf einen Blick

1. Rudern im Boot (Seite 62)
2. Die Heuschrecke mit unterstützenden Händen (Seite 70)
3. Organgruß (Seite 72)
4. Das glückliche Baby (Seite 86)
5. Nackenbälle und Beckenuhr (Seite 95)

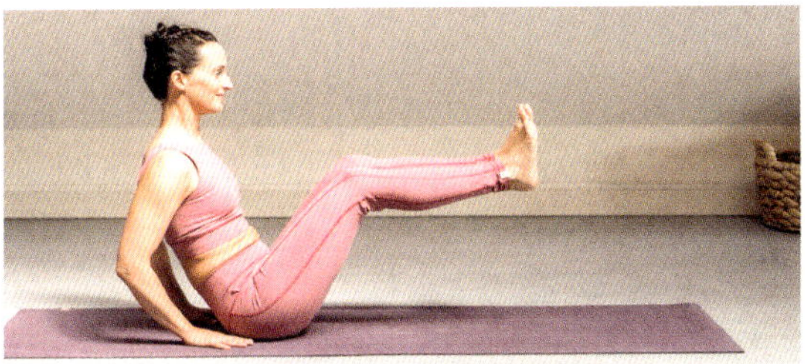

1

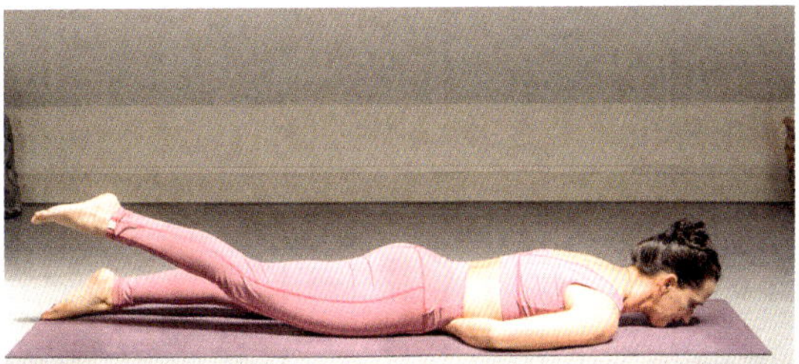

2

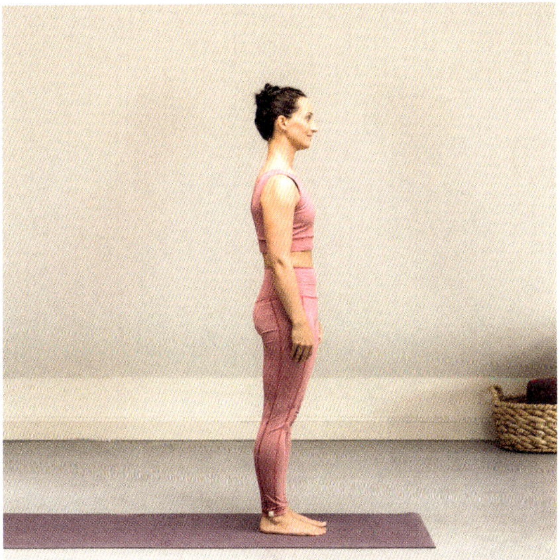

3

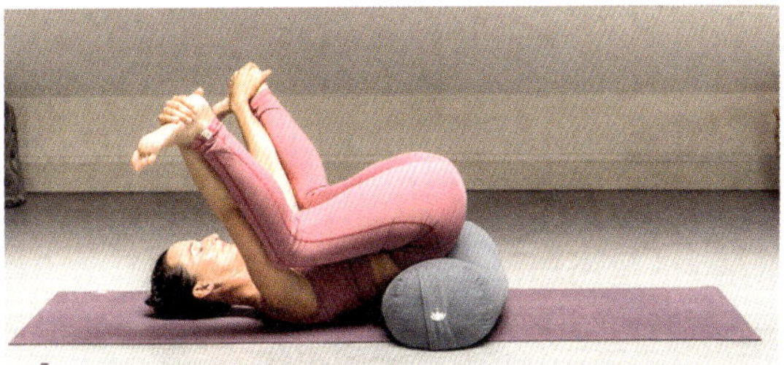

4

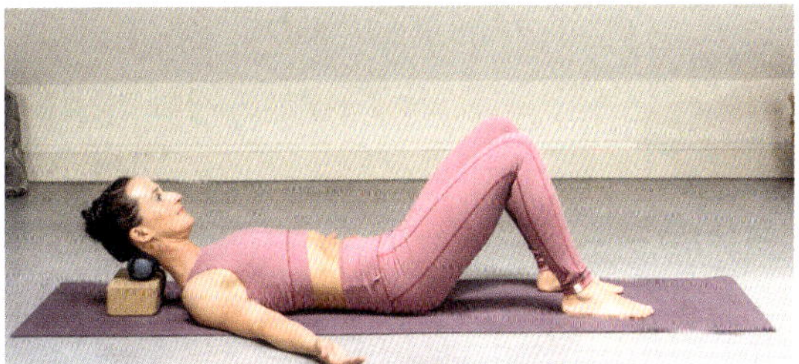

5

Heilsame Meditation für den Darm

Prinzipiell lässt sich die Meditation für den Darm auch im Sitzen oder in der Rückenlage durchführen. Ich empfehle dir jedoch, sie in der Kind-Position zu üben. Zum einen schenkt diese Haltung dem Darm Platz und er kann sich in der Kind-Position einfach entspannt »hängen lassen«. Das wirkt für ihn sehr beruhigend und entspannend. Zum anderen entwickelst du durch die Kind-Position ein Gefühl von Geborgenheit und Vertrauen. Auf diese schönen Gefühle reagiert das vegetative Nervensystem sofort und schaltet in den Ruhemodus um. Stress baut sich jetzt viel leichter ab. Der Vagusnerv übernimmt das Ruder und bewirkt eine Beschleunigung der Darmperistaltik. Als Reaktion könnte es sein, dass der Bauch zufrieden anfängt zu gluckern.

Was nicht glücklich macht, kann weg

Komme in die Kind-Position. Knie dich auf den Boden, öffne die Knie nach außen, senke das Gefäß auf die Fersen ab und lasse den Oberkörper über die Oberschenkel sinken. Lege die Stirn auf der Erde ab und breite die Arme nach hinten neben den Hüften aus.

Lasse den Atem tief in den Bauchraum fließen und spüre, wie sich die Bauchdecke abwechselnd weitet und zusammenzieht. Verbleibe so eine gewisse Zeit lang und mache dir Gedanken, was in deinem Leben momentan überflüssig ist, deinem Glück im Wege steht oder dich gar unglücklich macht.

Dann beginne einatmend den Bauch zu weiten und dir bewusst Platz zu schaffen. Ausatmend lässt du nacheinander alles aus dir in die Atmosphäre frei, was dich beschwert, blockiert oder ganz einfach: was unzufrieden macht und wegkann. Nimm dir so lange für das Meditieren Zeit, bis du das Gefühl hast, dich von genügend Dingen befreit zu haben. Dann lege dich in *Shavasana*.

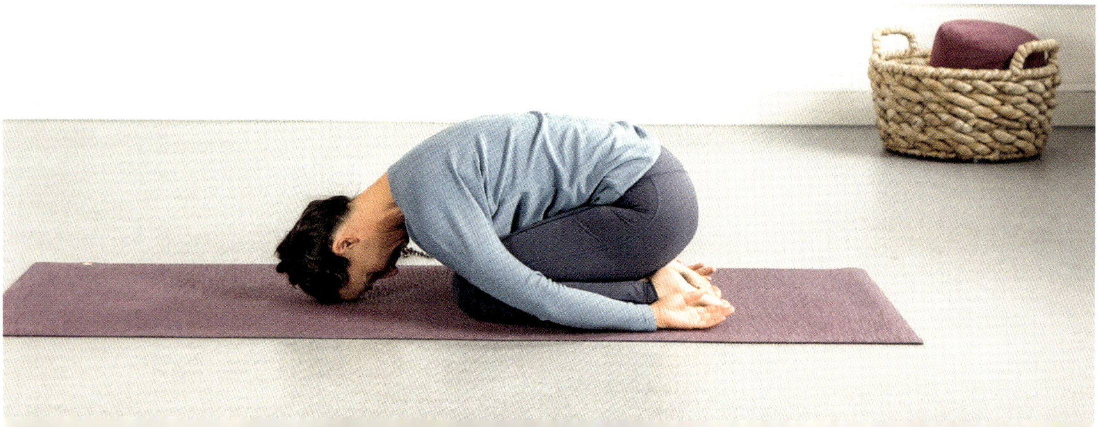

WOZU BRAUCHE ICH EINE GESUNDE DARMFLORA?

Der wichtigste Faktor für eine gesunde Darmflora ist die lückenlose Besiedelung der Darmoberfläche mit schützenden Bakterien. Denn nur diese kann die empfindliche Darmschleimhaut vor giftigen Stoffen schützen. Ist die Darmschleimhaut löchrig, können schädliche Stoffe aus der Nahrung direkt in das Blut gelangen und sich rasend schnell im Körper verteilen. Eine gute Bakterienbesiedelung sorgt gleichwohl für eine rasche Verstoffwechselung des Nahrungsbreis. Nährstoffe können schnell herausgefiltert und Schadstoffe umgehend ausgeleitet werden. Wenn die Darmflora intakt ist, ist für die Aufnahme von Vitaminen und Mineralstoffen gesorgt, die uns vital und aktiv halten. Außerdem werden genügend Aminosäuren und essenzielle Fettsäuren zum Eigenschutz des Darms gebildet und er kann kleinere Schäden an der Darmschleimhaut sofort reparieren.

Verdauungsprobleme und Darmbeschwerden

Der Darm reagiert auf Dauerstress sehr empfindlich. Meistens ist dieser noch mit einer ungesunden Ernährungsweise verbunden: Es wird zu schnell, zu viel, zu ungesund und zu spät gegessen. Die wenigsten Menschen kauen ihr Essen ausreichend gut, was zur Folge hat, dass sich die Verdauungsorgane viel länger mit der Verstoffwechselung der Nahrung beschäftigen müssen. Ein anderer, schädigender Faktor für das Darmmikrobiom sind bestimmte Medikamente. Unnötig häufige Anwendung von Antibiotika, Kortison oder Protonenpumpenhemmern sind für das Absterben der gesunden Bakterien mitverantwortlich. Gerät die Darmflora ins Ungleichgewicht, bilden sich mehr Allergene. Bei gleichzeitig geschwächter Immunabwehr klagen immer mehr Menschen über Unverträglichkeiten.

Bei der Fruchtzuckerunverträglichkeit entstehen die Symptome unmittelbar nach dem Essen von Obst und fruchtzuckerhaltigen Lebensmitteln. Es kommt zu Blähungen, Krämpfen, »explosivem« Durchfall und Kopfschmerzen. Ähnliche Symptome verursacht die Milchzuckerunverträglichkeit, bei der keine Laktose aus Milchprodukten vertragen wird.

Eine Unverträglichkeit von Gluten fällt durch einen vorgewölbten Bauch auf. Die Symptome sind immer wiederkehrend und zeigen sich eher diffus: Beobachtet werden häufiger Gelenkbeschwerden und Gewichtsabnahme.

Eine entzündete Darmschleimhaut verursacht übel riechenden Stuhl. Durchfall und Verstopfungen wechseln sich ab. Manchmal fallen Hautunreinheiten auf und man fühlt sich generell etwas müde und schlaff. Sind die Verdauungssäfte geschwächt, fällt die Störung lange Zeit nicht weiter auf. Meistens sind nur unklare, dumpfe Bauchschmerzen zu spüren.

Wie kann dem Darm geholfen werden?

Im Rahmen dieses Buches stelle ich dir ein Programm vor, wie du deinen Darm unterstützen kannst. Die Tipps richten sich an Menschen mit einer gesunden Darmschleimhaut, die etwas für die Darmprophylaxe tun möchten. Es richtet sich auch an Menschen mit geschwächter Darmschleimhaut. Alles, was darüber hinausgeht, also eine entzündete Darmschleimhaut oder eine zerstörte Darmschleimhaut, sollte näher untersucht und zusammen mit einem Arzt oder Heilpraktiker individuell und gezielt behandelt werden. Wenn es um den Darm geht, muss man sich bewusst sein, dass eine Darmsanierung nicht über Nacht funktioniert. Bis man durch das Programm eine merkliche Verbesserung der Beschwerden spürt, können einige Monate vergehen. Es ist also viel Geduld und Durchhaltevermögen gefragt. Doch es lohnt sich. Ein gesunder Darm schützt vor vielen ernsten Erkrankungen, macht vital und fit und sorgt für einen klaren Geist!

Phase 1: Ernährung umstellen

Ich bin immer dafür, dass Ernährung genauso individuell sein muss wie der Mensch selbst. In den modernen Lebenskonzepten ist eine individuelle, gesunde Lebensweise jedoch meist gar nicht so leicht umzusetzen. Es müssten vorab viele Untersuchungen gemacht werden und es müsste sich natürlich auch die Zeit finden, für sich selbst und dazu noch für die übrigen Familienmitglieder zu kochen. Das ist meist nicht zu schaffen und umzusetzen. Deswegen schlage ich dir ein paar grundsätzliche Dinge vor, die für jedermann passen: egal ob berufstätig oder nicht, dick oder dünn, mit oder ohne Verdauungsbeschwerden. Die Tipps sind für jeden Darm gesundheitsfördernd. Nimm dir für die erste Phase etwa zwei Wochen Zeit, bist du es schaffst, die meisten Tipps für die Ernährungsumstellung in deinen Alltag zu integrieren. Erst wenn das klappt, beginnst du mit der nächsten Phase.

Tipp zu den Mahlzeiten: Esse morgens einen nährstoffreichen, warmen Brei und gebe ihm ein regionales Obst dazu In dem Kapitel über die Körpermitte – Milz, Magen und Bauchspeicheldrüse – ab Seite 174 findest du ein passendes Rezept. Das Müsli sorgt für einen energievollen Tag und baut Schlacken ab, die sich über Nacht gebildet haben.

Mittags sollte es die Hauptmahlzeit geben, denn jetzt ist das Verdauungsfeuer im Darm am stärksten. Nun kann auch Rohkost wie Salat und Gemüseschnitze schnell verstoffwechselt werden und es darf auch mal etwas Süßes oder etwas Fettiges geben.

Am Abend ist es gut, vor 20 Uhr gegessen zu haben, um die Stoffwechselorgane über Nacht zu entlasten. Die Mahlzeit sollte »vorverdaut« sein, also wie eine warme Suppe. Auch Wokgemüse oder eine kleine Portion naturbelassener Reis sind empfehlenswert.

Tipp zum Trinken: Es sollte entweder gegessen oder getrunken werden. Wenn du isst, warte eine halbe Stunde mit dem Trinken. Dann vermischt sich die Flüssigkeit nicht mit der Magensäure und die Mahlzeit kann schneller und besser verdaut werden. Am besten ist natürlich stilles, warmes Wasser.

Tipp für eine schnellere Verdauung: Nimm dir Zeit zum Essen! Zum einen regst du durch gutes Kauen die Produktion der Verdauungssäfte an. Zum anderen schaltet das vegetative Nervensystem in den Ruhemodus, wenn du dich entspannst und dir beim Essen Zeit lässt. Im Ruhemodus ist der Vagusnerv aktiviert und sorgt für eine gute Darmperistaltik.

Tipp für die Darmgesundheit: Die Zutaten für dein Essen sollten regional und in Bioqualität hergestellt sein. So kannst du sicher sein, dass es den Prüfstandards entspricht und wenig Giftstoffe enthält. Koche nach Möglichkeit frisch, denn viele Nahrungsmittel, etwa Thunfisch oder Bananen, bilden Histamin, wenn sie lange gelagert werden. Histamin in Mengen sind für den Darm sehr schädlich und lösen Allergien, Hautekzeme und Kopfschmerzen aus. Reduziere den Konsum von tierischen Eiweißen. Iss stattdessen ein- bis zweimal pro Woche ein richtig gutes Stück Fleisch. Damit entlastest du auch die Leber. Die meisten können Gluten aus Weißmehl- und Fertigprodukten nicht so gut vertragen. Aber auch in Vollkornprodukten findet sich Gluten, und vor allem auch versteckte Zucker! Reduziere deshalb insgesamt den Konsum von Kohlenhydraten und raffinierten Zuckersorten.

Tipp für Veganer und für Vegetarier: Als Veganer solltest du dir Alternativen zu Sojaprodukten suchen, denn auch Soja verursacht öfter unerwünschte Reaktionen. Ein übermäßiger Verzehr von Soja wirbelt dazu den Hormonhaushalt durcheinander. Außerdem ist es ratsam, ab und zu den Vitamin-B_{12}-Spiegel im Blut testen zu lassen.

Phase 2: Bewegen und Pause machen

Der Darm braucht regelmäßige Bewegung in Form von Gymnastik, Ausdauersport und ausgedehnten Spaziergängen. Gerade Vielsitzer müssen für einen sportlichen Ausgleich sorgen, damit der Darm nicht zu träge wird. Regelmäßige Bewegung bedeutet, einmal am Tag ins Schwitzen zu kommen! Gleichzeitig braucht der gesamte Bauchraum Ruhepausen von Stress. Im Dauerstress erschlaffen die Ein- und Ausgänge der Bauchorgane und die Verdauungsprozesse kommen insgesamt ins Stocken. Kleine Pausen zu Mittag reichen oftmals schon, um die Dauerstressspirale zu durchbrechen. Besser noch ist es, zu meditieren, sich eine schöne Massage zu gönnen oder sich entspannt in den Garten zu legen. Sobald du nach etwa zwei weiteren Wochen das Gefühl hast, die meisten Ernährungstipps aus Phase 1 routinemäßig einzuhalten und dazu Phase 2 umsetzt, kannst du in die dritte Phase übergehen.

Phase 3: Darmreinigung mit Kräutern

Nachdem du jetzt besser auf eine gesunde Ernährung achtest und mehr Bewegung in deinen Alltag mit einfließt, kannst du im dritten Schritt mit einer Darmreinigung beginnen. Eine Darmreinigung funktioniert gut mit Kräutern wie Anis, Kümmel, Fenchel, Hagebutte und Ingwer. Wer auf Nummer sicher gehen will, kann ein fertiges Produkt kaufen, das viele dieser Kräuter enthält. Meistens werden Kräuterauszüge angeboten, die man mit Wasser verdünnt über vier Wochen lang einnimmt. Am Ende des Buches findest du Empfehlungen von Kräuterelixieren, mit denen ich gute Erfahrungen gemacht habe.

Phase 4: Präbiotika, Vitamine und Mineralien

Nachdem der Darm schön durchgeputzt und gereinigt ist, ist er sehr empfänglich für Präbiotika. Mit Präbiotika ist eine spezielle Art von Ballaststoffen gemeint, die der Darm für den Schutz seiner Schleimhaut nutzen kann. Sie dient den Bakterien als Energiequelle und fördert ihre Aktivität und ihr Wachstum. Du kannst dir das so vorstellen: Der gereinigte Darm ist jetzt wie ein frisches Blumenbeet. Die Präbiotika sind sein Dünger und die nachfolgenden Leitkeime, die in der nächsten Phase gegeben werden, können durch den Ballaststoffdünger hervorragend anwachsen und gedeihen. Hochwertige Ballaststoffe sind Leinsamen, Flohsamenschalen, Erdmandelflocken oder Akazienfasern. Dazu kommen noch ein paar Vitamine und Mineralien wie Zink, die du beispielsweise über frische Salate und Hülsenfrüchte aufnehmen kannst. Dünge den Darm mit den Präbiotika insgesamt über vier Wochen. Nach zwei Wochen beginnst du aber schon, zusätzlich die Darmbakterien aus Phase 5 zu nehmen.

Phase 5: Aufbau der Darmflora mit Leitkeimen

Nach zwei Wochen Darmdüngung mit Präbiotika kann jetzt das Blumenbeet sinnbildlich mit Darmbakterien bepflanzt werden. Entsprechende Bakterienstämme gibt es in der Apotheke zu kaufen. Lasse dich dort beraten. Das Produkt sollte mindestens sechs Leitkeime enthalten. Wenn du in der Vergangenheit viel Antibiotika nehmen musstest, ist ein Präparat mit zehn Leitkeimstämmen besser für dich geeignet. Je nachdem, in welchem Zustand sich der Darm befindet, müssen die Bakterien über einen längeren Zeitraum eingenommen werden. Mein Erfahrungswert bei einer leichten Schwächung des Darmmikrobioms (Dysbiose) ist die Einnahmedauer von etwa sechs Wochen. Wenn du in der Vergangenheit Antibiotika nehmen musstest, würde ich über zwölf Wochen Darmbakterien einnehmen.

Darmgesundheit ist eigentlich kinderleicht und für jeden machbar. Es geht bei den Tipps nicht darum, alles auf einmal umzusetzen. Suche dir zunächst ein oder zwei Tipps aus den Phasen 1 und 2 aus, die für deinen Alltag passend sind und die du leicht in deinen Alltag integrieren kannst. Schon bald spürst du erste Effekte und positive Veränderungen und du wirst Lust bekommen, immer mehr für deine Darmgesundheit zu unternehmen. Wenn du den Darm ganzheitlich stärken möchtest, empfehle ich dir wiederum, das Übungsprogramm und die fünf Phasen für die Darmgesundheit zusammen als Kur über mehrere Wochen durchzuführen.

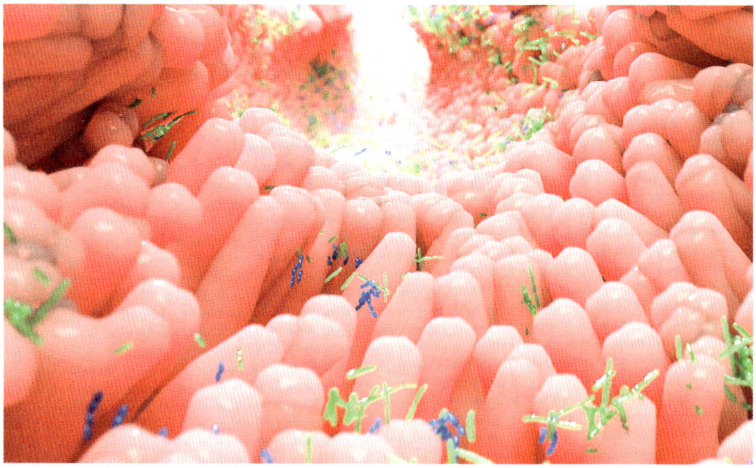

Eine ausgewogene Darmflora stärkt das Immunsystem und sorgt für eine gute Verdauung.

Die Nieren und die Harnblase

Das Klärwerk für den Körper

Die Nieren befinden sich grob gesagt rechts und links neben der Wirbelsäule, unter den Rippen. Sie sind paarig angelegt und nur etwa zehn Zentimeter groß.

Sie überragen den Übergang von der Brustwirbelsäule zur Lendenwirbelsäule und schließen mit dem unteren Pol ungefähr auf Höhe des dritten Lendenwirbels ab. Beide Nieren sind von einer Kapsel umgeben, die sie vor Verletzungen schützt. Ihre wichtigsten Aufgaben sind die Ausscheidung von Giftstoffen und der Erhalt eines ausgewogenen Elektrolyt- und Wasserhaushalts. Darüber hinaus reinigen sie das Blut, bilden neue rote Blutkörperchen und verhindern, dass sich der Körper innerlich vergiftet. Sie produzieren aktives Vitamin D und sorgen so für stabile Knochen. Auch die traditionelle chinesische Medizin schreibt den Nieren diese Aufgaben zu. Sie sagt, dass sich gesunde Nieren in einem starken, stabilen Knochengerüst widerspiegeln.

Wusstest du, dass pro Minute 120 Milliliter Blut durch die Nieren transportiert wird, um das Blut zu reinigen? Das sind 1700 Liter Blut an einem Tag! Eine erstaunliche Leistung für solch kleine, bohnenförmige Organe.

Vitalzeichen

Ein Mensch mit gesunden Nieren hat reine Haut, hört gut und kann stolz auf ein stabiles Knochengerüst sein. Seine Blutdruckwerte liegen im Normalbereich. Der Urin ist während des Tages klar und geruchsneutral. Außerdem ist er mutig, energiegeladen und wird selten ernsthaft krank.

Erste Warnhinweise auf einen Blick:

- Energiemangel bei üblichen Tagesaktivitäten
- trüber, riechender Urin
- Augenringe
- Hautekzeme
- Tinnitus und Hörminderung
- tief sitzender Rückenschmerz, oft ausstrahlend in die Lende und Hüften
- Knochenschmerzen, knackende Gelenke
- Übersäuerung
- banale Infekte, die lange zur Heilung brauchen
- mangelnde Lebensfreude
- und brüchige, glanzlose oder ausfallende Haare

Anatomie und Aufbau

In der äußeren Nierenrinde findet man zahlreiche Nierenkörperchen, die den Urin bilden. Im Inneren der Niere befindet sich das Nierenmark, das gut durchblutet ist und von Nierenkanälchen durchzogen wird. Über die Nierenkanälchen gelangt der gefilterte Urin in das Nierenbecken und wird von dort über den jeweiligen Harnleiter an die Blase weitergegeben. Die Blase ist ein Hohlorgan mit einem Fassungsvermögen von ungefähr 500 Milliliter. Hier wird der Urin bis zur Ausscheidung gesammelt.

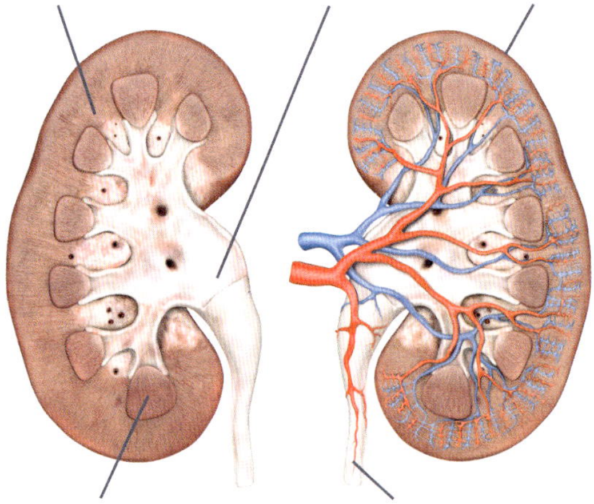

Die bohnenförmigen Nieren sind wie ein Klärwerk. Sie filtern Flüssigkeiten, halten Brauchbares zurück und scheiden überflüssige Stoffe aus.

Die Nieren arbeiten wie ein Klärwerk. Sie filtern Körpermüll, giftige Stoffe, Zelltrümmer und unnütze Moleküle aus den ankommenden Flüssigkeiten heraus und scheiden sie über die Blase aus. Alles, was der Körper noch brauchen kann, etwa Wasser oder Elektrolyte, wird zurück in die Körperkreisläufe geschleust. Direkt auf den Nieren sitzen, wie kleine Mützen, die Nebennieren. Sie produzieren wichtige Hormone und Neurotransmitter, die unter anderem zur Regulation von Stressreaktionen gebraucht werden.

Ming Men: Knotenpunkt für die Bewegung

An dieser Stelle machen wir wieder einen kleinen Ausflug in die chinesische Medizin, denn ich möchte dir ganzheitliches Wissen über die Nieren vermitteln und dir dadurch den größten Gewinn für deine Gesundheit mit auf den Weg geben. In der Mitte der Lendenwirbelsäule gibt es zwischen dem ersten und dritten Lendenwirbel eine Region, die sowohl in der traditionellen chinesischen Medizin als auch für die moderne Medizin interessant ist. Aus Sicht der Schulmedizin setzt an dieser Stelle die Wurzel des Dünndarms an *(Radix mesenterii)*. Der Dünndarm findet über diese Wurzel und weitere Faszien an den Wirbeln Halt. So rutscht er nicht nach unten ins Becken. Bei einem überlasteten, geblähten Dünndarm sieht man an der mittleren Lendenwirbelsäule öfter ein verstärktes, unnatürliches Hohlkreuz – ein Zeichen dafür, dass der Dünndarm zu schwer ist und an der Wirbelsäule zieht.

Ausgangspunkt für Vitalität und Muskelkraft

In der traditionellen chinesischen Medizin wird die Region an der Lendenwirbelsäule *Ming Men* genannt oder auch das Tor des Lebens. Es ist der Bereich im Körper, in dem sich ein menschlicher Embryo beginnt zu entwickeln. Außerdem wird an dieser Stelle die reinste Energie der Nieren bereitgestellt, die, zusammen mit Blut, den Erhalt lebenswichtiger Organfunktionen sicherstellt. *Ming Men* ist auch ein Knotenpunkt für Bewegung und für die Muskulatur. Durch das Üben von verschiedenen Asanas – etwa der bewegte Langsitz oder die Taube – kann man fühlen, dass dieser Bereich wie eine Kreuzung ist, an der sich das Rückenmark, Faszien, Muskeln und Bänder verbinden. Wird der Bereich durch spezielle Übungen oder Pranayamas gestärkt, richtet sich der Rücken zu einer kraftvollen Säule auf.

Mut und Tatkraft

Obwohl die paarig angelegten Organe im Verhältnis zu den anderen Organen eher klein sind, produzieren die Nieren die Energie, mutig zu sein. Mut ist die geistige Kraft, Ängsten zu begegnen und die Ängste zu überwinden. Aus Mut resultiert die Fähigkeit, sich etwas zu trauen oder beherzt etwas zu wagen, etwa einen sicheren Job zu kündigen und sich stattdessen seinen Herzenswunsch zu erfüllen. Menschen mit ausreichend Nierenenergie sind tatkräftig und gehen voran.

Wenn dich der Mut verlässt

Es gibt viele Gründe, warum die Nieren in manchen Fällen zu wenig Energie für den täglichen Bedarf produzieren. Es könnte ihnen beispielsweise ausreichend Schlaf fehlen. Auch ein ausschweifendes, exzessives Leben am Limit verschwendet Nierenenergie. Leider zählen auch ernste und länger bestehende Erkrankungen zu den Energieräubern. Bei bedrohlichen Erkrankungen stecken die Nieren all ihre Energie in die Heilung. Die Energie fehlt dann an anderer Stelle, etwa für den Knochenbau oder für den Aufbau der beiden Geistesfähigkeiten Mut und Tatkraft. Mut und Tatkraft sind in der traditionellen chinesischen Medizin die Geistaspekte der Nieren. Gehen sie verloren oder reduzieren sie sich, entwickeln sich unbewusste, unergründbare Ängste.

Angst ist das Gefühl, etwas oder jemandem ausgesetzt zu sein. In ihrer reinen Form ist die Angst jedoch wie ein Freund, der uns vor Gefahren schützen möchte. Sie ist wie ein natürliches Warnsystem, damit du dich rechtzeitig in Sicherheit bringen kannst.

Erforsche deine Angst!

Wenn in dir Ängste schlummern, die sich unerwartet an der Bewusstseinsebene zeigen, kann es hilfreich sein, die eigenen Ängste zu erforschen. Rufe dir dann in Erinnerung, dass die Angst wie ein guter Freund ist, der dich eigentlich nur beschützen möchte. Damit bekommst du zunächst ein Mittel, um den bedrohlichen Aspekt der Angst herauszulösen. Gehe in ein Zwiegespräch mit deiner Angst, deinem guten Freund. Das kann etwa im Rahmen einer Meditation sein oder auch in einer schriftlichen Form, dass du etwa einen Brief schreibst.

Stelle darin Fragen, die dich bewegen oder aufrütteln, und finde im ersten Schritt heraus, wovor du, ganz neutral gesehen, Angst hast. Das kann beispielsweise sein, in ein Auto zu steigen. Danach fragst du weiter: Welche Erfahrungen oder aktuelle Auslöser sind mit meiner Angst verknüpft? Schreibe dir dazu am besten erst mal alles auf, was dir dazu einfällt und welche Antworten du von deiner Angst - deinem Unterbewusstsein - intuitiv bekommst. Ordne danach deine Notizen, damit du eine bessere Übersicht hast. Es könnte sich jetzt beispielsweise zeigen, dass der Auslöser für deine Angst sehr aktuell ist: Es war ein dicker Stock, der bei Sturm während der Fahrt auf dein Autodach gefallen ist.

Jetzt hast du schon etwas Konkretes, mit dem du weiterarbeiten kannst. Frage dich im nächsten Schritt: Welche Funktion hat meine Angst oder wovor möchte mich meine Angst bewahren? Hier können sehr aufschlussreiche, interessante Antworten kommen, die dich weiterbringen und die du bearbeiten kannst. In vielen Fällen entschärft sich dein angstvolles Gefühl und verliert das Bedrohliche. Vielleicht findest du jetzt sogar die Kraft, der Angst zu begegnen. Manchmal ist es hilfreich, jemanden zu bitten, einen dabei zu begleiten. Denke immer daran, gleichzeitig deine Nieren zu stärken, etwa mit den spezifischen Asanas, dem Pranayama für *Ming Men* oder der Kerzenmeditation. Dann verliert die Angst nicht nur ihre Macht, sondern du wirst zugleich auch wieder mutiger.

Hinweis: Es gibt selbstverständlich auch tief sitzende, traumatische Ereignisse, die Ängste auslösen. Manche Angstgefühle sind sogar unbewusst übertragende Emotionen von Eltern (während der Geburt), Urgroßeltern (unverarbeitete Kriegserlebnisse) oder nahen Angehörigen (dem Partner oder dem Kind). Vermutest du diese Gründe als Verursacher deiner Ängste, solltest du dir professionelle Hilfe holen, um die tief sitzenden Gefühle zu bestimmen und aufzulösen. Die Hilfe kann etwa von einem Heilpraktiker mit einer speziellen Ausbildung in Psychotherapie und Hypnose kommen.

Verstärkt sich die Angst oder wird sie sogar zu einem andauernden Zustand, hat das Konsequenzen für den Körper, für den Geist und natürlich auch für die Seele.

Betroffene können die Gründe ihrer Ängste oftmals nicht benennen. Sie erscheinen aus dem Nichts heraus, aus den Tiefen des Unterbewusstseins, und sind schwer zu bestimmen. Viele berichten dann von akuten Panikattacken oder dass sie Angst vor nichtigen Dingen haben. Sie trauen sich plötzlich nicht mehr aus dem Haus oder in einen Bus einzusteigen. Menschen, die zu wenig Nierenenergie haben und Ängste entwickeln, leiden sehr stark unter ihrem Zustand, weil ihre Ängste für sie nicht greifbar und deshalb auch schwer zu überwinden sind. Nicht selten entsteht dann Angst vor der Angst. Spätestens an diesem Punkt sollten sich Betroffene Hilfe holen.

Pranayama

In der folgenden Pranayama zeige ich dir einen Weg, das Tor des Lebens, *Ming Men,* zu öffnen. Bei ihm handelt es sich um einen Knotenpunkt für die Muskeln im Körper, und er ist wichtig, um die inneren Kräfte zu transformieren. Weil wir viel sitzen und selten für Bewegungsausgleich in der Lendenwirbelsäule sorgen, ist der *Ming Men* öfters schmerzhaft verspannt. Das Pranayama vitalisiert die Muskelketten, bevor du die Asanas dieser Übungsreihe praktizierst. Dadurch kannst du sie kraftvoller aufbauen, länger halten und Schmerzen im Nierenbereich auflösen. Am besten übst du die Atemtechnik im Stehen oder im Knien. Du kannst das Pranayama entweder für eine Minute in drei Serien üben und zwischen den Serien eine kleine Nachspürpause machen. Oder, du klopfst das Tor des Lebens über drei Minuten am Stück ab, sodass es sich öffnet - diese Variante ist eher für Geübte. Danach spürst du eine deutliche Erwärmung im Rücken - ein Aktivierungszeichen der Nieren. Durch ihre Energie richtet sich die Wirbelsäule jetzt viel besser auf.

An das Tor des Lebens klopfen

1. Komme in einen aufrechten Sitz oder in den Stand. Deine Arme sind ganz locker. Du bist mit der ganzen Aufmerksamkeit in deinem Atemrhythmus.
2. Beginne, den Oberkörper nach rechts zu drehen. Der Kopf bleibt gerade ausgerichtet. Stelle sicher, dass sich deine Arme schwungvoll mitbewegen.
3. Dann kehrst du die Bewegung um, die Arme öffnen sich.
4. Drehe dich weiter zur linken Seite.
5. Die Arme schwingen um deine Körperseite herum.
6. Wenn die Arme genügend schwingen, fokussiere die Bewegung so, dass die Handrücken mit jedem Schwung auf *Ming Men* aufkommen (mittlere Lendenwirbelsäule) und ihn abklopfen. Beklopfe *Ming Men* im zügigen Atemwechsel: Einatmend dreht sich der Oberkörper nach rechts, die rechte Seite wird beklopft. Ausatmend bewegt sich der Oberkörper nach links, die linke Seite wird beklopft, und so weiter.

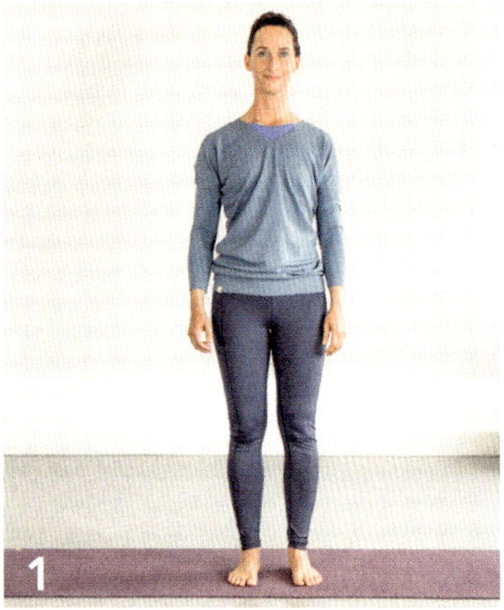
1

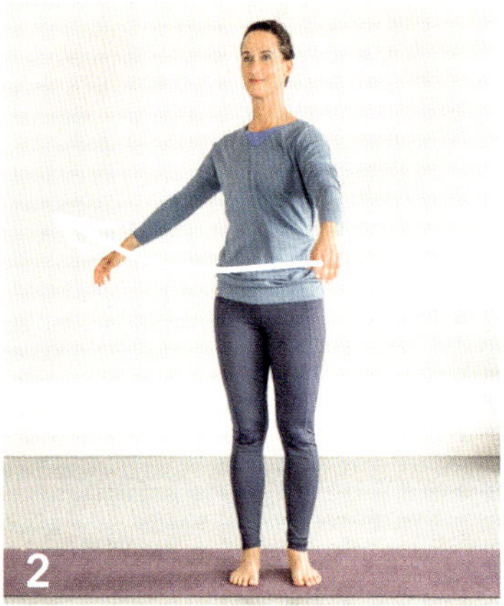
2

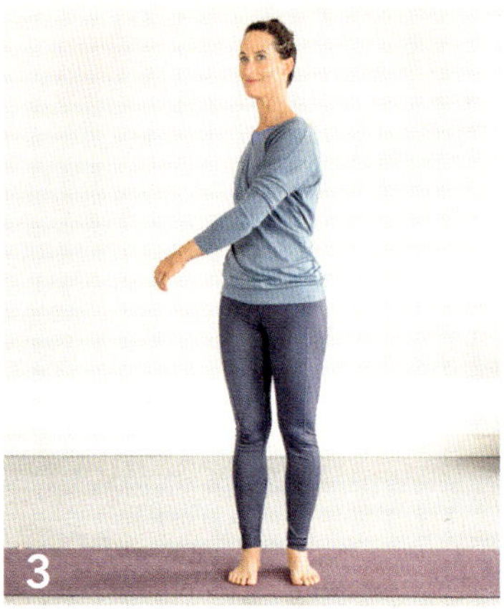
3

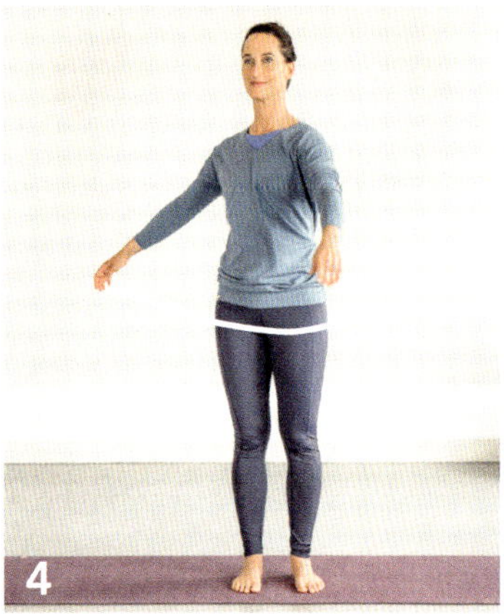
4

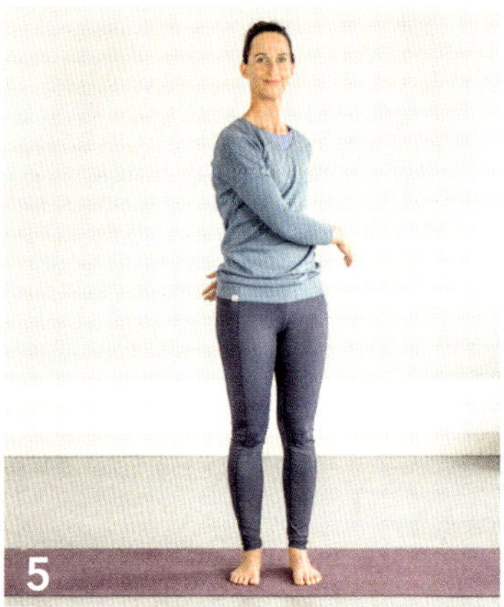
5

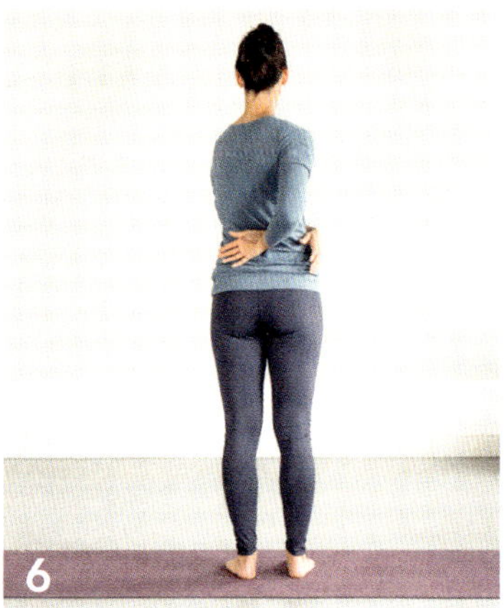
6

Übungsflow für die Nieren und die Blase

Die Nieren lieben es, wenn sie sich mit dem Atemrhythmus zusammen bewegen können. Mit der Einatmung nutzen sie den Psoasmuskel (Hüftbeuger) wie eine Gleitschiene und rutschen auf ihm ein paar Zentimeter tiefer in den Bauchraum. Mit der Ausatmung rutschen sie wieder nach oben an ihre Ausgangsposition. Außerdem mögen sie, wenn die Rückenfaszie der Lendenwirbelsäule entfaltet ist und nicht auf die Nieren drückt. Der Psoasmuskel und die Rückenfaszie tragen viel zur Mobilität der Nieren bei und nehmen indirekt Einfluss auf ihre Filterfunktionen. Deshalb gibt es im Nierenprogramm gleich drei Asanas, die den Psoasmuskel und die Rückenfaszie dehnen und entspannen: den Langsitz, die Taube und den liegenden Baum.

Bei dem Organgruß kommt es weniger auf die Anzahl oder auf die Intensität an. Du kannst ihn so dosieren, wie es für dich gerade passt. Konzentriere dich vielmehr auf die Blasen-Position (herabschauender Hund) und auf die Nieren-Asana. Die Blasen-Position eignet sich sehr gut, um dort einen Moment zu verweilen und speziell Ängste aus der Vergangenheit abzubauen.

Die Sequenz für die Nieren baut Energie für den Tag auf. Sie eignet sich gut, vor den eigentlichen Tagesereignissen am Morgen geübt zu werden. Am frühen Abend hilft sie mit, Regenerationskräfte aufzubauen und das Nervensystem zu entspannen. Die Asanas lindern Rückenschmerzen in der Lendenwirbelsäule und aktivieren über *Ming Men* das gesamte Muskelsystem. Nach dem Programm kannst du dich besser bewegen und bist flexibler.

Bei akuten Rückenbeschwerden solltest du vor dem Üben abklären lassen, ob deine Bandscheiben und Rückennerven gesund sind und du Yoga üben darfst. Bei Erkrankungen der Nieren kannst du prinzipiell mit dem Programm die Nierenkräfte reaktivieren. Sei dann bitte ganz achtsam und horche feinfühlig in die Reaktionen hinein. Sei sanft zu dir und überfordere dich nicht. Übe das Pranayama, ohne die Nieren zu beklopfen, und drehe dich dann mit frei schwingenden Armen.

Lege dir Hilfsmittel zurecht. Für den liegenden Baum brauchst du auf jeden Fall eine gerollte Decke. Nimm dir mit allem Drum und Dran zirka eine 45 Minuten Zeit. Trinke nach der Meditation ein großes Glas Wasser, um die mobilisierten Schlacken aus dem Körper zu schwemmen.

Alle fünf Übungen auf einen Blick

1. Langsitz in zwei Varianten (Seite 60)
2. Die Füße auf- und ab bewegen (Seite 71)
3. Organgruß (Seite 72)
4. Die Taube (Seite 87)
5. Der liegende Baum (Seite 96)

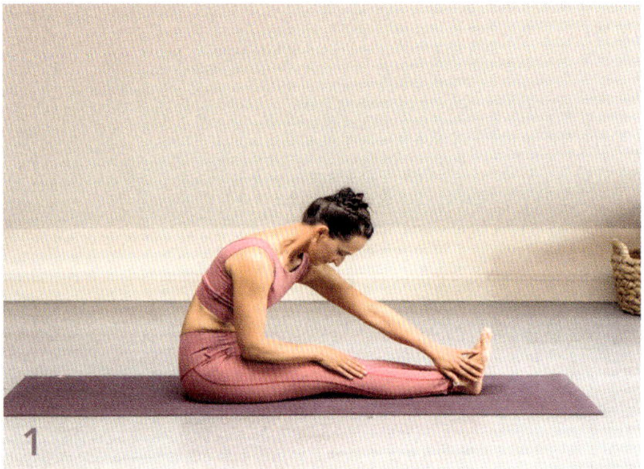
1

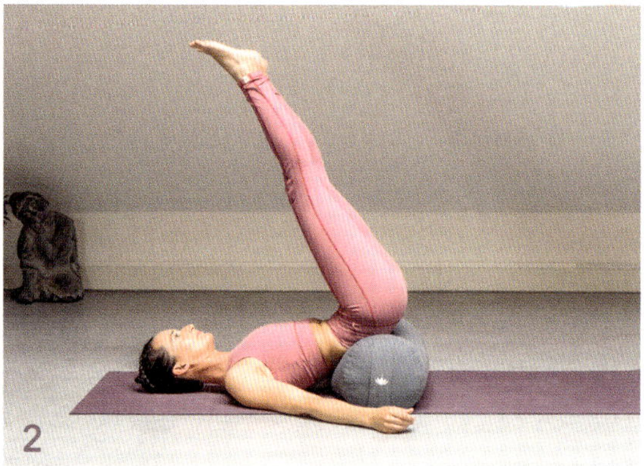
2

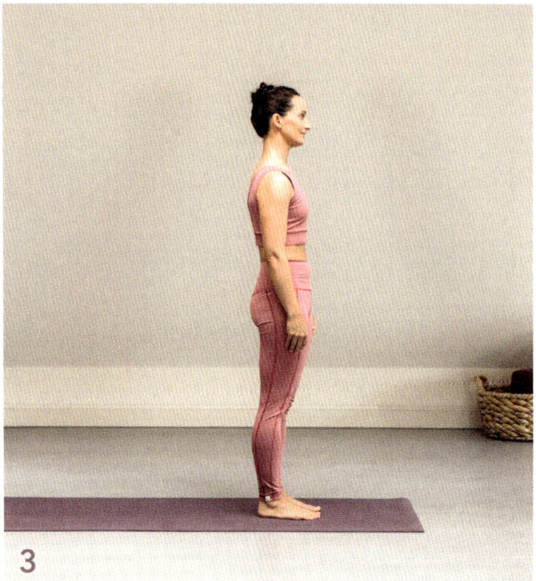
3

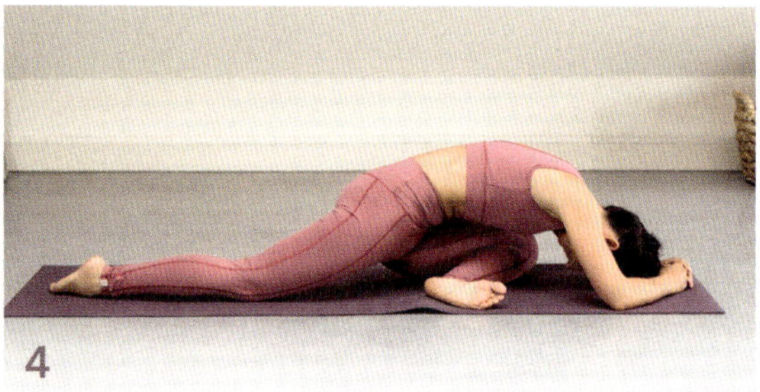
4

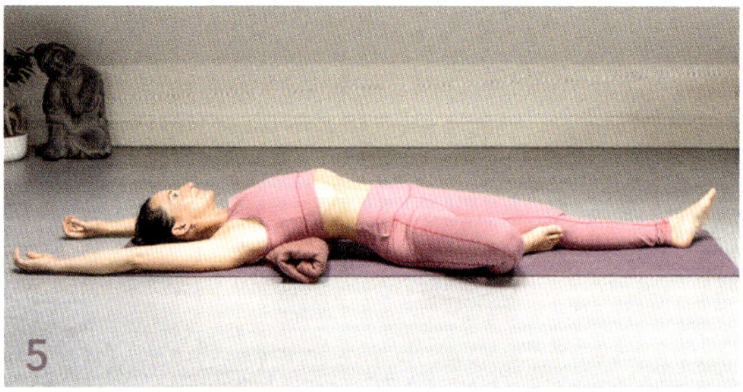
5

Heilsame Meditation für die Nieren

Eigentlich ist *Tratak* eine Technik zur Reinigung der Augen aus dem Hatha Yoga. Man betrachtet die Flamme einer Kerze, ohne dabei zu blinzeln. Dadurch wird die Produktion von Tränenflüssigkeit provoziert, mit der die Augen gereinigt werden. *Tratak* schärft die Sehkraft und belebt das Gehirn über die Sehnerven.

Diese positiven Effekte nehmen wir natürlich mit. Wir wollen jedoch mit der Meditation noch zwei weitere Ziele erreichen: Der Geist mit all seinen Aktivitäten ist gehalten, zur Ruhe zu kommen, und die Konzentrationsfähigkeit ist auf wesentliche Lebensaspekte ausgerichtet. Die beiden Gesichtspunkte können dir sehr nützlich sein, wenn dich öfter ängstliche Gedanken plagen und dich innere Unruhe antreibt.

Für die Meditation brauchst du einen windgeschützten Platz, ein Yogakissen oder eine Alternative und eine schöne Kerze. Ich empfehle eine Bio-Bienenwachskerze. Beim Abbrennen verströmt sie einen zarten, natürlichen Duft und man atmet keine Schadstoffe ein.

Tratak: Die Kerzenmeditation

Setze dich ruhig und entspannt auf dein Yogakissen. Richte die Wirbelsäule gerade auf. Halte eine Kerze in den Händen. Stimme dich ein und lasse die Atemzüge tiefer werden. Sage dir beim Einatmen: »Ich verbinde mich mit dem Licht.« Sage mit der Ausatmung: »Ich schicke Licht und Liebe in die Welt.« Dann lasse den Atem von selbst fließen, ohne ihn zu beeinflussen, und beginne mit *Tratak*.

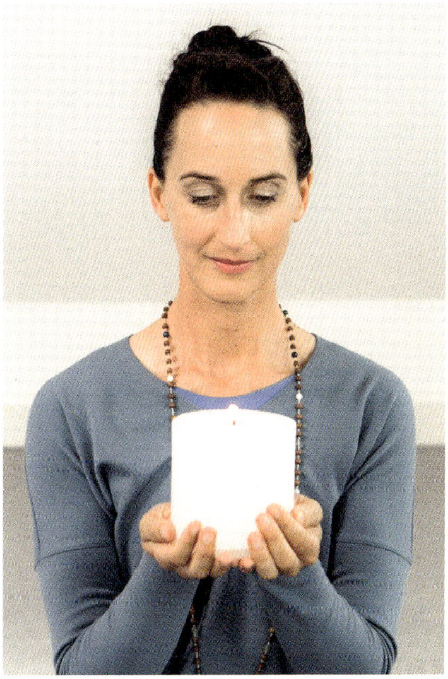

Öffne die Augen, schaue eine Weile fest in die Kerzenflamme, ohne dabei zu blinzeln. Lasse dich von dem Licht der Kerzenflamme erfüllen. Wenn der Impuls kommt, schließe die Augen und visualisiere das Bild der Kerzenflamme in deinem Geiste. Verblasst es, öffne die Augen und betrachte die Flamme erneut für eine Weile. Wiederhole den Vorgang drei- bis fünfmal. Gehe danach ein paar Minuten in die Stille.

DIE ERSTAUNLICHE WIRKUNG VON TRINKWASSER

Trinkwasser ist das bedeutungsvollste Nierentonikum zur Stärkung und Prophylaxe der bohnenförmigen Körperklärwerke! Wer den vernünftigen Entschluss fasst, statt Säften, zuckerhaltigen oder kohlensäurehaltigen Getränken nur noch Wasser zu trinken, sollte dennoch ein paar Kriterien beachten. Das tägliche Trinkwasser erfüllt keine medizinischen Zwecke. Das bedeutet, es sollte weder mit speziellen Spurenelementen noch mit hoch angesetzten Mineralienkonzentrationen angereichert sein. Besser ist, ein schwach mineralisiertes Wasser auszuwählen, welches energetisch hochwertig und vital ist.

Das tägliche Trinkwasser erfüllt den Zweck eines Transportmediums für den Körper. Je weniger Mineralien im Trinkwasser enthalten sind, desto mehr Transportkapazität hat es. Es soll einerseits gelöste Nährstoffe aus den Verdauungsorganen in die Zellen transportieren und andererseits Abbauprodukte von den Zellen aufnehmen und aus dem Körper ausleiten. Selbstverständlich muss es für den Zweck des täglichen Bedarfs frei von Schadstoffen sein und ohne Kohlensäure.

Quellwasser ist meist über einen langen Zeitraum tief unter der Erde herangereift. Es kämpft sich von selbst Schicht für Schicht durch den Erdboden, bis es an die Erdoberfläche sprudelt und eine natürliche Quelle bildet. Es kommt ohne mechanische und umweltbelastende Fördermaßnahmen aus und ist voller Vitalität.

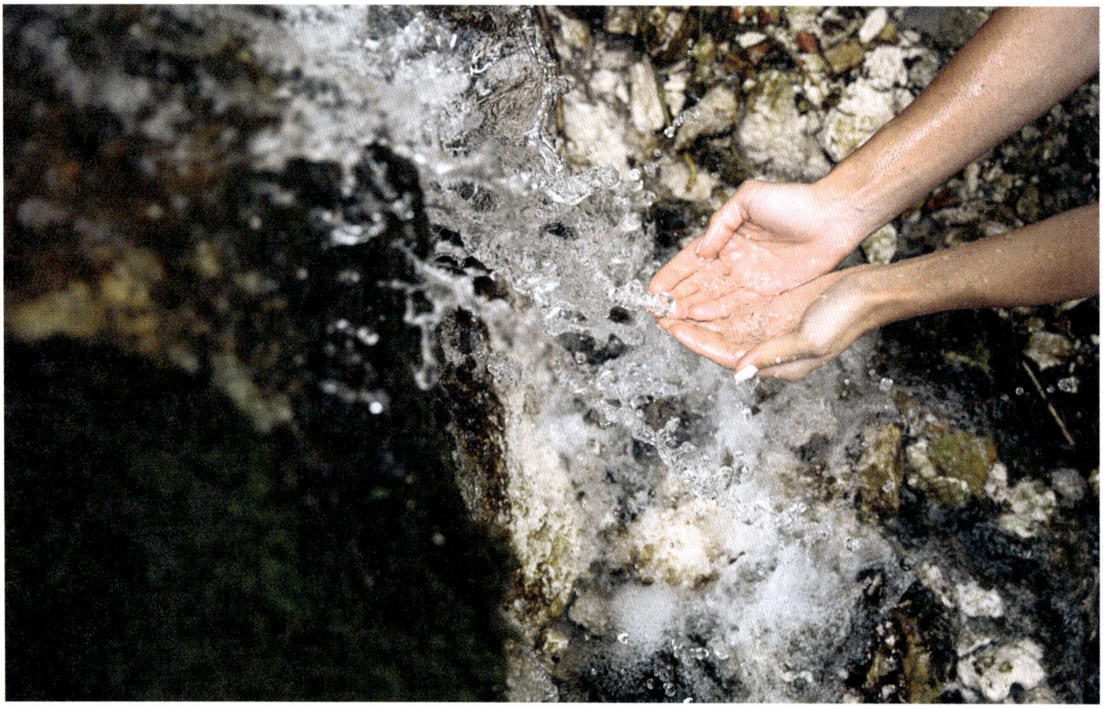

Quellwasser ist ein natürliches Wasser, das aus eigener Kraft an die Erdoberfläche sprudelt.

Wer die Wahl hat und sich mit den Themen Nierengesundheit und frischem Quellwasser beschäftigt, wird im Alltag wohl kaum noch nach zuckerhaltigen Limonaden und Säften greifen. Die Nieren können mit energetischem Quellwasser viel effizienter arbeiten und für einen ausbalancierten Elektrolythaushalt im Körper sorgen. Obwohl sich die Nieren nur langsam und bei schweren Schäden kaum vollständig regenerieren können, werden sie durch frisches, energetisiertes Quellwasser wieder vitaler.

Mein Tipp: Laut der traditionellen chinesischen Medizin stammt die Energie zur Linderung chronischer oder ernster Erkrankung aus den Nieren. Betroffene profitieren aus diesem Grund immer davon, ihre Trinkgewohnheiten zu hinterfragen und herkömmliches Mineralwasser, Limonaden oder Säfte durch Quellwasser auszutauschen. Das Quellwasser sollte immer in einer Glasflasche abgefüllt sein, um das energetische Muster im Wasser zu erhalten.

Das Trinkbarometer

Viele Menschen, besonders ältere Menschen oder Berufstätige, vergessen häufiger, ausreichend viel zu trinken. Die übliche empfohlene Trinkmenge sind zwei Liter täglich. Der Bedarf kann je nach Größe, Gewicht oder Gesundheitszustand leicht variieren. Ein weiterer Kontrollparameter ist der Urin. Der erste Urin am Morgen ist etwas dunkler und darf einen leichten Geruch haben. Während des Tages ist klarer, geruchsloser Urin ein Zeichen dafür, dass du genug trinkst.

Fällt es dir selbst oft schwer, deine Trinkmenge zu überblicken? Oder hast du manchmal das Gefühl, während der Arbeit zu wenig zu trinken? Wie sieht es bei deinen Eltern und/oder Großeltern aus? Trinken sie genug? Für ältere Menschen ist ausreichend Wasser zu trinken enorm wichtig, weil ihr Körper schneller dehydriert.

Als freundliche Trinkerinnerung kannst du dir aus einer Wasserflasche ein Trinkbarometer erstellen. Dazu brauchst du nur ein oder zwei Glasflaschen (je nach Volumen) und einen wasserfesten Stift. Zeichne dir auf die Glasflasche die Gläser 1 bis 8 ein, die du während des Tages trinken willst. Zusammenaddiert sollte sich eine Wassermenge von eineinhalb bis zwei Liter ergeben – je nachdem, ob du zusätzlich Kaffee oder Tee trinkst.

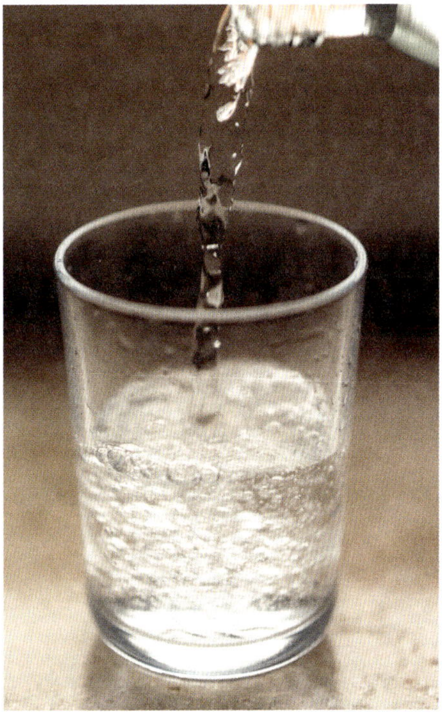

Wenn du deine Glasflaschen am Ende des Tages geleert und ein Glas nach dem anderen getrunken hast, hast du genug Flüssigkeit zu dir genommen!

Motiviere dich mit jedem Glas, mehr zu trinken!

Trinke zwischen 6 und 8 Uhr deine ersten beiden Gläser Wasser. Das Wasser sollte zimmerwarme Temperatur haben. Das erste Glas gleich nach dem Aufstehen spült die Nieren einmal ordentlich durch. Ein weiteres Glas Wasser nach dem Frühstück weckt das Gehirn und kurbelt den Stoffwechsel an.

Zwischen 9 und 10 Uhr ist die beste Zeit für geistiges Arbeiten. Jetzt hilft ein Glas Wasser, den Wasserhaushalt im Körper zu stabilisieren und frisch zu bleiben.

Glas Nummer vier gibt es zwischen 10 und 12 Uhr. Wenn du es eine halbe Stunde vor dem Mittagessen trinkst, wird der Stoffwechsel nochmals beschleunigt und der Magen ist schon etwas gefüllt. Dadurch ist der Hunger nicht so groß und du verbrauchst etwas mehr Kalorien – ein guter Tipp für alle, die ein paar Pfunde purzeln lassen wollen!

Zwischen 12 und 14 Uhr gibt es Glas Nummer fünf. Eine halbe Stunde nach dem Essen hat das Wasser den Effekt, dass Nährstoffe besser von den Zellen aufgenommen werden können.

Zwischen 14 und 16 Uhr folgt das berüchtigte Leistungstief. Wenn du jetzt ein Glas Wasser eiskalt genießt, wirkt das wie ein Erfrischungskick!

Trinke noch ein weiteres Glas bis 19 Uhr: Eine halbe Stunde vor dem Abendessen wirkt Wasser für die Verdauungsorgane entlastend.

19 bis 22 Uhr: In der Zeitspanne sollte das Wasser wieder Raumtemperatur haben oder leicht erwärmt werden, damit es körpereigene Reparaturvorgänge einleiten kann. Es kann hier auch für einen Lebertee verwendet werden, um die Entgiftungsprozesse innerhalb der Nacht anzukurbeln. Danach ist Schlafen angesagt!

Über die Autorin

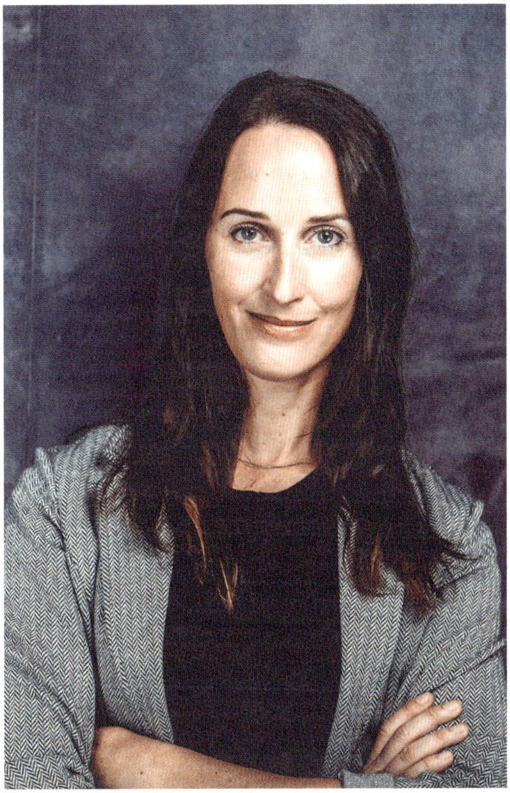

Friederike Reumann ist Physiotherapeutin, Osteopathin und Heilpraktikerin mit eigener Praxis und Yogastudio. Sie hat unter anderem Ausbildungen in traditioneller chinesischer Medizin, ayurvedischer Medizin und Yoga absolviert und ist Herausgeberin einer eigenen Gesundheitszeitung. Sie hat bereits mehrere Bücher veröffentlicht und schreibt für Gesundheitsmagazine.

Wer mehr über ihre Arbeit wissen möchte oder Kurse sucht, findet weiterführende Informationen auf der Website der Praxis. Zudem hat die Autorin einen eigenen Youtube-Kanal sowie einen Blog rund um das Thema Gesundheit, der ständig ergänzt wird:

www.physioplus-neustadt.de
www.yoga-am-steinhuder-meer.de
www.physioplus-neustadt.de/blog
Auf Instagram findet man Friederike unter physioplus_neustadt.

Ich bin dankbar …

… dafür, dass ich so viel Unterstützung für die Umsetzung meiner Buchidee bekommen habe und dass sich so viele Menschen in meinem Umfeld dafür begeistern ließen. Ganz besonders möchte ich mich an dieser Stelle bei meiner Schwester Lena bedanken. Du nimmst mir jeden Selbstzweifel, wenn der Schreibfluss mal wieder stockt. Danke, dass du unermüdlich an mich glaubst und für mich da bist. Möge der Amorex immer mit uns sein. Und Felixchen, vielen Dank für das schönste Lachen der Welt und deine pure Freude am Leben!

Nadine und Chrissi, ich danke euch für die Begeisterung, an meinem Buchprojekt mitzuwirken und mich dabei in ein so schönes Licht gerückt zu haben! Danke für die entspannte und nette Atmosphäre beim Fotoshooting, die schönen Fotos und das tolle Make-up!

Ganz herzlich möchte ich mich auch bei Nora für die professionelle, unkomplizierte Projektbegleitung bedanken und für deine Spontanität, dich auf ein Fotoshooting bei uns im Loft einzulassen. Vielen Dank, Susanne, für den Feinschliff meiner Texte, die wertvollen Ergänzungsvorschläge und die Geduld bei der Bearbeitung.

Liebe Darja, danke, dass du mir mit deinem Label Chakrana die schönen, gemütlichen Outfits für das Fotoshooting zur Verfügung gestellt hast. Darin habe ich mich richtig wohlgefühlt!

Vielen Dank, liebe Nora (DIY-Spirit) für die wunderschöne Mala, die mir für das Shooting das nötige Selbstvertrauen geschenkt hat.

Ich freue mich sehr, dass ihr mit eurer Energie und mit eurer Unterstützung ein Teil meines Buches seid!

Meine weiterführenden Empfehlungen für dich

Firmen und Bezugsadressen

Fotos für die schönen Momente des Lebens: www.detailverliebt-fotografie.de
»Mein Ziel ist es, in einer Welt, in der so viel gestellt ist, die natürlichen Momente und Emotionen authentisch und ungestellt festzuhalten.« Das gelingt Detailverliebt wirklich unglaublich gut. Wenn du dir ein Fotoshooting für deine Hochzeit, für dich selbst oder für die schönen Momente mit deinem Haustier wünschst, das liebevoll begleitet wird, wirst du hier fündig.

Spezialistin für gesunde und attraktive Haut: www.nadine-scholz-kosmetik.de
Wer seine Haut mal richtig mit zertifizierter, veganer und wirksamer Kosmetik verwöhnen möchte oder ein schönes Make-up braucht, ist bei Kosmetikspezialistin Nadine Scholz genau richtig! Praktisch: Über Onlineberatung kannst du dein Hautbild bestimmen lassen und viele Tipps für deine individuelle Hautgesundheit bekommen.

Hautfreundliche Yoga Outfits: www.chakrana.world
Nachhaltige Wohlfühl-Outfits für deine Yogasequenzen gibt es bei Chakrana, ein Yoga-Label mit Sitz in Hamburg, das nur OEKO-TEX-zertifizierte und vegane Stoffe für seine Produktion verwendet. Es gibt Yoga-Wear für aktivere Sequenzen und eine kuschelige Variante, die sich besonders für ruhige und gemütliche Yin-Yoga-Einheiten eignet.

Edelsteine mit Om-Faktor zum Meditieren: www.physioplus-neustadt.de
Wunderschöne, sorgfältig ausgewählte Edelsteinmischungen zur Verwendung von Meditationen findest du auf meiner Homepage im Onlineshop. Serpentin, Bergkristall, Rosen- und Rauchquarz begleiten dich auf deinem Weg zu innerem Frieden und Gelassenheit!

Mala-Ketten und DIY-Sets: www.diy-spirit.com
Auf ihrer Homepage gibt Nora Tipps zu Mala-Ketten und wie du deine ganz persönliche Mala mit einem DIY-Set einfach selbst herstellen kannst. Sie persönlich findet, dass Mala-Knüpfen allein schon eine meditative Erfahrung ist, und stellt dir auf ihrer Seite eine kostenlose Schritt-für-Schritt-Anleitung für deine eigene Mala zur Verfügung. Außerdem kannst du dort gleich DIY-Sets, fertige Malas, Edelsteine oder Räucherbündel kaufen.

Heilerde als Pulver und als Paste: www.luvos.de

Bei der Firma Luvos findest du Heilerde in allen möglichen Varianten und zu fairen Preisen. Die Qualität der Heilerde ist wirklich gut und anwenderfreundlich. Auf der Website findest du darüber hinaus viele Zusatzinformationen über Detoxkuren, Fasten und Hautpflege.

Getrocknete Biokräuter, Spirulina-Algen und Kurkuma: www.dragonspice.de

Dragonspice hat eine riesige und vielfältige Auswahl, was Biokräuter, Superfoods und Öle betrifft. Außerdem gibt es hier tolle Räuchermischungen und Weihraucharten zum Meditieren und zur energetischen Raumreinigung.

Kräuterelixiere für die Darmreinigung: www.sonnenmoor.at

Bei der österreichischen Firma SonnenMoor gibt es alles, was dem Darm guttut: Von Trinkmoor über verschiedene Teesorten bis zu Kräuterelixieren zur Darmreinigung und Bitterstoffen kannst du hier viel entdecken.

Naturbelassene Massageöle: www.weleda.de

Die Massageöle von Weleda kann ich mit gutem Gewissen empfehlen. Sie werden in Glasflaschen abgefüllt und erhalten dadurch ihre herrlichen ätherischen Öle. Mein Favorit ist das Lavendelöl. Es eignet sich ausgezeichnet für einen beruhigenden Heilwickel für die Schilddrüse.

Darmreinigung und Darmbakterien: www.allergosan.com

Allergosan ist eine Firma, die sich auf Darmgesundheit und Darmbakterien spezialisiert hat. Auf der Homepage findest du viele wertvolle Zusatzinfos zu Darmgesundheit und Ernährung.

Quellwasser und lebendiges Wasser in Glasflaschen: www.st-leonhards-quellen.de/

Trinkwasser mit hervorragender Qualität findest du mit der St. Leonhards Quelle. Als besonderen Service wird hier ein Sensorik-Test angeboten, mit dem du herausfindest, welches Wasser am besten zu dir passt, und viele weiterführende Tipps zum Thema Wasser und Trinken.

Buchempfehlungen

Dr. Svenja Borchers: *Der Yoga-Effekt für die achtsame Vernetzung von Körper, Gehirn und Geist*. Irisana Verlag, 2022

Gabriela Nedoma: *Vergessene Heiltinkturen: Alkoholfreie Pflanzenextrakte und ihre heilkundlichen Anwendungen*. Servus, 3. Auflage, 2020

Friederike Reumann: *Ich hör' auf mein Bauchgefühl. Das geheime Wissen unserer Bauchorgane*. Lüchow, 2020

Friederike Reumann: *Ich stärke meine Selbstheilungskräfte. Das Grundprogramm für dauerhafte Gesundheit*. Lüchow, 2021

Friederike Reumann: *Selbstheilung mit Yoga und Osteopathie: Mit osteopathischen Techniken in der Yogapraxis Beschwerden behandeln und Schmerzen lindern*. Riva Verlag, 2. Auflage, 2021

Friederike Reumann: *Heilendes Yin Yoga: Asanas & Akupressur wirksam kombiniert: Mit fernöstlicher Heilkunst die Yoga-Praxis vertiefen*. Trias Verlag, 2022

Dr. med. Berndt Rieger: *Die heimlichen Chefs im Körper: Wie Hormone unser Leben und Handeln bestimmen*. mvg Verlag, 2018

Sivananda Yoga Vedanta Zentrum: *Gesund und entspannt mit Ayurveda: Praktische Anleitungen für mehr Balance und Energie*. DK Verlag, 2018

Dr. med. Julia Spenner: *Heilen mit TCM: Rückenschmerzen, Verdauungsprobleme, Stress und andere Beschwerden ganzheitlich selbst behandeln*. Riva Verlag, 2021

Silja Sperling und Ulrike Zander: *Zyklus-Yoga: Asanas für die Hormon-Balance, Kinderwunsch, Menstruationsbeschwerden, PMS, PCO*. Trias Verlag, 2021

Sachregister

Übungsregister

M

N

O

R

S

T

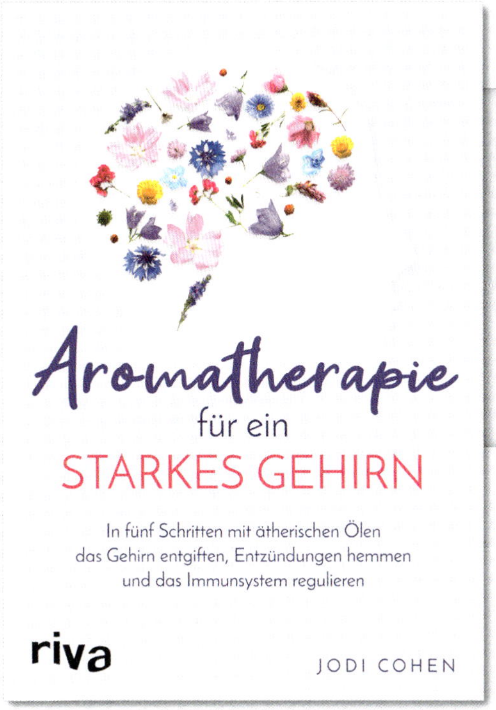
Aromatherapie
für ein
STARKES GEHIRN
In fünf Schritten mit ätherischen Ölen das Gehirn entgiften, Entzündungen hemmen und das Immunsystem regulieren
riva
JODI COHEN

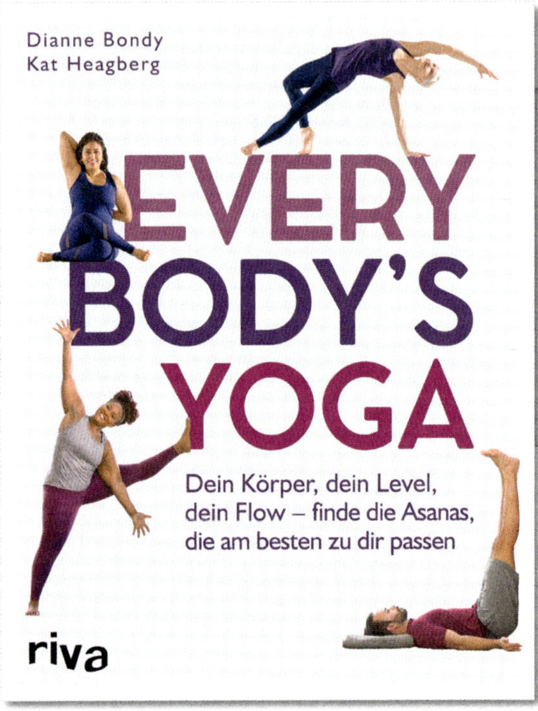

Auch als **E-Book** erhältlich

304 Seiten
22,00 € (D) | 22,70 € (A)
ISBN 978-3-7423-2075-9

Dianne Bondy
Kat Heagberg

Every Body's Yoga

Dein Körper, dein Level, dein Flow – finde die Asanas, die am besten zu dir passen

Yoga ist so vielseitig wie die Menschen selbst, die es praktizieren. Um in dieser Vielfalt genau das Richtige für sich zu finden und um möglichst vielen Menschen Yoga zugänglich zu machen – unabhängig von Können, Körperform, Alter oder körperlichen Beeinträchtigungen –, haben Dianne Bondy und Kat Heagberg ein Konzept entwickelt, mit dem alle Yoginis eine individuelle Yogapraxis erleben können. Neben Themen wie Atmung, Meditation, Selbstwahrnehmung und Diversität stellen Dianne und Kat 60 Asanas in unterschiedlichen Leveln vor. Die zahlreichen Varianten ermöglichen es, Yogaworkouts flexibel und abwechslungsreich zu gestalten, den eigenen Fokus zu bestimmen und seinen Wohlfühlmoment zu finden. Die beispielhaften Flows dienen dabei als Inspiration und Hilfe zugleich. So lassen sich die Sequenzen ganz einfach auf die eigenen Bedürfnisse abstimmen!

riva